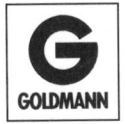

GOLDMANN

Buch

Begeisterte Anhänger in aller Welt haben danach gefragt – hier ist Callan Pinckneys Antwort: das wirksame Programm, das sie speziell für Rückenbeschwerden entwickelt und erprobt hat. Die einfachen und verständlichen Anleitungen werden durch 170 Fotos und Zeichnungen illustriert.

Das neue Rückentraining bietet u. a. Soforthilfe bei Muskelkrämpfen, Stretching zur Schmerzlinderung und tägliche Übungen zur Rückenstärkung. Darüber hinaus zeigt es, wie richtiges Gehen und Sitzen aussehen sollten, wie man eine gesunde Schlafhaltung einnimmt, welche Ursachen Rückenprobleme haben, und was man bei Beschwerden vermeiden sollte.

Autorin

Callan Pinckney stammt aus einer alteingesessenen amerikanischen Südstaatenfamilie und führte ein abenteuerliches Wanderleben, bevor sie anhand von Bewegungsexperimenten, die sie auf der Basis ihres Ballettstudiums durchführte, ihre bahnbrechende Methode entwickelte.

Von Callan Pinckney ist außerdem im Goldmann Verlag erschienen:
Callanetics (13848)

CALLAN PINCKNEY

Callanetics für den Rücken

Das großartigeÜbungsprogramm
für die Wirbelsäule

**Es dehnt und kräftigt
die Tiefenmuskulatur**

Es lockert Blockaden und
löst Spannungen

**Für jedes Problem
die richtige Übung**

Unter Mitarbeit von
Barbara Friedlander Meyer

Aus dem Amerikanischen
von Ursula Fischer

GOLDMANN VERLAG

Fachliche und technische Beratung: Nancy Keith Gerard
Fotos: Stuart M. Gross
Illustrationen: Nazan Akyavas

Umwelthinweis
Alle gedruckten Materialien dieses Taschenbuches
sind chlorfrei und umweltschonend.
Das Papier enthält Recycling-Anteile.

Der Goldmann Verlag ist ein Unternehmen
der Verlagsgruppe Bertelsmann

Vollständige Taschenbuchausgabe Oktober 1995
Wilhelm Goldmann Verlag, München
© 1993 der deutschsprachigen Ausgabe
Mosaik Verlag GmbH, München
© 1988 der Originalausgabe Callan Pinckney
Originalverlag William Morrow and Company, Inc., New York
Originaltitel »Callanetics for Your Back«
Umschlaggestaltung: Design Team München
Umschlagillustration: Petra Dorkenwald
Satz: All-Star-Type Hilse, München
Druck: Graphische Großbetriebe Pößneck
Verlagsnummer: 13849
kk · Herstellung: Martin Strohkendl
Made in Germany
ISBN 3-442-13849-3

1 3 5 7 9 10 8 6 4 2

Für meine Schwester Jane

Wenn das Leben noch so hart mit dir umspringt,
hast du immer noch Kraft zu diesem strahlenden Lächeln
und dir ein wenig Rouge auf die Lippen zu legen.
Ich danke dir, daß du mich die sanfte,
segnende Macht des Lächelns gelehrt hast.

Ein Wort zur Warnung

Die Übungen, Anweisungen und Ratschläge dieses Buchs sind keinesfalls als Ersatz medizinischer Beratung zu verstehen. Konsultieren Sie Ihren Arzt, ehe Sie dieses oder irgendein anderes Übungsprogramm beginnen. Autorin und Verlag lehnen jede Verantwortung für Ansprüche oder Schäden im Zusammenhang mit diesen Übungen und Methoden ab. Schwangere sollten während der ersten drei Monate die Bauchübungen auf den Seiten 175ff. nicht ausführen, weil sie viel zu stark wirken.

Danksagung

Dr. Patrick Luongo und Dr. Ron Schmeltzer gilt mein großer Dank. Sie standen mir Tag und Nacht für Rat und Hinweise zur Verfügung und hatten – dies vor allem – immer Ihre, meiner Leser gute gesundheitliche Verfassung im Auge. Großen Dank schulde ich auch den Menschen, die für die Aufnahmen dieses Buchs Modell standen:

Cynthia Birdwell
Lillian Gerard
Nancy Gerard
Arnold Meyer
Lori Shild
Randy Smith
Irwin Trzciak

Anerkennungen

Callan Pinckney hat immer Wert darauf gelegt, mit den verschiedenen Disziplinen Kontakt zu halten, die sich um die medizinische Pflege des Rückens bemühen. Hier sind die Aussagen einiger ausgewählter Ärzte.

Reuben S. Ingber, Dr. med., Physiotherapeut, New York: »Was Callans Methode auszeichnet, ist die Ausgewogenheit von intensivem Stretching und neuromuskulärer Koordination bei gleichzeitiger Stärkung der tiefen Haltungsmuskulatur. Dadurch wird im somatischen Muskelsystem ein ausgeglichenerer Tonus entwickelt und die Verletzungsgefahr vermieden, die bei anderen Übungsmethoden so häufig auftritt. Die Haltungsmuskeln, also die tiefste Muskelschicht, sind wichtig für die Gelenkstabilisierung. Wenn man sie in einen äußerst entspannten Zustand versetzt (Stretching) und dann durch langsame, kontrollierte Bewegungen stärkt, beugt das auch Streßsyndromen und den Problemen übermäßigen Gelenkdrucks vor. Außerdem kann man diese Methode als Vorübung nutzen, um sich dann ungefährdet sportlichen und Freizeitaktivitäten zu widmen. Aus medizinischer Sicht kann ich diese Methode empfehlen. Menschen mit akuten Beschwerden rate ich zur Vorsicht: Sie sollten eine medizinische Beurteilung einholen, ehe sie irgendein Übungsprogramm aufnehmen.«

Dr. Pasquale Luongo, Chiropraktiker, New York: »Welche Wohltat, ein Buch über Rückenprobleme zu lesen, das für den Laien verständlich ist. Ich fand es aufregend, unterhaltend, amüsant und – das Beste von allem – exakt. Dieses Buch ist eine Pflichtlektüre für alle Menschen mit Rückenproblemen. Es ist voll von praktischen Informationen, Ermutigungen und einem tiefen Verständnis für die Schwierigkeiten anderer und steckt voller ausgezeichneter Vorschläge, wie sie sich selbst helfen können. Ich kann dieses Buch all meinen Patienten wärmstens empfehlen.«

Liz Henry, approbierte Physiotherapeutin, ärztliche Beraterin am New York City Ballet und spezialisiert auf tänzerische Übungen: »Mir scheint Callans Methode in den meisten Fällen von Rückenbeschwerden sehr hilfreich, die auf Haltungsschäden zurückzuführen sind. Ihre

Vorschläge und Ratschläge sind sehr vernünftig. Besonders nützlich sind ihre Informationen im Kapitel ›Übungen für jeden Tag‹ und die Wahrheit über gesundheitsschädliche Übungen im Kapitel ›Was Sie besser bleiben lassen‹.«

Dr. Harold Stephen Solomon, Spezialist für Hypertonie und Buchautor, Boston/Massachusetts: »Callan Pinckney hat ein Buch über den Rücken geschrieben, das mir sehr sinnvoll scheint. Besonders fasziniert haben mich ihre Ideen zum Stretching. Nach meiner Erfahrung sind die meisten Verletzungsfolgen bei Übungen das Resultat mangelnder Vorbereitung der Muskeln durch Stretching und Aufwärmen. Ich frage mich, ob ihre Vorliebe für langsame, kleine Bewegungen auf ihre Herkunft aus dem Süden zurückzuführen ist, wo wir alle uns langsam bewegten.«

Alexis Phillips, Klinikvorstand und zuständig für Massageausbildung am Swedish Institute, New York, sowie in der Leitung der Soma-Seminare und Workshops für Massage: »Callan bietet Menschen, die unter Rückenproblemen leiden, alternative Vorgehensweisen an. Sie stellt sich weder strikt auf eine Position, noch behauptet sie: Es gibt nur diesen einen Weg. Das ist sehr hilfreich, weil man dann erst einmal die richtigen Fragen stellt, ehe man einen Weg einschlägt.«

Inhalt

Vorwort... 11

Einführung.. 13

1 Soforthilfe bei Krämpfen............................. 19

2 Stretching nach Wahl.................................... 23

3 Die Schuhe von Minnie Mouse und andere Fußverunstalter.... 69

4 Stretching für den Rücken 75

5 Die Beanspruchungen im Alltag.................... 93

6 Übungen für jeden Tag................................. 115

7 Callanetics in drei Stufen............................. 133

8 Was Sie besser bleiben lassen....................... 221

9 Die Helfer des Menschen............................. 235

10 Die geistigen Kräfte.................................... 245

11 Man ist nie zu jung oder zu alt.................... 251

12 Eine kurze Lektion in Anatomie.................. 257

13 Ursachen von Rückenschmerzen................. 267

14 Hilfsmittel gegen Rückenbeschwerden......... 281

Register... 287

Vorwort

Callan und ich sind schon viele Jahre befreundet, seit sie von ihrer elf-jährigen Reise durch die ganze Welt zurückgekehrt ist. Sie sagt mir oft, ich sei die erste Amerikanerin gewesen, die sie verstehen und mit der sie ihre Gedanken austauschen konnte. Da Callan die sechziger Jahre in Amerika nicht erlebt hatte, fühlte sie sich wie in einer Art Zeitver-schiebung. Sie sprach mit einem englischen Akzent, der wirklich nicht affektiert war, aber leicht so verstanden werden konnte, weil sie nun einmal Amerikanerin war. Die Vereinigten Staaten kamen ihr vor wie ein fremdes Land, und sie fühlte sich durch jeden und alles einge-schüchtert. Ich fand sie bezaubernd und war hingerissen von all den farbigen Erzählungen ihrer Abenteuer.

Was mich an Callan am meisten beeindruckte, waren ihre fabelhafte Figur und ihre phantastischen Beine – und so wurde ich eine ihrer er-sten Schülerinnen, obwohl ich eigentlich jede Art von Training haßte. Zu den Übungen kam sie immer in mein Haus, und ihr Übungsgerät stellten wir am einzig verfügbaren Platz auf: in der Toilette. Es war al-les sehr behelfsmäßig, aber es funktionierte. Mein Körper kam schnell in Form und sah besser aus als je zuvor in meinem Leben, und meine chronischen Probleme mit Hals und Rücken besserten sich gewaltig. Als sie – buchstäblich – zu ihrem Hochhaus-Studio aufstieg, folgte ich ihr natürlich.

Ein Großteil von Callans Erfolg als Lehrerin beruht auf ihrer bemer-kenswerten Einfühlungsgabe. In ihren Übungsprogrammen ist mir das oft aufgefallen, wenn sie eine besondere Bewegung vorführte oder das richtige ermutigende Wort fand oder allein durch die Beobachtung, wie sich jemand hielt, exakt die Ursache eines besonderen Problems er-kannte. Doch ich hatte keine Vorstellung davon, wie weit diese Bega-bung reichte, bis wir an diesem Buch arbeiteten. Sie entwickelte lau-fend Theorien und Ideen, die später durch harte Fakten bestätigt wur-den. Ein Beispiel dafür ist ihre Erzählung von den indischen Frauen, die ihre Babys massieren (Seite 240f.). Für mich war das eine an-rührende Geschichte, aber nicht mehr. Doch Monate später entdeckte ich einen Artikel in einer Fachzeitschrift, der sich ausführlich mit den wissenschaftlich erwiesenen therapeutischen Vorzügen der Massage von Babys beschäftigte. Ihre Intuition ist nur eine der Gaben, die Callan so einzigartig machen. Sie ist eine Klasse für sich, und so konnte es auch keine Überraschung sein, daß dieses Buch anders ist als alle anderen Bücher über das Thema Rücken. Ich wußte das schon vorher, und das ist einer der Gründe, warum es mich so gereizt hat, daran mitzuarbeiten.

Es gehörte zu meinen Aufgaben, Callan durch alle möglichen Übungsprogramme zu begleiten. Wie sie mir aufgetragen hatte, mogelte ich mich eher durch die Übungen, als daß ich sie exakt auszuführen versuchte. Sie hingegen befolgte ihren eigenen Rat ganz bewußt nicht, weil sie aus eigener Erfahrung wissen wollte, worüber sie schrieb. Infolgedessen traten bei ihr Probleme mit Hals und Rücken auf, während ich frei von Beschwerden blieb.

Am Ende aber blieb auch ich nicht davon verschont. Als ich so viele Stunden vor meinem Computer verbrachte, ließ mich Callan eine Reihe von Sitzpositionen und Patentstühlen ausprobieren. Das Ergebnis? Als ich mich eines Abends aus meinem Stuhl erhob, hatte ich meinen ersten Rückenkrampf. Er war so unerträglich, daß es mir den Atem verschlug. Bevor mir das passierte, hatte ich während der Arbeit an dem Buch oft gedacht, manche von Callans Aussagen über solche Krämpfe seien doch etwas übertrieben. Ich meinte, die Leser könnten denselben Eindruck haben, und schlug sogar vor, einige Äußerungen abzuschwächen. Aber als ich diesen Anfall hatte, wußte ich, daß sie keine Übertreibung waren. Vielleicht mußte ich diese Schmerzen erfahren, um es wirklich zu glauben. Wie Callan kann auch ich jetzt aus eigener Erfahrung sprechen – und die kann nichts ersetzen. Ich folgte der »Soforthilfe bei Krämpfen« (Seite 19) und Callans weiteren Ratschlägen für Übungen und Hilfsmaßnahmen. Sie wirkten.

Jeder wird hier etwas für sich finden, ob Sie ein chronisches Rückenleiden haben oder einem solchen rechtzeitig vorbeugen wollen. Dieses Buch gibt Ihnen über alles Auskunft, was Sie wissen müssen, und ist spannend zu lesen.

Barbara Friedlander Meyer

Einführung

Wie in aller Welt kam ich dazu, dieses Buch zu schreiben? Wenn ich die ursprünglichen Motive nennen müßte, wären es wohl Zorn und Frustration. Ich habe Körperbewegung seit 1972 unterrichtet, und bis 1981 hatte vielleicht einer von zwanzig Schülern Rückenprobleme, aber seit 1981 waren es vierzehn von zwanzig. Für mich war das eine bestürzende Erkenntnis. Diese Menschen waren Opfer von Amerikas extremer »Verletzungsbewegung«, auch Fitneßbewegung genannt, und viele waren von anderen an mich überwiesen worden, weil mein Programm bei Rückenleiden hervorragende Ergebnisse gebracht hatte.

Mit einemmal schien sich jede Unterhaltung um das Thema Rückenbeschwerden zu drehen. Ich erinnere mich an ein Arbeitsessen mit zehn Leuten, bei dem fünf sich ständig nur darüber unterhielten. Dabei lag dieser Prozentsatz noch unter dem nationalen Durchschnitt: Nach Erkältungen sind Rückenschmerzen die am meisten verbreitete »Krankheit« in Amerika. Man schätzt, daß 80 Prozent der Bevölkerung Rückenprobleme haben und jedes Jahr 90 Millionen Dollar durch den Arbeitsausfall aufgrund solcher Beschwerden verlorengehen. Ich kenne eine Versicherungsgesellschaft, die täglich mehr als eine Million Dollar für Ersatzansprüche aus Rückenleiden erstattet.

Nachdem mein erstes Buch *Callanetics* erschienen war, beobachtete ich weiter die entsprechenden Fernsehsendungen, den Zeitschriften- und Büchermarkt. Ich stellte mit Bestürzung fest, daß viele der dort empfohlenen populären Übungen selbst für einen gesunden Rücken noch schädlich sein konnten! Und das ist unseligerweise noch heute so.

Diese Erfahrungen brachten mich zu der Überzeugung, daß man der Öffentlichkeit die vielen Möglichkeiten gerade zum Schutz und zur Behandlung des Rückens aufzeigen müsse.

Doch den letzten Ausschlag, ein Buch darüber zu schreiben, gab die unglaubliche Flut der Anrufe und Briefe von Menschen, die mir sagten, wie sehr Callanetics ihrem Rücken geholfen hätte. Viele stellten mir weitere Fragen: Zu welchem Arzt soll ich gehen? Was ist der Unterschied zwischen dieser und jener Methode, und welche ist gut für meinen Rücken? Was kann ich tun, wenn ein Bein kürzer ist als das andere? Es waren endlose Fragen.

Natürlich wußte ich nicht auf alles eine Antwort – und das gab ich gerne zu. Doch viele der sogenannten Experten und selbsternannten Gurus behaupteten ja: »Mein Weg ist der einzig richtige!« Und übrig blieb nur Verwirrung. All das bestätigte, was ich instinktiv schon seit Jahren wußte: Die Menschen erhalten nicht die Art von Informationen, die sie brauchen.

In *Callanetics* habe ich meine eigenen physischen Probleme detailliert geschildert. Ich hatte mein ganzes Leben lang Rückenbeschwerden, doch während der frühen Jahre niemals darüber gesprochen, weil es für unschicklich galt, über seine Krankheiten mit anderen zu reden. Da ich mit Klumpfüßen geboren wurde, mußte ich sieben Jahre lang Stahlstützen bis zur Taille tragen. Als ich einundzwanzig war, verließ ich die Vereinigten Staaten für einen Drei-Monats-Aufenthalt in Europa. Ich kam elf Jahre später wieder nach Hause, nachdem ich mit einem Dreißig-Kilo-Rucksack auf dem Rücken den größten Teil der Welt durchwandert hatte. Die Folge davon war, daß meine Knie, der Nacken, die Schultern und Füße zusammen mit dem Rücken das Erscheinungsbild eines vollkommenen Wracks boten.

Ich halte es für die wichtigste Aufgabe eines umfassenden Buchs über den Rücken, daß Sie sich Ihres Körpers durch neue Kenntnisse bewußt werden.

Dann sind Sie auch in der Lage, ihn zu schützen und zu heilen. Die Kenntnis des eigenen Körpers ist der Hauptschlüssel. Die meisten Menschen befördern ihren Körper von A nach B und begreifen nicht, daß er ihr Heim ist – und das vierundzwanzig Stunden am Tag und ein Leben lang. Doch wie oft denken Sie daran?

Die Behandlung Ihres Rückens setzt voraus,

- daß Sie die verschiedenen Techniken prüfen und ausprobieren, damit Sie die richtige Wahl treffen können;
- daß Sie genügend Selbstdisziplin aufbringen, bis etwas zur Gewohnheit wird;
- daß Sie eine positive Einstellung entwickeln, sich motivieren und zum Erfolg ermutigen.

Meine eigenen Erkenntnisse aus Untersuchungen und Versuchen stützen sich auf eine Fülle von Recherchen – mindestens zwei Dutzend Bücher, die meisten von medizinischen Fachleuten, Dutzende von Aufsätzen, viele Videobänder. Das Experimentieren war besonders strapaziös, denn seit ich vor Jahren mit Callanetics begann, war ich praktisch frei von Rückenschmerzen. Wenn ich nun den verschiedenen Ratschlägen folgte, mußte ich auf bestimmte Gewohnheiten zurückgehen, bei denen mir ziemlich klar war, daß der ganze Kreislauf der Rückenschmerzen wieder begann oder, schlimmer noch, die Krämpfe zurückkehrten.

Aber ich wollte diese Experimente machen, damit Sie jedes schädliche Unternehmen vermeiden können. Natürlich sind nicht alle Rückenprobleme gleich, aber gewisse Eigenheiten gelten für alle.

Sie sollten sich zu solchen Experimenten nicht verpflichtet fühlen; wenn Sie es dennoch tun, müssen Sie äußerst behutsam vorgehen, um mögliche Verletzungen auszuschließen. Denn ich meinte, bestimmte Dinge ausprobieren zu müssen: Sie müssen das nicht. Andererseits, sollten Sie weder mir noch irgend jemand anderem bedingungslos glauben, wenn es um Ihren Körper geht – Sie sollen selbst die Verantwortung übernehmen. Mein Wunsch ist, daß Sie Ihre Wahl gut informiert treffen. Das Hauptziel dieses Buchs ist es, Ihnen so viele Alternativen und Informationen zur Verfügung zu stellen, daß Sie das für Sie richtige und sichere Vorgehen wählen können.

Ich bin geradezu versessen darauf, daß meine Leser mich auch richtig verstehen. Die beste Information der Welt ist völlig nutzlos, wenn sie nicht verstanden wird. Viele Bücher über den Rücken sind für den Laien unverständlich. Sie sind von Leuten geschrieben, die ganz fraglos Information vermitteln wollen, aber gewissermaßen eine andere Sprache sprechen. Ihr Fachvokabular ist nicht das unsere. Ich denke, die Leser sind gar nicht am Namen eines speziellen Knochens wie *Tuber ischiadicum* interessiert; sie brauchen nur zu wissen, daß es ein Sitzknochen ist. Darum habe ich besonders darauf geachtet, einen möglichst klaren Wortschatz zu verwenden.

Lassen Sie uns mit dem Thema Schmerz beginnen. Es scheint logisch, bei Rückenproblemen an Schmerzen zu denken. Auch wenn es nicht immer zutrifft, signalisieren Rückenschmerzen Rückenprobleme, und es ist wichtig für Sie, eine exakte Diagnose zu erhalten. Andererseits können Probleme im Rücken oder Nacken sich als Schmerzen in ganz anderen Bereichen wie Knie, Knöchel oder Waden äußern, oder als Kopfschmerzen, Verdauungsstörungen, Taubheit in Fingern und Zehen. Wie können wir also einen Zustand allein aufgrund von Schmerzen beurteilen? Schmerz beeinflußt unsere Körperfunktionen, unser Aussehen und unsere ganze Einstellung zum Leben und zur Umwelt. Doch für viele Menschen sind Schmerzen ein Lebensumstand, den sie als selbstverständlich hinnehmen und gegen den sie nichts machen können. Welch ein Unsinn!

Manchmal bietet Schmerz eine großartige Gelegenheit, seinen Körper und seine Psyche zu begreifen. Ich hatte Schülerinnen, denen das Maß ihrer chronischen Schmerzen nicht einmal bewußt war, bis sie durch die Übungen lernten, wie sie sie beseitigen konnten. Erst dann wurde ihnen klar, daß sie darunter durchaus nicht leiden mußten. Nach dieser Erfahrung waren sie dann bereit, für ihren Rücken durch sehr einfache Veränderungen in ihrer Lebensweise Vorsorge zu treffen – sich zum Beispiel beim Sitzen nicht hängenzulassen. So kann Schmerz auch zu Vorbeugungsmaßnahmen führen.

Und Vorbeugung ist grundlegend für die Rückenfürsorge: Selbst wenn Sie zu den Ausnahmen gehören, die niemals Rückenschmerzen hatten, sollten Sie diesen Bereich schützen, der in jeder Hinsicht das Rückgrat Ihres Körpers ist. Rückenprobleme können auch vorhanden sein, ohne daß Sie es wissen. Ein Rückenspezialist erklärte mir, daß ein Nerv zu achtzig Prozent gequetscht sein muß, ehe man es spürt. Weil die Wirbelsäule zum Schutz gegen Stöße und Erschütterungen so gut gepolstert ist, kann man lange vorher schon ernsthafte Probleme haben, ehe Schmerzen auftreten.

Warum sollten Sie auf Rückenbeschwerden warten, wenn Sie ihnen vorbeugen können? Entwickeln Sie ein Bewußtsein dafür, Ihren Körper richtig zu bewegen, indem Sie die Ihnen angemessenen Übungen lernen. Dieses Buch bietet Ihnen viele Möglichkeiten, Ihr eigenes Körperprogramm auszusuchen. Doch welches Sie auch wählen, führen Sie es regelmäßig durch: Inaktivität ist das Verhängnis der Rückenkranken. Die geregelte Rückenpflege muß Ihnen wie das Zähneputzen zur zweiten Natur werden.

Das muß durchaus nicht bedeuten, daß Sie sich mit einer langweiligen Plackerei abfinden müssen. Es erfordert vielleicht eine neue Selbstdisziplin – Sie werden die meisten unterhaltsamen und »lustigen« Übungen aufgeben müssen, wenn Sie Ihnen nicht guttun. Aber auch die für Sie hilfreichen Übungen können Spaß machen, denn Sie fühlen sich besser, werden kräftiger und lernen, Ihre Rückenschmerzen zu lindern.

Die Art des Körpertrainings, für die ich einstehe, führt zu innerer Stärke, zu Selbstachtung und einem wunderbaren Empfinden körperlicher Vollendung. In meinen fünfzehn Unterrichtsjahren hat nicht einer meiner Schüler eine Verletzung erlitten. Der Hauptgrund liegt in meiner Technik des »no impact«: keine Stoßbelastung. Durch sie erreicht man unglaublich rasche Ergebnisse bei der Straffung des Körpers und lernt zugleich, den Rücken zu schützen.

Ein zweiter Grund ist, daß meine Schüler von der ersten Stunde an die Kunst der Selbstbeherrschung lernen. Ich bestehe darauf, daß sie in *dreifach verlangsamter Bewegung* – noch langsamer als Zeitlupentempo – arbeiten, und dadurch können sie jeder Regung ihres Körpers gewahr werden. Diese Kombination spezifischer Bewegungen in äußerster Langsamkeit stellt zugleich eine sinnvolle und einleuchtende Vorbeugung gegen Verletzungen dar. Bei diesem Vorgehen lernen die Übenden sofort, nach ihrem eigenen Tempo zu arbeiten und nicht nach dem ihres Nachbarn oder nach meinem.

Sie müssen eine positive Einstellung entwickeln. Diese Vorstellung wird im Kapitel »Die geistigen Kräfte« ausführlicher erörtert (Seite 245ff.). Ihr Wohlbefinden hängt ebenso sehr von Ihrer Zielstrebigkeit ab wie von der Methode, die Sie dafür einsetzen. Seien wir ehrlich: Wir alle haben zeitweise ein negatives Verhältnis zu unserem Körper, und manche mögen ihn nie. Und außerdem ist es uns gewöhnlich lästig, etwas dagegen zu tun. Es ist ein richtiger Kampf, diese Einstellung zu überwinden – aber wir können es; selbst wenn wir es ins Lächerliche ziehen oder uns vorstellen, wir seien Ginger Rogers oder Fred Astaire, nur um durch diese vermaledeite Übungsfolge zu kommen. Ich weiß zum Beispiel, daß ich – egal, wie groß mein Widerwille ist – meinem Rücken zuliebe diese Übungen für den Rest meines Lebens machen muß. Und wenn ich einmal gar nicht mehr mag, nehme ich meine Lieblingsvision zu Hilfe: Ich bin der große Piratenkapitän und schwinge mich im seidenglänzenden Umhang mit dem Säbel zwischen den Zähnen am Seil hinüber, um Erroll Flynn zu befreien. Ich werde ihn mit einem Arm vom Deck der Galeere reißen und mit ihm auf mein Schiff schweben – und das kann ich nur, weil mein Rücken jetzt so stark ist.

1
Soforthilfe bei Krämpfen

Dieses Kapitel ist eigens dafür gedacht, Ihnen im Fall eines Krampfes schnell Erleichterung zu bringen. Auch wenn das bei Ärzten umstritten ist, weiß ich aus eigener Erfahrung, daß Muskelkrämpfe auf eine sofortige Behandlung ansprechen. Scheuen Sie also nicht den Versuch: Je länger Ihre Muskeln verkrampft bleiben, desto länger dauert nach meinem Empfinden die Heilung.

Das folgende Stretching kommt einer Zugkraft gleich, bei der Sie Gewicht und Stärke des eigenen Körpers nutzen.

Auch wenn Sie eine Sprossenwand zum »Aushängen« zur Verfügung haben, empfehle ich Ihnen, sie bei Problemen im unteren Rücken zunächst *nicht* zu verwenden. Benutzen Sie statt dessen erst einmal ein Waschbecken, eine Tischkante, eine Sofalehne oder irgendeinen stabilen Haltegriff, der Ihrem Zug nicht nachgibt. Diese Übungsweise stellt einen Ersatz für das Aushängen dar, bei der Sie die Wirkung des Stretchings auf Anfängerniveau voll nutzen können.

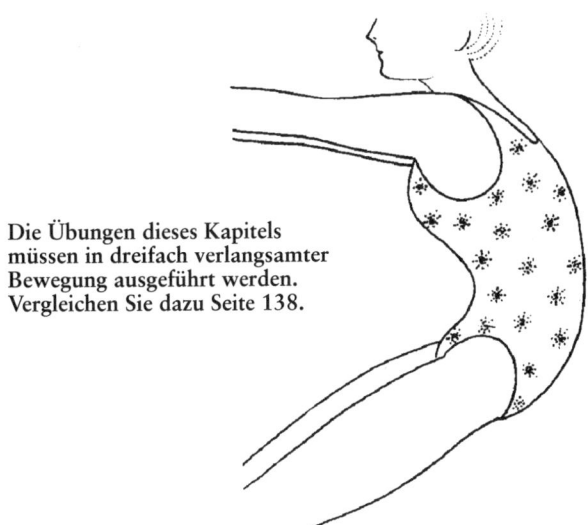

Die Übungen dieses Kapitels müssen in dreifach verlangsamter Bewegung ausgeführt werden. Vergleichen Sie dazu Seite 138.

Hinweis: Bei vielen Übungen dieses Buchs wird auch die sogenannte Beckenwelle verlangt. Auch wenn ich das detailliert auf den Seiten 141ff. darstelle, ist hier schon eine kurze Erklärung angebracht.

Die Beckenwelle kann man im Liegen wie im Stehen ausführen. Sie straffen dabei sehr sanft und langsam den Po und kippen dann in dreifach verlangsamter Bewegung das Becken zum Nabel hin ein. Achten Sie dabei auf die wohltuende Streckung in Ihrer Wirbelsäule. Die Beckenwelle veranlaßt Sie automatisch, die Bauchmuskulatur und die Muskeln vorn und innen an den Schenkeln und die Gesäßmuskeln zu straffen.

Soforthilfe Übung I

1. Sie stehen vor einem Stuhl, einem Tisch oder einem anderen robusten Möbelstück, das in seiner Höhe bequem für Ihre Arme zu erreichen ist. Sie stehen in Armlänge entfernt, die Füße hüftbreit auseinander. Strecken Sie die Arme aus, halten Sie sich mit beiden Händen an der Kante fest, und beugen Sie die Knie. Ihr Kopf ist genau zwischen den Armen.

2. Halten Sie sich fest, und ziehen Sie den Körper vom Griff weg – der Po zeigt nach unten. Halten Sie das Rückgrat gestreckt, und senken Sie den Po nicht unter Kniehöhe. Dann machen Sie die Beckenwelle und

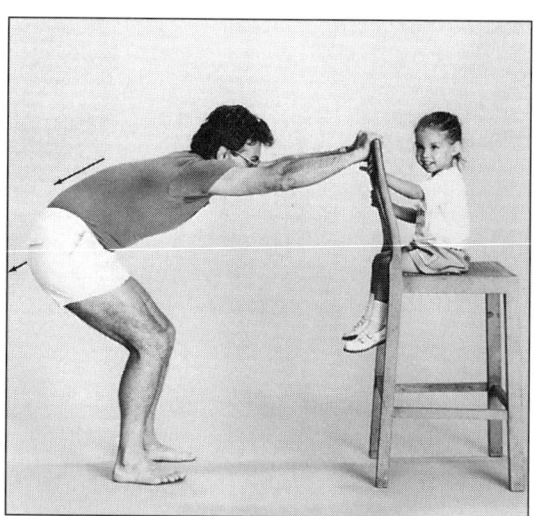

zählen in dieser Haltung bis 5 oder 10. Atmen Sie ganz natürlich, und genießen Sie das Stretching in Wirbelsäule, Schultern und unterem Rücken.

3. Sie lösensich aus der Position, indem Sie sich mit noch gekipptem Becken und gerundeten Schultern sacht erheben und dabei das Becken noch mehr einkippen.

Soforthilfe Übung II

1. Sie stehen wieder vor einem stabilen Möbel in bequemer Höhe Ihrer Arme – eine Armlänge entfernt, die Füße in Hüftbreite. Strecken Sie die Arme aus, halten Sie die Kante fest mit beiden Händen, und beugen Sie die Knie. Der Kopf befindet sich zwischen den Armen.

2. Halten Sie sich fest, und ziehen Sie den Körper vom Griff weg, den Po nach hinten gestreckt (aber nicht unter Kniehöhe). Strecken Sie das Rückgrat, und zählen Sie dann bis 5 oder 10. Sie atmen natürlich und empfinden dabei das Stretching von den Schultern durch die Wirbelsäule in den unteren Rücken.

3. Nehmen Sie die rechte Hüfte sanft nach vorn und dann so hoch wie möglich in Richtung Decke. Die Ferse kann sich dabei vom Boden lösen. Zählen Sie wieder bis 5 oder 10.

4. Lockern Sie sacht die rechte Hüfte. Wiederholen Sie die Übung mit der linken Hüfte. Kehren Sie in die Frontalhaltung zurück.

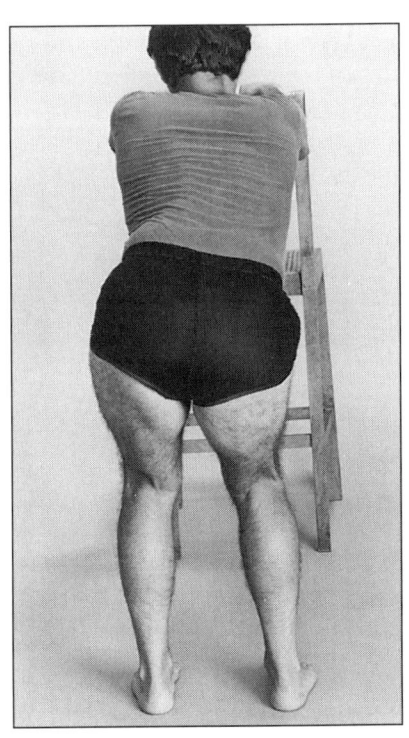

5. Aus dieser Streckung heraus kippen Sie jetzt in die Beckenwelle. Dann erheben Sie sich mit gerundeten Schultern und kippen dabei das Becken noch stärker ein.

Hinweis: Wenn es Ihnen zu schwer fällt, die Hüfte vor und hoch zu führen, können Sie sie direkt zur Seite bewegen.

Soforthilfe Übung III

1. Sie stehen in Armlänge mit den Füßen in Hüftbreite vor dem Möbel, legen beide Hände auf die Kante und beugen die Knie. Strecken Sie den ganzen Körper von der Stütze weg, und machen Sie dabei den Rücken ganz gerade. Halten Sie den Kopf in Höhe der Arme und dabei völlig entspannt. Und dann bis 10 zählen.

2. Mit gebeugten Knien drücken Sie nun den Po nach unten (wie Übung I) und üben sehr sanft und langsam die Beckenwelle: Becken hochkippen – und wieder lockern. (Strecken Sie dabei nicht den Po heraus.) Wegen der Körperhaltung wird Ihnen die Beckenwelle hier nicht so intensiv gelingen, aber sie hilft trotzdem zur Lockerung im unteren Rücken.

3. Rotieren Sie mit dem Becken dreifach verlangsamt im Kreis, dreimal in jeder Richtung. Nicht den Po herausstrecken! Dann straffen Sie den Po, kippen das Becken ein und richten sich langsam Wirbel für Wirbel in den Stand auf und lösen dabei die Hände vom Griff.

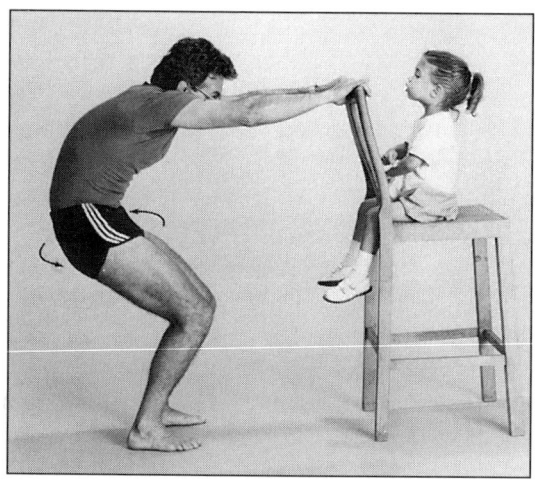

Achtung: Wenn Sie den Rücken nicht gerade strecken können, nehmen Sie besser Übung I und II – der Rücken darf hier auf keinen Fall gewölbt sein!

2
Stretching nach Wahl

Stretching ist kein Feiertagsluxus. Es ist absolut notwendig, daß Sie jeden Tag etwas tun. Die Muskeln schrumpfen und spannen sich, wenn sie nicht regelmäßig gestreckt werden. Ein großer Teil aller Sportverletzungen könnte vermieden werden, wenn man der Muskulatur durch das angemessene Stretching die Flexibilität erhielte. Das gilt für alle Disziplinen: Man kann mit den Anstrengungen und Belastungen des Trainings nicht fertig werden, wenn die Muskeln zu sehr angespannt sind. Während des ganzen Tages· wird durch Tätigkeiten in unnatürlicher Körperhaltung physischer Streß ebenso erzeugt wie mentaler und emotionaler. Stretching führt zu Entspannung, erhöhter Beweglichkeit, besserer Blutzirkulation und Ausgeglichenheit. Es wirkt den Folgen der Anspannung entgegen, hält die Gelenke geschmeidig und beugt ihrer Versteifung vor, indem es die Flexibilität aller Muskeln und Sehnen steigert. Nach meiner Meinung verlangsamt es sogar den Alterungsprozeß. Doch am wichtigsten ist wohl, daß Sie sich dadurch lebendiger fühlen – und deshalb werden Sie mit den Übungen fortfahren. Richten Sie sich beim Strecken danach, wie Sie sich fühlen – und nicht, wie weit Sie gehen können. Weil das Streckvermögen eine so individuelle Sache ist, kann es von Tag zu Tag variieren. An manchen Tagen werden Sie gelenkiger sein als an anderen. Versuchen Sie niemals, sich an steifen Tagen so sehr zu strecken wie am Tag zuvor. Ein guter Test dafür, ob Sie sich bei einer Streckung übernommen haben, ist der Abschluß: Es darf Ihnen nicht schwerfallen, wieder in die Ausgangsposition zurückzukehren. Stretchen Sie niemals bis zu dem Punkt, an dem es unangenehm wird.

Die Gelegenheiten zum Stretching sind unbegrenzt. Sie können es ganz unauffällig tun, während Sie auf den Bus warten oder während einer Arbeitspause, in der Sie auf die Tasse Kaffee verzichten.

Oder Sie ziehen das ganze Programm durch, wenn Sie richtig Zeit dafür haben. Nutzen Sie die Stretching-Techniken in angespannten Situationen wie einem Verkehrsstau: Anstatt in Panik zu geraten oder auf die Hupe zu drücken, machen Sie aus der Katastrophe eine willkommene Ruhepause zum Nackenstretching!

Auch wenn es verschiedene Meinungen über die beste Übungszeit gibt, halte ich das Stretching am Abend – um der Versteifung am nächsten Morgen vorzubeugen – und am Morgen – um dennoch eingetretene zu verscheuchen – für richtig. Doch jede Tageszeit ist passend, wenn Sie es nur tun, denn ganz gleich, wie aktiv Sie sind oder wie wenig Sie Ihren Körper einsetzen: Stretching ist eine Notwendigkeit.

Stretching ist eine sehr individuelle Übungsweise. Sie sind nicht im Wettstreit mit sich selbst oder anderen. Ich halte nichts davon, die Muskeln gegen eine andere Kraft oder Geräte einzusetzen – das könnte Verletzungen zur Folge haben. Benutzen Sie lediglich die Stärke Ihrer eigenen Muskeln, denn Sie allein wissen, wozu Sie *nicht* fähig sind. Jedem von uns sind durch Erbgut, Alter und physische Kondition natürliche Grenzen gesetzt. Wenn Sie zum Beispiel mit straffen oder lockeren Bändern geboren wurden, können Sie diese Struktur nicht ändern; aber Sie können sie Ihren Bewegungsbedürfnissen anpassen. Es gibt auch kein Abkürzungsverfahren, mit dem Sie rasch Ihr Maximum an Streckfähigkeit erreichen könnten; sie entwickelt sich nach ihrem eigenen Zeitmaß, und Sie können das nicht ohne Risiko einer Verletzung forcieren. Wenn Sie Ihren Körper unter Kontrolle halten wollen, müssen Sie darauf hören, was Ihre Muskeln Ihnen sagen. Wenn Sie einen Muskel anspannen, können Sie nur eine bestimmte Zahl von Wiederholungen leisten – dann ermüdet er; und beim Stretching dürfen Sie nur so weit gehen, daß er nicht schmerzt und reißen könnte. Zu den ärgerlichsten Übungsprogrammen zählen für mich jene, die eine Zielvorgabe setzen und ein Punkteprogramm mitliefern.

Der Stretchreflex ist ein körpereigener Mechanismus zum Schutz der Muskeln. Wenn die Fasern überdehnt werden, ergeht automatisch ein Befehl zur Kontraktion an die Muskeln, damit keine Verletzung eintritt. Wenn Sie die Streckung übertreiben oder zu abrupte Bewegungen machen, aktivieren Sie den Stretchreflex und spannen damit die Muskeln an, die Sie gerade zu strecken versuchen.

Das Stretching kennt drei Grundtechniken: die ballistische (wippend), die statische (gleichmäßig) und die Kontraktionsmethode. Die ballistisch federnde Methode wird nicht mehr empfohlen, weil sie den Stretchreflex aktiviert. Beim statischen Stretching erfolgt die Streckung bis zu dem Punkt, an dem man ein Ziehen im Muskel spürt, und wird dann für eine bestimmte Zeit gehalten (bis die Spannung sich lockert). Bei der Kontraktionsmethode wird bis zum Streckpunkt gedehnt, dann etwa drei Sekunden Gegendruck geübt und eine Sekunde ausgesetzt. Danach streckt man den Muskel weiter zum nächsten Punkt.

Meine Stretchings sind in der Regel eher statisch als kontraktiv. Wenn Sie dennoch den Versuch machen wollen, werden Sie merken, daß Sie sich in dieser Stretchposition ganz sacht noch ein klein wenig besser bewegen können – nicht mehr als ein paar Millimeter. Sie können in einer Streckung etwa 60 Sekunden verharren. So lange ungefähr braucht ein Muskel, um sich daran zu gewöhnen und locker zu werden. Oder Sie zählen in der Streckung bis 10 oder 30 (je nach Ihrer Fähigkeit) und bewegen sich dann um zwei, drei Millimeter so oft, wie ich angebe.

Die meisten der folgenden Übungen fordern dazu auf, immer erst die eine Seite des Körpers und dann die andere zu stretchen. Das ist von Vorteil, weil die beiden Körperseiten nicht gleich entwickelt sind; eine ist in der Regel geschmeidiger. Darum sollten Sie auf der weniger beweglichen Körperhälfte ein intensiveres Stretching betreiben – besonders, wenn dort schon Verkrampfungen aufgetreten sind.

Bevor Sie in die Übungen einsteigen, müssen Sie sich ein paar wichtige Dinge einprägen.

1. Wärmen Sie sich zuerst auf, damit die Körpertemperatur steigt und die Muskeln geschmeidiger werden: Erwärmte Muskeln machen das Stretching leichter und sicherer. Sie können fünf Minuten laufen oder schnell gehen, auch auf der Stelle. Sie können eine warme Dusche nehmen oder was sich eben in Ihre Lebensweise einfügt. Leider nehmen sich die meisten Menschen nicht die Zeit für solche *Warm-ups*. Dann müssen Sie beim Stretching besonders behutsam vorgehen.

2. Wärmen Sie sich vor dem Stretching und nach jeder anstrengenden Tätigkeit auf.

3. Absolvieren Sie das Stretching von Anfang bis Ende sehr langsam. Dreifach verlangsamte Bewegung: Das gilt vom Hinlegen bis zum Aufstehen. Stellen Sie sich vor, Ihr Körper schmelze in den Boden. Jede Streckung soll sich angenehm anfühlen und nie bis zur Schmerzgrenze gehen.

4. Die Technik des Atmens ist nicht so wichtig, solange Sie es nicht vergessen! Sie können ganz natürlich atmen oder auch tief und langsam, voll aus- und wieder einatmen.

5. Sie müssen die Streckung in den Muskeln spüren, nicht aber in den Gelenken, Sehnen und Bändern.

6. Bleiben Sie entspannt und geduldig. Denken Sie positiv und an angenehme Dinge – Tagträume sind etwas Wunderbares.

7. Wenn Sie mit dem Stretching erst beginnen oder eine Weile ausgesetzt haben – schenken Sie sich eine Sonderration Geduld.

Die folgenden Streckübungen werden durch die Kapitel »Stretching für den Rücken« (Seite 75) und »Callanetics in drei Stufen« (Seite 133) ergänzt.

SCHULTERN/BRUST

Hinweis: Beide Übungen kann man auch im Sitzen ausführen.

Handtuch I

1. Sie stehen mit den Füßen in Hüftbreite und geradem Rücken; Kopf, Nacken und Schultern sind entspannt. Die Knie beugen, den Po straffen, das Becken kippen (Beckenwelle).

2. Mit beiden Händen halten Sie vor sich ein Handtuch oder ein Seil (keinesfalls eine starre Stange!). Sie zählen bis 10 oder 15 und führen dabei in dreifach verlangsamter Bewegung das Tuch über den Kopf bis tief in den Rücken. Am Anfang halten Sie die Ellbogen angewinkelt, später können Sie sie weiter strecken – aber nichts erzwingen!

3. Kehren Sie unter Zählen bis 15 oder 30 mit den Armen in die Ausgangshaltung zurück.

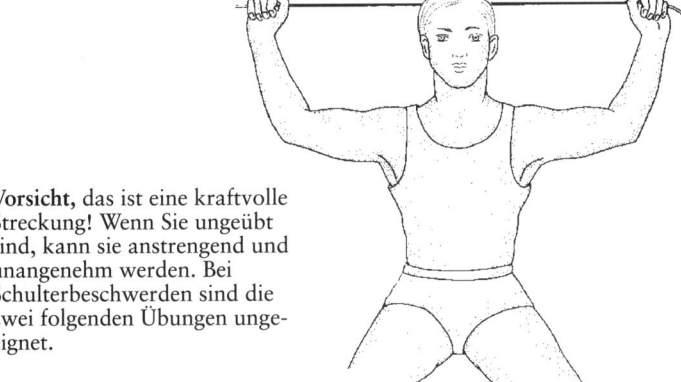

Vorsicht, das ist eine kraftvolle Streckung! Wenn Sie ungeübt sind, kann sie anstrengend und unangenehm werden. Bei Schulterbeschwerden sind die zwei folgenden Übungen ungeeignet.

Hinweis: Wenn Sie sich an den maximalen Streckpunkt gewöhnt haben, können Sie dort bis 60 verharren; oder nur bis 15 oder 30 zählen und dann die Arme 5- bis 10mal um ein paar Millimeter auf und ab bewegen.

Streckt Brust, Schultern, Oberarme.
Keinesfalls den Kopf vorstoßen, das Kreuz wölben, den Po herausstrecken, Nacken und Schultern verkrampfen, die Bewegung forcieren.

Handtuch II

1. Sie stehen mit den Füßen in Hüftbreite und geradem Rücken; Kopf, Nacken und Schultern sind entspannt. Die Knie beugen, den Po straffen, das Becken kippen (Beckenwelle).

2. Mit der rechten Hand lassen Sie das Tuch hinter sich in den Rücken fallen und heben dabei den Ellbogen möglichst hoch über die Schulter. Mit der linken Hand greifen Sie nun so hoch wie möglich zum Handtuch hinter sich. Ziehen Sie sacht, und zählen Sie bis 15 oder 30.

3. Langsam loslassen und auf der anderen Seite wiederholen.

Streckt Oberarme, Schultern, Brust.
Keinesfalls die Bewegung forcieren, das Kreuz wölben, den Po herausstrecken.

Tür

1. Sie stehen mit dem Rücken zur Tür. Heben Sie die Arme hinten in Schulterhöhe, und halten Sie sich am Türrahmen fest. Rücken Sie nach vorn, bis die Arme gestreckt sind. Beugen Sie die Knie, halten Sie die Füße gerade.

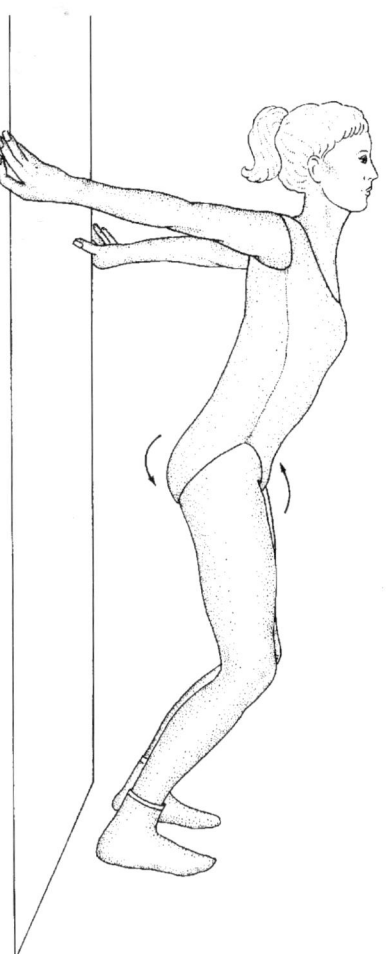

2. Lehnen Sie – mit eingezogenem Kinn – den Körper so weit wie möglich vor, straffen Sie den Po, und kippen Sie das Becken (Beckenwelle). Zählen Sie dann bis 60 oder nur bis 15 oder 30; dann bewegen Sie den Körper um ein paar Millimeter 5- bis 10mal vor und zurück. Danach treten Sie zurück und lassen die Hände nacheinander sehr langsam sinken.

Streckt Oberarme, Brust, Schultern.
Keinesfalls den Kopf vorrecken, den Nacken anspannen oder vorschieben, den Rücken wölben, den Po herausstrecken.

Die Beckenwelle wird Ihnen hier nicht sehr gut gelingen. Probieren Sie vor der Streckung aus, wie zuverlässig Ihr Handgriff ist.

UNTERARME

1. Sie stehen – oder sitzen – mit den Füßen in Hüftbreite nach vorn und strecken die Beine, halten die Knie aber gelockert und nicht blockiert.

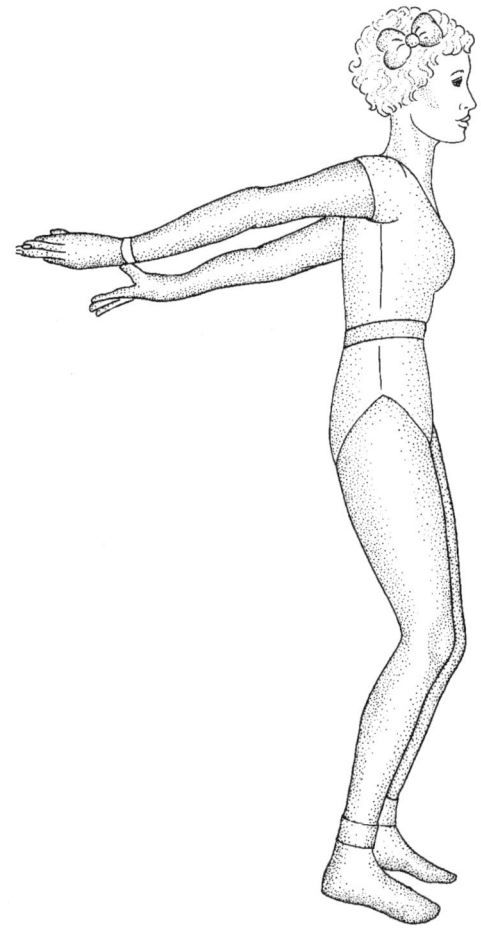

2. Strecken Sie die Arme in Schulterhöhe zur Seite, und richten Sie den Körper noch fünf Zentimeter auf. Heben Sie die Schultern zu den Ohren. Dann drehen Sie langsam die Hände nach innen, so daß die Daumen nach hinten und weiter zur Decke zeigen.

3. Halten Sie den Kopf aufrecht, straffen Sie den Po, und kippen Sie das Becken (Beckenwelle). Führen Sie langsam die Arme nach hinten, als wollten sich die Handrücken berühren, und versuchen Sie, die Arme möglichst hoch zu halten. Zählen Sie bis 15 oder 30 oder nur bis 15, und bewegen Sie die Handrücken 5- bis 10mal sanft um Millimeter aufeinander zu.

Hinweis: Wenn Ihnen das zu schwerfällt, folgen Sie bitte den Übungen auf Seite 157ff.

Es ist wichtiger, die Arme gestreckt als erhoben zu halten; dem Zug der Schwer-kraft sollten Sie allerdings entgegenwirken.
Keinesfalls den Rücken wölben oder den Bauch herausstrecken; Schultern und Kopf dürfen sich nach vorne runden.
Die Schultern sinken naturgemäß herab, wenn Sie die Arme nach hinten oder zur Seite nehmen.
Streckt Wirbelsäule, Nacken, Brust und Schultern. Strafft Po, Bauch, Vorder- und Innenseite der Schenkel, Unterarme und die Partie zwischen den Schulterblättern.

WIRBELSÄULE

Für Anfänger

1. Sie sitzen aufrecht auf dem Boden oder an die Wand gelehnt. Strecken Sie das rechte Bein vor sich aus, und beugen Sie das linke Knie. Legen Sie die Hände direkt unter das linke Knie.

2. Ziehen Sie das Knie zur Brust. Rücken Sie mit den Hüften vor, bis Sie auf dem Sitzbein sitzen. Strecken Sie Rumpf und Nacken hoch zur Decke, als wollten Sie fünf Zentimeter wachsen. Nehmen Sie die Schultern ganz zurück, und pressen Sie den Rücken an die Wand. Völlig gestreckt zählen Sie bis 20 oder 30.

3. Beugen Sie das rechte Knie, und strecken Sie das linke Bein aus. Wiederholen Sie das Stretching mit rechts.

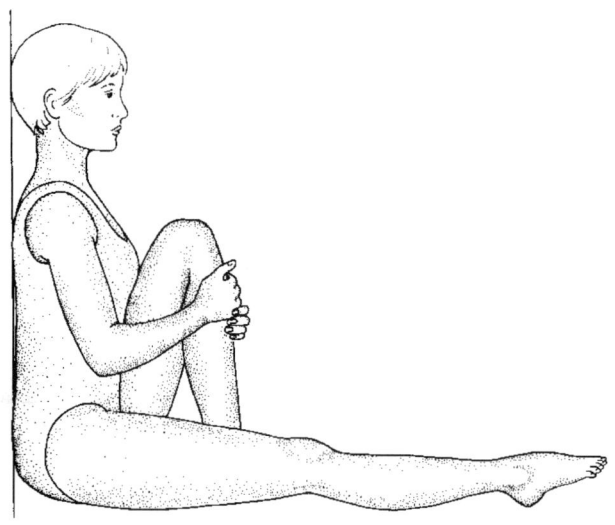

Streckt Wirbelsäule, Nacken, Schultern und Brust. *Keinesfalls* den Atem anhalten, den Rücken wölben, mit dem Körper einsacken oder ihn verspannen.

Für Fortgeschrittene

Hinweis: Wenn Sie im folgenden den Fuß nicht zu Boden bringen, fehlt es Ihnen noch an Streckung. Wählen Sie dann Übung 12 auf Seite 88.

Vorsicht: Wenn Sie Ischiasbeschwerden haben, dürfen Sie das obere Bein nicht ausstrecken.

1. Sie liegen auf dem Rücken, die Knie hüftbreit angewinkelt und die Füße flach auf dem Boden. Arme und Handrücken liegen bei gebeugten Ellbogen über dem Kopf auf dem Boden.

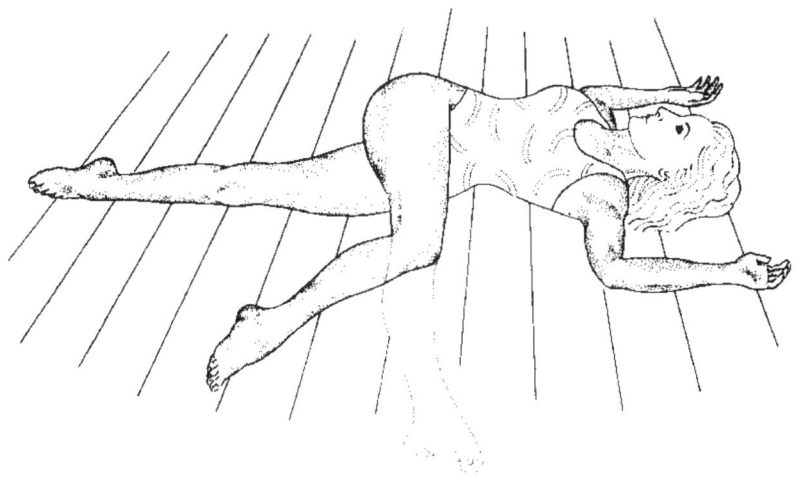

2. Ziehen Sie das gebeugte rechte Bein dreifach verlangsamt zur Brust, und strecken Sie das linke Bein, so weit es geht. Senken Sie das rechte Bein so weit wie möglich zur linken Seite des Körpers, und halten Sie dabei die Ellbogen auf dem Boden. Zählen Sie bis 60. Sie können auch nach 30 das Knie 5- bis 10mal um ein paar Millimeter auf und ab bewegen. Sobald Sie einige Übung haben, kann Ihr Fuß den Boden berühren: Bewegen Sie dann das Knie auf und ab. Wenn Sie noch besser gestreckt sind, erreicht auch das Knie den Boden: Dann bewegen Sie entweder das gebeugte Knie zum Ellbogen hin, oder Sie versuchen, das Bein gerade zur Seite zu strecken.

3. In dreifach verlangsamter Bewegung beugen Sie danach das Knie, führen es zurück zur Mitte und senken den rechten Fuß langsam zu Boden. Beugen Sie dann das linke Knie zur Startposition, und wiederholen Sie zur anderen Seite hin.

Wenn Sie ein Hohlkreuz haben, können Sie die Übung durch die Beckenwelle verbessern. Streckt Brust, Wirbelsäule, Hüftflexoren, Nacken, Schultern, Außenschenkel und Po; weitet die Lungen.
Keinesfalls den Atem anhalten, den Nacken verkrampfen, wippen oder ruckeln, den Rücken wölben.

Wirbeldrehung

1. Sie sitzen auf dem Boden, das rechte Bein ist gerade ausgestreckt. Legen Sie die linke Hand hinter sich auf den Boden, und verlagern Sie darauf Ihr Gewicht. Beugen Sie das linke Bein, und kreuzen Sie es über das rechte Bein mit dem Knie zur Decke und dem Fuß am Boden außen am rechten Knie. Recken Sie den Körper noch fünf Zentimeter in die Höhe.

2. Beugen Sie den rechten Ellbogen, und pressen Sie den Oberarm außen gegen das linke Knie. Wenden Sie langsam den Kopf nach links, schauen Sie über die Schulter, und drehen Sie dabei den Oberkörper zur linken Hand. Zählen Sie bis 60, oder Sie zählen bis 15 oder 30 und bewegen die Schulter 5- bis 10mal um Millimeter vor und zurück.

3. Wenden Sie sich zurück, und wiederholen Sie das auf der anderen Seite.

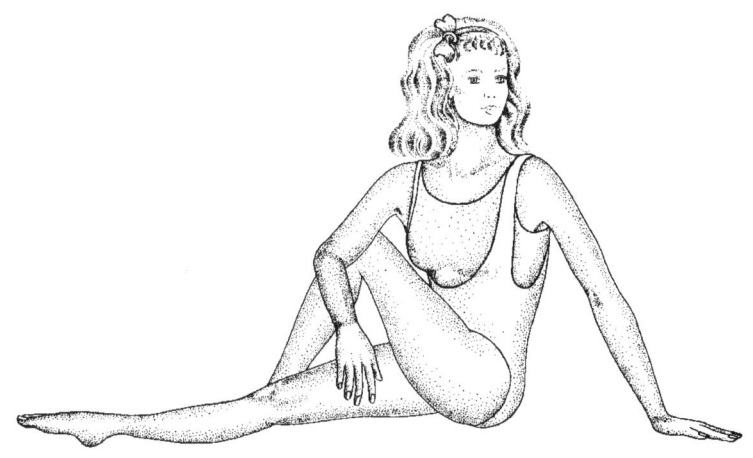

Streckt Brust, Wirbelsäule, Schultern, Nacken und die Partie zwischen den Schulterblättern; weitet die Lungen.
Keinesfalls den Atem anhalten, den Körper verspannen, den Rücken wölben.

Brücke

1. Sie liegen mit gebeugten Knien und den Füßen in Hüftbreite flach am Boden auf dem Rücken. Die Arme ruhen an den Seiten mit den Handflächen auf dem Boden. Strecken Sie den Nacken, und ziehen Sie das Kinn ein.

2. Straffen Sie den Po, und kippen Sie das Becken ein (Beckenwelle). Kippen Sie das Becken weiter, bis sich Hüften und Po automatisch vom Boden heben. (Dabei fallen die Knie ein wenig zur Seite). Halten Sie die Beckenwelle, und heben Sie den Rumpf, bis der ganze Rücken gerade gestreckt ist. Je besser die Welle, desto besser die Streckung der Wirbelsäule! Ihr Gewicht sollte gleichmäßig auf Füße und Schultern verteilt sein – und die Füße leicht wie Federn. Zählen Sie bis 60 oder nur bis 15 oder 30, dafür kippen Sie dann 5- bis 10mal millimeterweise vor und zurück.

3. Senken Sie den Körper langsam Wirbel für Wirbel zurück zum Boden, und lösen Sie dann die Beckenwelle.

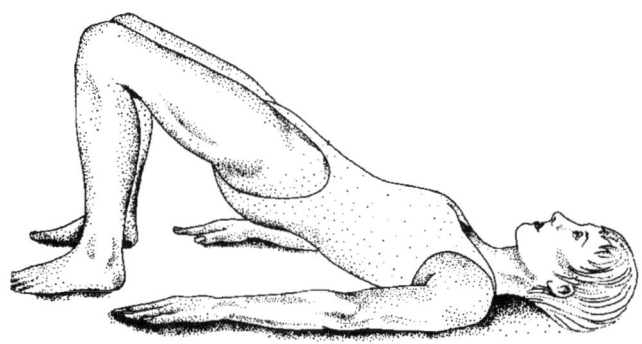

Streckt Wirbelsäule und Nacken; strafft den Po, die Schenkelmuskulatur vorn und außen, die Kniesehnen, Bauch-, Lenden- und Scheidenmuskeln.
Keinesfalls nur auf den Schultern liegen, den Rücken wölben, den Nacken verkrampfen, die Füße oder die Schultern.

TAILLE

Hinweis: Bei Hohlkreuz oder anderen Beschwerden auslassen und statt dessen »Taille – Stufe III« auf Seite 166 üben.

1. Sie stehen mit den Beinen in Hüftbreite und leicht gebeugten lockeren Knien, Füße geradeaus. Straffen Sie den Po, und kippen Sie das Becken (Beckenwelle).

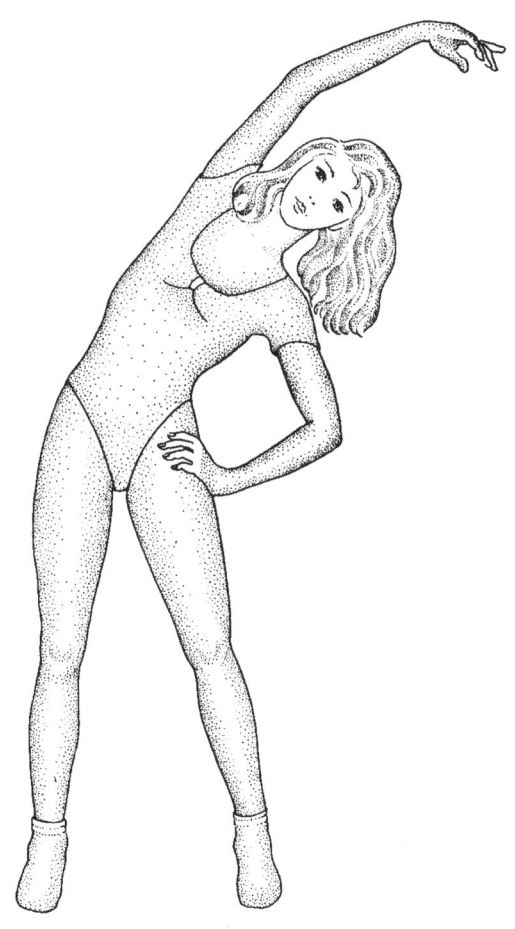

2. Legen Sie die linke Hand zur Stütze des unteren Rückens mit auswärts gekehrtem Ellbogen unter die linke Hüfte. Strecken Sie den rechten Arm neben dem Ohr zur Decke – die Handfläche über dem Kopf. Sie sollen die Streckung von der Hüfte bis in die Fingerspitzen spüren. Recken Sie sich noch fünf Zentimeter höher, dann neigen Sie sich mit gestrecktem Arm hinüber zur linken Seite und stellen sich vor, Oberkörper und Arm bildeten eine Einheit, die sich in dieselbe Richtung bewegt.

3. Bewegen Sie den Rumpf einen halben Zentimeter nach links und zurück. Steigern Sie von 25 auf 100 Wiederholungen, aber wippen oder zucken Sie nicht dabei. Je feiner die Bewegung, desto intensiver das Stretching und genauer Ihre Kontrolle.

4. Zum Seitenwechsel führen Sie den rechten Arm nach vorn und gehen dabei tief in die Knie, neigen sich vornüber. Halten Sie die linke Hand auf der Hüfte, und bewegen Sie den rechten Arm dann gestreckt zur anderen Seite.

5. Zur Auflösung der Position beugen Sie die Knie noch mehr, legen die Hände auf die Hüften oder vorn auf die Oberschenkel und richten sich Wirbel für Wirbel auf in den Stand. Dann zur anderen Seite wiederholen.

Ein einfacher Maßstab für den Grad Ihres Stretching: Sie merken, wie hoch Ihr Trikot rutscht! Streckt die Taille, die Schulterpartie, die ganze Wirbelsäule, Nacken und Arme.
Keinesfalls den Rücken wölben, die Schultern verspannen, den Nacken verkrampfen, die Knie blockieren.

VORDERSCHENKEL (Quadrizeps und Psoas)

Für Anfänger

1. Sie stehen vor einer Wand oder Tür und stützen sich mit der linken Hand zur Balance daran ab. Beugen Sie beide Knie.

2. Heben Sie das gebeugte rechte Bein nach hinten an, und umfassen Sie den rechten Fuß mit der rechten Hand. Straffen Sie den Po, und kippen Sie das Becken (Beckenwelle). Sie ziehen das Bein zum Rücken und spüren dabei die Streckung des Quadrizeps im Vorderschenkel. Zählen Sie bis 15 oder 30.

3. Bringen Sie das Bein sacht wieder zu Boden, und wiederholen Sie auf der anderen Seite.

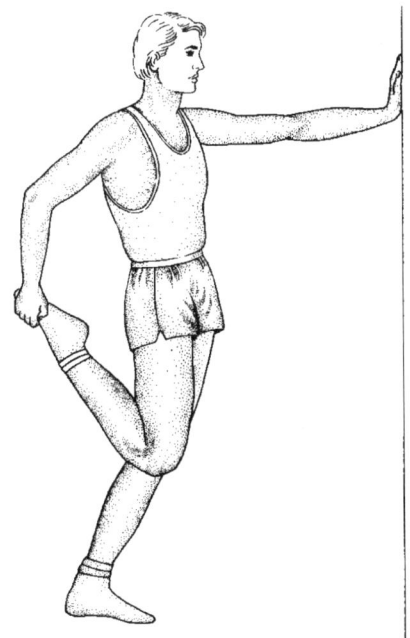

Streckt die Quadrizepsmuskeln der Vorderschenkel.
Keinesfalls die Fersen zum Po ziehen, den Rücken wölben, die Knie blockieren, das Bein zur Seite ziehen.

Für Fortgeschrittene

1. Sie stehen abgewandt vor einem Stuhl und legen das linke Bein hinten auf den Sitz; die Entfernung muß so groß sein, daß Sie vorn im Schenkel die Streckung spüren. Beugen Sie – der Fuß weist nach vorn – das rechte Knie; den Po straffen und das Becken kippen (Beckenwelle).

2. Sie stehen ganz aufrecht und nehmen das Kinn zurück. (Zur Balance können Sie die Hände auf die Hüften legen oder sich an einem Gegenstand abstützen.) Zählen Sie bis 60, oder straffen Sie nach 15 oder 30 den Po und kippen das Becken noch mehr, oder versuchen das dann nach 5 bis 10 noch einmal.

3. Setzen Sie das Bein zu Boden, und wiederholen Sie auf der anderen Seite.

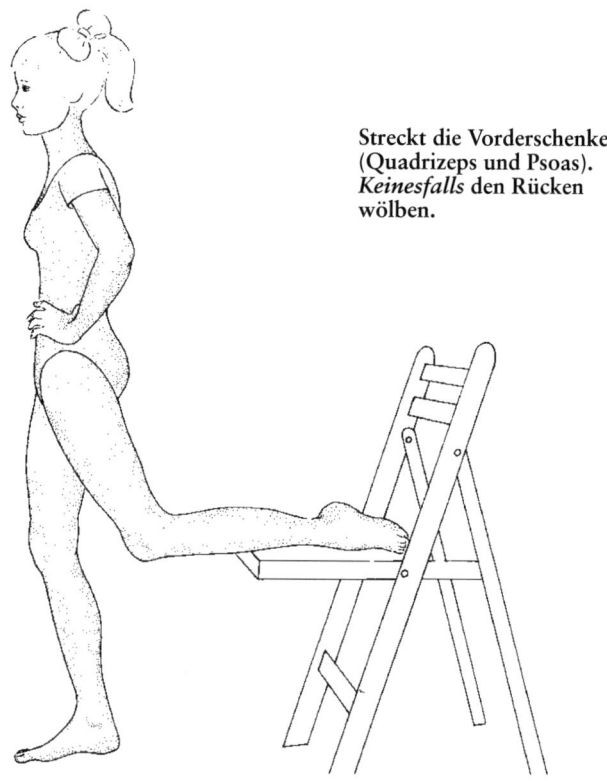

Streckt die Vorderschenkel (Quadrizeps und Psoas). *Keinesfalls* den Rücken wölben.

Für Könner

1. Sie hocken auf den Fersen, die Knie sind geschlossen oder in Hüftbreite gegrätscht. Stützen Sie sich mit flachen Händen hinten auf dem Boden ab. Dann – immer auf den Fersen hockend – straffen Sie den Po und kippen das Becken (Beckenwelle). Zählen Sie bis 30 oder 60.

2. Wenn Sie das lange genug geübt haben, um die Streckung in den Vorderschenkeln zu spüren, dann versuchen Sie, die Beckenwelle noch zu verstärken. Heben Sie den Po von den Fersen, so hoch es geht – doch ohne den Rücken zu wölben! Der Nacken muß locker bleiben. Und nun zählen Sie bis 30 oder 60.

3. Entspannen Sie den Po, und setzen Sie sich sacht wieder auf die Fersen.

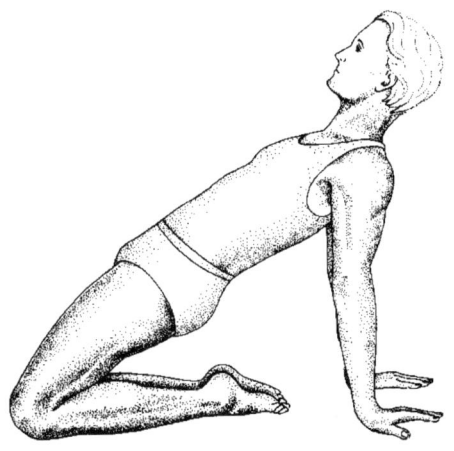

Hinweis: Vielleicht legen Sie ein gefaltetes Tuch oder ein leichtes Polster unter Knie und Füße.

Für Männer: Wenn Sie nicht auf den Fersen hocken können, versuchen Sie es mit den Zehen und heben die Fersen an, oder Sie kehren die Füße nach innen (Bild) und setzen sich darauf.

PSOAS (Lendenmuskel)

Als ich bei den amerikanischen Streitkräften in Europa unterrichtete, wurde ich durch die Frage so vieler nach einer besonderen Streckübung für den Lendenmuskel überrascht. Ich hatte angenommen, daß jeder Sportler wisse: Wenn man sich hinlegt und ein Bein gerade streckt, das andere zur Brust beugt – dann wird der Psoas automatisch gestreckt. Doch mir kam der Gedanke, daß diese Sportler wegen ihrer besonderen athletischen Anstrengung eine noch intensivere Streckung brauchen könnten. Als ich das demonstrieren wollte, stand als geeignetes »Gerät« nur ein Boxring zur Verfügung: So legte ich mich unter die Seile und ließ mein Bein über die Kante hängen.

Es ist sicherlich lästig, den für Ihre Körpergröße geeigneten Tisch zu finden und ihn dann auch noch freizuräumen – aber diese Streckübung ist die Mühe wert.

1. Legen Sie sich rücklings auf eine stabile Tischfläche, mit dem Po an der Kante.

2. Führen Sie das linke Knie zur Brust, und fassen Sie mit beiden Händen direkt unter das Knie. Ziehen Sie es so nahe zur Brust, daß der untere Rücken ganz flach aufliegt; nehmen Sie das Kinn zurück, und lockern Sie die Schultern. Das rechte Bein lassen Sie baumeln – und überlassen der Schwerkraft das Stretching. Zählen Sie bis 15 oder 30.

3. Beugen Sie das hängende Bein, ziehen Sie es zur Brust, und wiederholen Sie auf der anderen Seite.

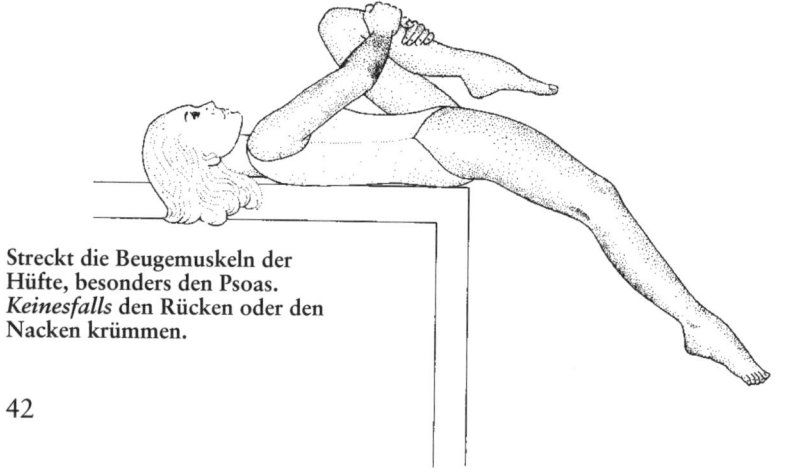

Streckt die Beugemuskeln der Hüfte, besonders den Psoas. *Keinesfalls* den Rücken oder den Nacken krümmen.

42

INNENSCHENKEL

Für Anfänger I

1. Sie liegen flach auf dem Rücken, mit gebeugten Knien und den Füßen hüftbreit auf dem Boden. Winkeln Sie die Ellbogen an, und legen Sie die Hände auf den Bauch. Lassen Sie das rechte Bein langsam rechts zu Boden sinken. Hüfte und Po müssen frei von Spannung sein: Die Schwerkraft übernimmt das Stretching.

2. Halten Sie diese Position möglichst lange, zählen Sie bis 15 oder 30. Wenn Sie mögen, können Sie nach 15 das Knie sacht um Millimeter zu Boden und zurück bewegen, 5- bis 10mal.

3. Führen Sie das Bein langsam in die Startposition zurück (vielleicht helfen Sie mit der Hand nach), und wiederholen Sie auf der linken Seite.

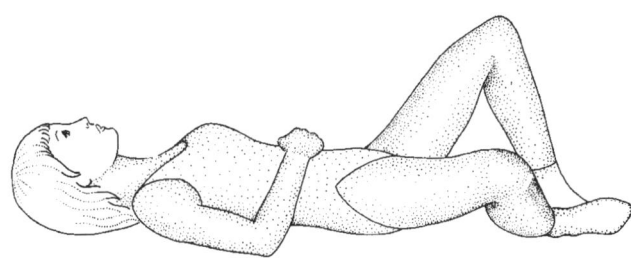

Hinweis: Um ein Wölben des Rückens zu vermeiden, kippen Sie das Becken ein.

Für Anfänger II

1. Sie liegen mit gebeugten Knien flach auf dem Rücken. Lassen Sie die Knie zu den Seiten sinken, bis die Fußsohlen aneinanderliegen. Entspannen Sie die Beine. Beugen Sie die Ellbogen, und legen Sie die Hände auf den Bauch.

2. Halten Sie diese Position, und zählen Sie bis 15 oder 30; Sie können nach 15 auch die Knie sanft um Millimeter zu Boden und zurück bewegen; 10mal.

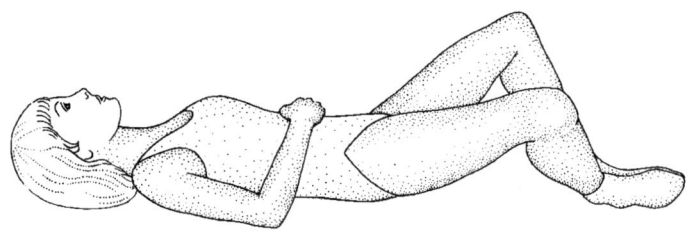

Hinweis: Wenn Sie ein Hohlkreuz haben und Ihr Rücken nicht flach aufliegt, können Sie den Po straffen und das Becken kippen, um die Überspannung auszugleichen. Halten Sie die Innenschenkel locker.

Für Fortgeschrittene I

1. Sie sitzen mit geradem Rücken am Boden, das Kinn ist zurückgenommen, die Fußsohlen liegen aneinander, die Knie weisen seitwärts. Die Füße befinden sich in bequemem Abstand zum Körper; je näher die Fersen sind, desto stärker die Schenkelstreckung. Setzen Sie sich richtig auf das Sitzbein, oder nehmen Sie eine Wand zur Hilfe; dazu müssen Sie die Hüften nach vorn rücken.

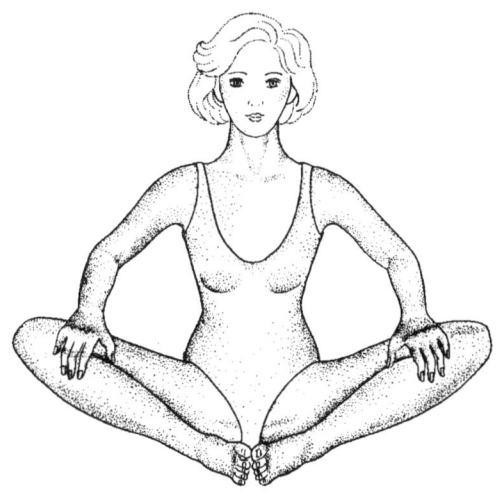

2. Sehr sanft legen Sie nun die Hände auf die Beine und senken sie zu Boden. Wenn Sie die Streckung spüren, verharren Sie bis 60. Sie können auch zwischen 10 und 30 die Beine um Millimeter auf und nieder bewegen, 5- bis 10mal.

Für Fortgeschrittene II

1. Sie sitzen mit angezogenen Knien, den Füßen flach am Boden, das Kinn zurückgenommen und den Nacken so gestreckt wie möglich. Rücken Sie vor auf das Sitzbein. Strecken Sie das rechte Bein, beugen Sie den Fuß zu Boden, und bewegen Sie das Bein so weit nach rechts, wie ohne Anstrengung möglich. Heben Sie die Arme ganz hoch über den Kopf, um die Streckung durch den ganzen Körper zu spüren.

2. Wenden Sie den Körper langsam zum rechten Fuß hin. Strecken Sie sich noch höher, bis Sie es unten im Rücken spüren. Dann strecken Sie mit geradem Rücken aus den Hüften heraus den ganzen Rumpf weit über das rechte Bein; Sie dürfen höchstens den oberen Rücken dabei runden. Entspannen Sie den Nacken. Legen Sie die Hände nebeneinander über oder unter das rechte Knie, und winkeln Sie die Ellbogen zur Seite ab, damit die Schulterblätter gestreckt werden. Zählen Sie so bis 60. Zwischen 15 und 30 können Sie auch den Rumpf sacht um Millimeter vor und zurückbewegen, 5- bis 10mal.

3. Kehren Sie in den Sitz zurück, und wiederholen Sie nach der anderen Seite.

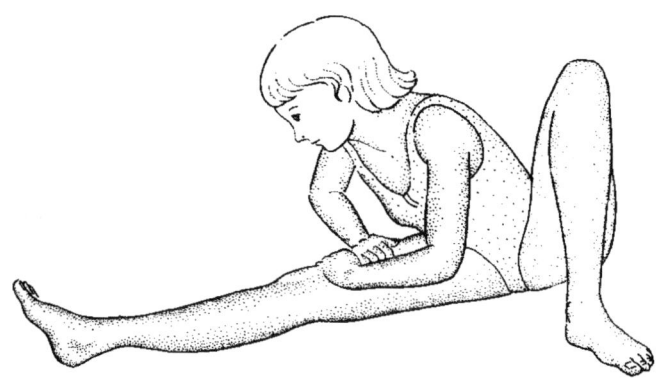

Hinweis: Wenn der Nacken gespannt bleibt, müssen Sie ihn lockern. Andernfalls nehmen Sie beim Vornüberstrecken den Kopf etwas tiefer und halten Nacken und Schultern locker.

Für Fortgeschrittene III

1. Sie liegen flach auf dem Rücken, mit gebeugten Knien und den Füßen hüftbreit am Boden.

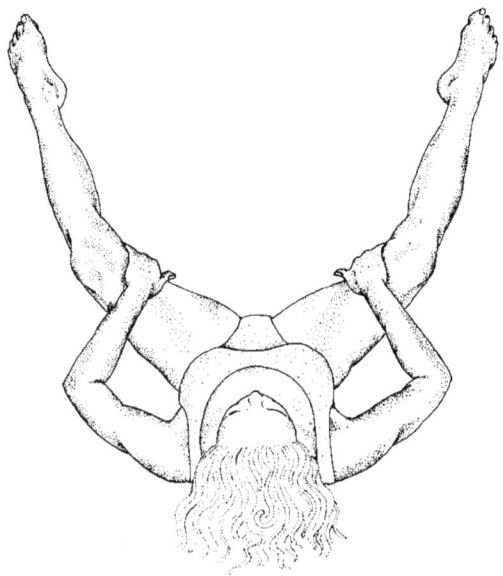

2. Führen Sie die Knie nacheinander zur Brust und dann schulterbreit auseinander. Die Hände legen Sie über den Knien an die Innenschenkel.

3. Senken Sie sanft mit den Händen die Knie zu den Außenseiten. Zählen Sie bis 60, oder bewegen Sie die Knie nach 15 oder 30 um Millimeter auseinander, 5- bis 10mal. Bei guter Dehnung können Sie die Ellbogen dann auf den Boden legen.

4. Bei Rückkehr in die Ausgangsposition müssen Sie vielleicht mit den Händen an der Außenseite die Knie sanft zur Mitte führen.

Für Könner I

1. Sie liegen mit angezogenen Knien und den Füßen in Hüftbreite flach auf dem Rücken.

2. Führen Sie die Knie nacheinander zur Brust und dann schulterbreit auseinander. Die Hände legen Sie an die Innenschenkel über den Knien.

3. Lassen Sie die Knie mit den Händen sanft zu den Außenseiten sinken. Sie zählen dann bis 60 oder bewegen nach 15 bis 30 die Knie 5- bis 10mal um Millimeter auseinander. Die Ellbogen können möglicherweise schon auf dem Boden liegen.

4. Mit den Händen an den Innenschenkeln strecken Sie nun die Beine aufwärts und so weit auseinander wie möglich. Zählen Sie bis 10 oder 60, oder bewegen Sie nach 15 die Beine um Millimeter auseinander, 5- bis 10mal.

5. Beugen Sie die Knie, ziehen Sie sie zum Körper, legen Sie die Hände über den Knien an die Außenschenkel, und bringen Sie die Beine langsam zur Mitte und nacheinander zu Boden.

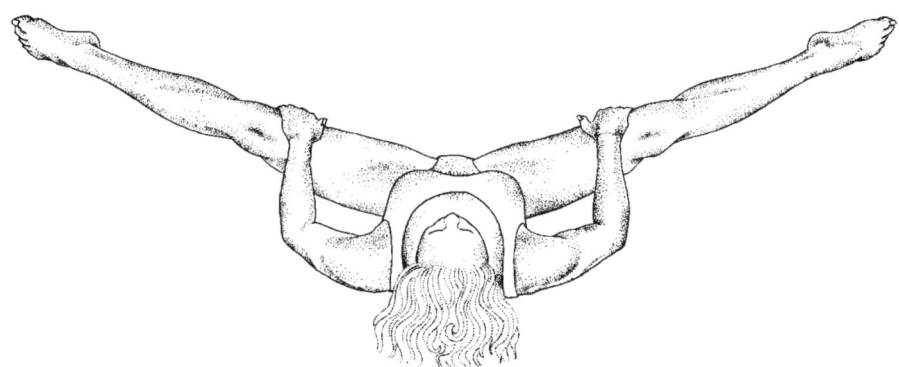

Vorsicht: Bei Ischias dürfen Sie die Beine nicht vollständig strecken!

Für Könner II

1. Sie sitzen aufrecht am Boden und strecken die Beine, so weit es geht, zu den Seiten aus. (Es geht noch besser, wenn Sie jedes am Innenschenkel fassen und sie nacheinander anheben und ausstrecken.) Halten Sie den Nacken gerade und das Kinn nach hinten. Legen Sie die Handflächen hinter dem Po auf und das Gewicht nach vorn auf das Sitzbein.

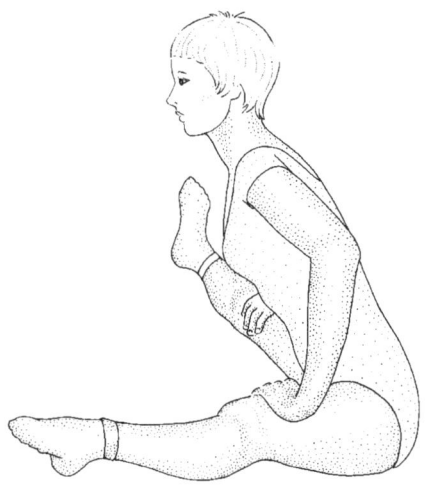

2. Legen Sie die Hände dann über den Knien oder auf dem Boden vor sich auf, und beugen Sie den Körper aus den Hüften nach vorn. Sie zählen bis 15 oder 30 und arbeiten sich vor auf 60. Oder Sie strecken nach 30 den Rumpf um Millimeter und ganz sacht vor und zurück, 5- bis 10mal. Halten Sie auch den unteren Rücken gerade.

3. Die Hände auf den Boden legen und zurückbewegen. Den gerundeten Rücken bringen Sie von oben her sehr langsam Wirbel für Wirbel wieder in den aufrechten Sitz.

4. Legen Sie die rechte Hand irgendwo – außer dem Knie – auf das rechte Bein. Strecken Sie den linken Arm nach oben. Drehen Sie den Rumpf nach rechts, mit der Nase zum Fuß, und beugen Sie sich dann vornüber, als wollten Sie den Fuß mit der Hand berühren. Wenn Sie das

49

Ziehen spüren, legen Sie beide Hände über oder unter das rechte Knie und recken die Ellbogen zur Seite. (Sie können auch die Handflächen neben das Bein auf den Boden legen.) Zählen Sie bis 60, oder strecken Sie den Rumpf nach 30 um Millimeter vor und zurück, 5- bis 10mal.

5. Rücken Sie mit den Händen zurück, und richten Sie sich dabei Wirbel für Wirbel auf. Dann auf der anderen Seite wiederholen.

Hinweis: Nur den oberen Rücken runden. Das schützt den unteren Rücken. Hals und Schultern entspannen.

WADEN/ACHILLESSEHNE
Übung I

1. Sie sitzen aufrecht am Boden und strecken die Beine in Hüftbreite vor sich aus. Ziehen Sie das rechte Knie an, bis sich die Ferse irgendwo zwischen Fessel und Knie des linken Beins befindet (je näher am Knie, desto stärker die Streckung).

2. Rücken Sie die Hüften vor, bis Sie auf dem Sitzbein sitzen. Dann beugen Sie sich aus den Hüften vor, strecken die Arme und greifen mit beiden Händen um die Zehen des rechten Fußes. Beugen Sie den Fuß zur Brust.

3. Halten Sie den unteren Rücken gerade, machen Sie ihn oben rund. Versuchen Sie, die Zehen zur Brust zu ziehen, und drücken Sie gleichzeitig den Rumpf vom Fuß weg. Sie zählen bis 15 oder 30, oder Sie stemmen nach 15 den gebeugten Fuß noch um Millimeter nach vorn, 5- bis 10mal.

4. Mit dem anderem Bein wiederholen.

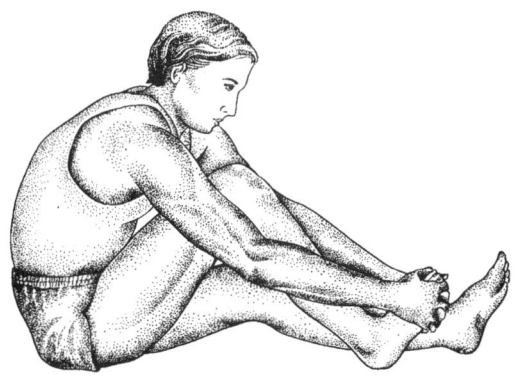

Streckt die Waden, Achillessehne, Wirbelsäule, Nacken, Schulterpartie (bei abgewinkelten Ellbogen); kontrahiert die Armmuskulatur.
Keinesfalls den Rücken wölben, zusammensacken, den unteren Rücken krümmen, die Schultern einziehen.

Übung II

1. Sie stehen mit den Beinen in Hüftbreite. Setzen Sie den rechten Fuß knapp 50 Zentimeter nach hinten, und beugen Sie das rechte Knie. Beide Fußspitzen zeigen nach vorn, der Kopf ist entspannt, der Blick geht geradeaus.

2. Beugen Sie sich aus den Hüften, und legen Sie beide Hände auf den Schenkel, mit den Ellbogen zur Seite. Sie straffen den Po, kippen das Becken (Beckenwelle) und stemmen die linke Ferse zum Boden. Zählen Sie bis 15 oder 30. Nach 30 können Sie auch das rechte Knie etwas mehr beugen und um Millimeter vor- und zurückbewegen, 5- bis 10mal.

3. Mit dem anderen Bein wiederholen.

Hinweis: Diese Übung kann auch mit ausgestreckten Armen und den Händen gegen eine Wand ausgeführt werden. Wichtig ist, daß man die Streckung hinten in den Waden spürt.

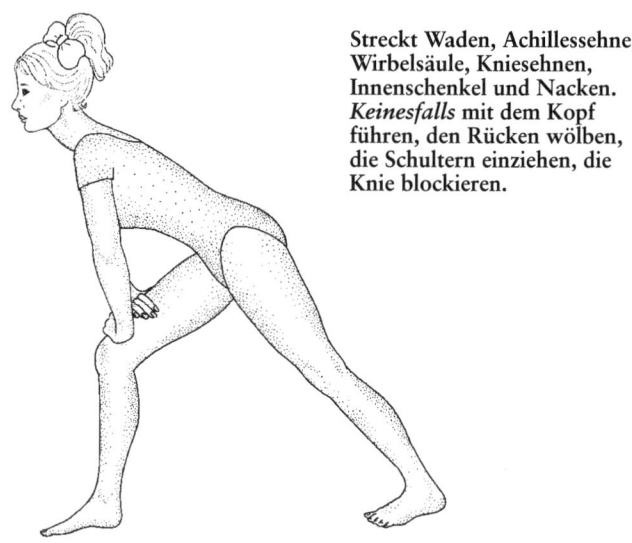

Streckt Waden, Achillessehne, Wirbelsäule, Kniesehnen, Innenschenkel und Nacken. *Keinesfalls* mit dem Kopf führen, den Rücken wölben, die Schultern einziehen, die Knie blockieren.

Übung III

1. Sie stehen mit ausgestreckten Armen vor einer Wand und legen in Schulterbreite und bequemer Höhe die Hände dagegen. Treten Sie 30 Zentimeter zurück, aber blockieren Sie dadurch nicht die Ellbogen. Die Füße stehen geradeaus nebeneinander.

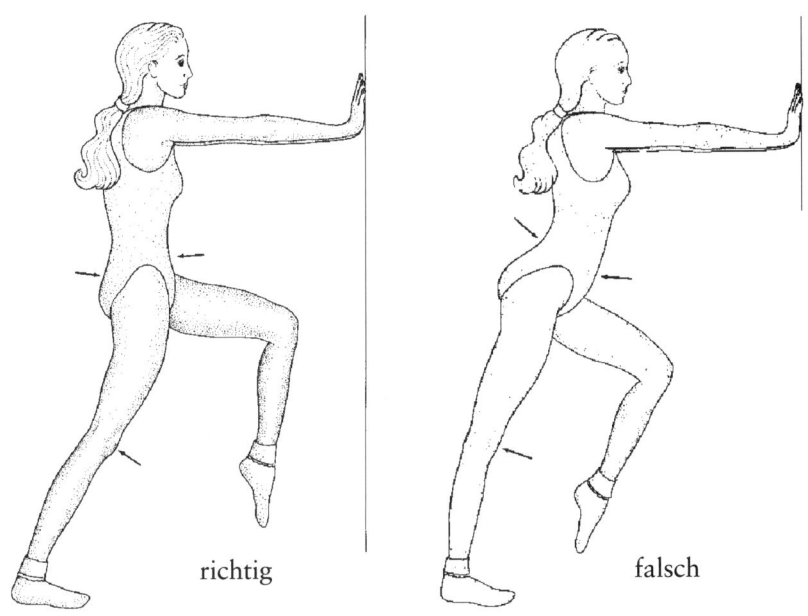

richtig   falsch

2. Heben Sie den linken Fuß an, aber nur bis in Kniehöhe, und pressen Sie die rechte Ferse fest zu Boden. Dann den Po straffen, das Becken kippen (Beckenwelle), das rechte Knie entspannen und den Rumpf leicht nach vorn lehnen; beide Beine müssen völlig entspannt sein. Zählen Sie bis 60, oder bewegen Sie irgendwann nach 15 oder 30 den Rumpf um Millimeter vor und zurück, 5- bis 10mal.

3. Senken Sie das linke Bein zu Boden, und wiederholen Sie auf der anderen Seite.

Streckt Waden, Achillessehnen, Kniesehnen, Innenschenkel und Wirbelsäule.
Keinesfalls den Rücken wölben, den Bauch herausstrecken, die Knie blockieren.

KNIESEHNEN

Hinweis: Angespannte Kniesehnen verstärken Probleme im unteren Rücken. Deshalb ist es sehr wichtig, die Kniesehnen zu strecken; wenn sie nicht gestreckt sind, kann man auch die Beine nicht vollständig strecken. Viele Menschen haben angespannte Kniesehnen – sie gehören zu den Muskeln, die am schwersten zu strecken und gestreckt zu halten sind.

Ich habe diese Übungen nicht mit Abstufungen versehen; der Grad Ihrer Beweglichkeit entscheidet, wie weit Sie gehen können. Bei vielen der folgenden Streckübungen weise ich auf die zunehmende Beweglichkeit hin. Totale Flexibilität wird für manche nicht möglich sein, andere werden durch die Übungen eine höhere erreichen. Geduld und Entspannung sind die Schlüssel dazu. Auf jeden Fall dürfen Sie die Streckung nicht forcieren oder Ihre Flexibilität mit anderen vergleichen. Wenn Sie merken, daß Sie richtig gestreckt sind, können Sie den Fuß zum Körper beugen; dadurch wird auch die Wade gestreckt.

Übung I

1. Sie sitzen mit gestrecktem Rücken auf dem Boden, die Beine hüft-breit auseinander; das rechte gerade nach vorn, das linke gebeugt mit dem Fuß neben dem rechten Knie. Die linke Hand liegt unter dem lin-ken Schenkel. Nehmen Sie das Kinn zurück.

2. Schieben Sie die Hüfte vor, um auf dem Sitzbein zu sitzen. Langsam, gerade im unteren Rücken und gebeugt aus den Hüften strecken Sie den rechten Arm über den rechten Fuß. Zählen Sie bis 60, oder bewe-gen Sie nach 30 sehr langsam den Rumpf um Millimeter vor und zurück, 10- bis 20mal.

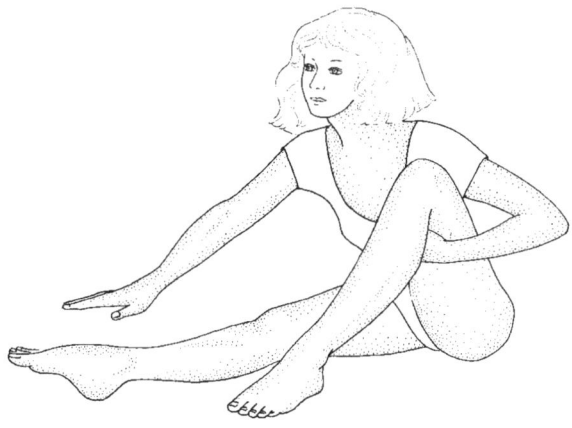

3. Beugen Sie das rechte Bein, strecken Sie das linke; auf der anderen Seite wiederholen.

Hinweis: Wenn Sie den Fuß des gestreckten Beins zum Körper biegen, wird die Wade gestreckt.

Übung II

1. Sie sitzen aufrecht oder an eine Wand gelehnt auf dem Boden. Strecken Sie das linke Bein geradeaus, beugen Sie das rechte Knie, und legen Sie die Ferse auf den linken Schenkel. Mit der rechten Hand umfassen Sie das rechte Bein über dem Knie, mit der linken halten Sie die Fessel.

2. Führen Sie das Bein sanft und hoch zur Brust, so nahe wie möglich, doch ohne zu forcieren. Zählen Sie bis 60, oder ziehen Sie nach 30 das Bein sacht und um Millimeter vor und zurück, 10- bis 20mal.

3. Das Bein langsam zu Boden senken und auf der anderen Seite wiederholen.

Hinweis: Diese Übung streckt auch die Pomuskeln. Man kann sie auch auf einem Stuhl ausführen.

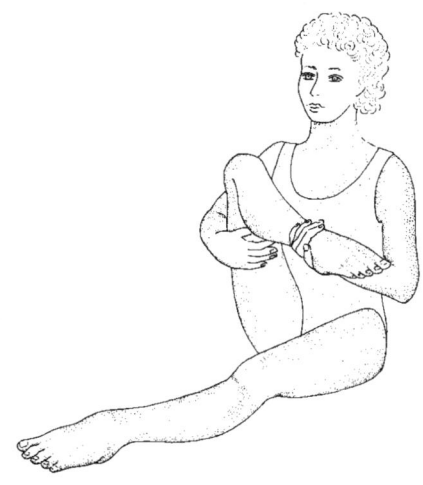

Übung III

Achtung: Bei Ischias dürfen Sie die folgende Streckung nicht ausführen. Machen Sie statt dessen die Kniesehnen-Streckung von Seite 202f.

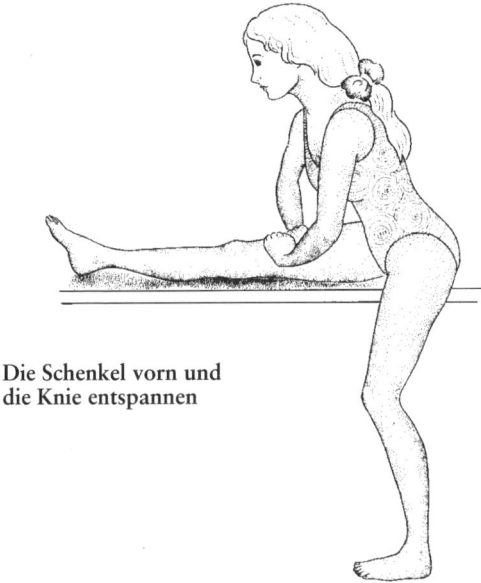

Die Schenkel vorn und
die Knie entspannen

1. Sie stehen neben einem niedrigen Tisch – höchstens hüfthoch – und beugen beide Knie. Heben Sie das rechte Bein, und legen Sie Bein und Po auf diese Fläche. Der linke Fuß zeigt geradeaus.

2. Heben Sie die Arme über den Kopf, und strecken Sie den Rumpf zur Decke, als wollten Sie fünf Zentimeter wachsen. Dann beugen Sie sich aus der Hüfte – der untere Rücken bleibt gerade! – nach vorn bis zu dem Punkt, an dem Sie die Streckung in der Kniesehne spüren. Legen Sie beide Hände mit den Ellbogen nach außen auf den rechten Schenkel, und zählen Sie bis 60. Sie können sich auch nach 30 ein bißchen weiter strecken und dann verharren; oder den Rumpf um Millimeter vor und zurück bewegen, 10- bis 20mal.

3. Das rechte Bein langsam beugen und auf den Boden setzen, umdrehen und auf der anderen Seite wiederholen.

Übung IV

Achtung: Bei Ischias dürfen Sie auch diese Streckung nicht ausführen, sondern statt dessen die von Seite 202.

1. Sie stehen vor einem Tisch oder einem stabilen Möbelstück, den Rücken gerade und das Kinn zurückgenommen. Sie beugen das rechte Knie, heben das rechte Bein und legen Wölbung oder Ballen des Fußes auf die Kante des Möbels. Versuchen Sie, gerade zu stehen, und blockieren Sie nicht das Knie.

Hinweis: Zur besseren Streckung im oberen Rücken können Sie ihn ein wenig runden.

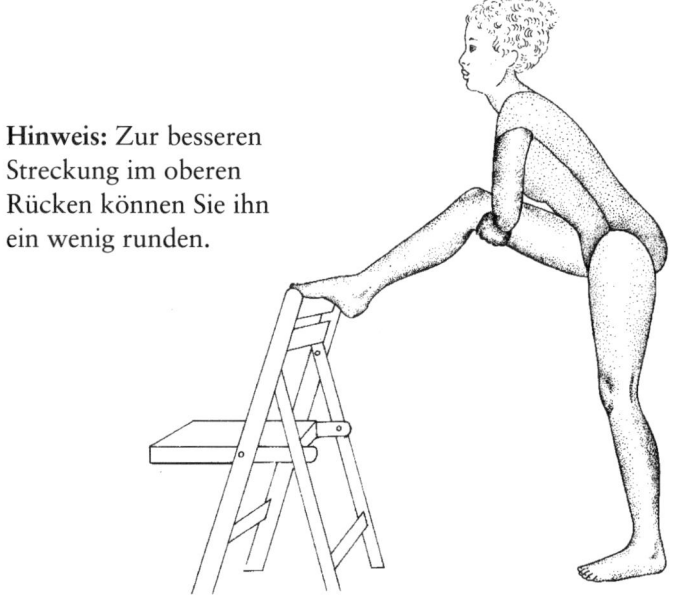

2. Strecken Sie den Rumpf zur Decke, als wollten Sie fünf Zentimeter wachsen. So gestreckt beugen Sie sich aus der Hüfte über das rechte Bein. Fassen Sie mit den Händen unter oder vor den rechten Schenkel, aber nicht zum Knie, und strecken Sie die Ellbogen zur Seite. Zählen Sie bis 60. Nach 30 können Sie auch den Körper um Millimeter vor und zurückbewegen, 10- bis 20mal.

3. Langsam das rechte Bein wieder zum Boden bringen und auf der anderen Seite wiederholen.

Übung V

1. Sie stehen aufrecht vor einem Gegenstand am Boden (ein Schemel, eine Kiste, mindestens 30 Zentimeter hoch). Die Beine sind hüftbreit gegrätscht, wenn Sie nun leicht die Knie beugen, den Po straffen und das Becken kippen (Beckenwelle). Beugen Sie sich aus der Hüfte nach vorn; der Rücken bleibt dabei gerade, oder Sie runden den oberen Rücken, nicht aber den unteren.

2. Legen Sie die Handflächen auf besagten Gegenstand und strecken Sie langsam das linke Bein, bis Sie eine sanfte Streckung der Kniesehne spüren. Zählen Sie bis 60. Dann beugen Sie das linke Knie und wiederholen die Streckung mit dem rechten Bein. Wenn Sie in Übung sind, können Sie die Streckung mit beiden Beinen gleichzeitig ausführen – bei lockeren Knien.

3. Nach der Streckung beugen Sie beide Knie, machen die Beckenwelle und richten sich Wirbel für Wirbel in den Stand auf.

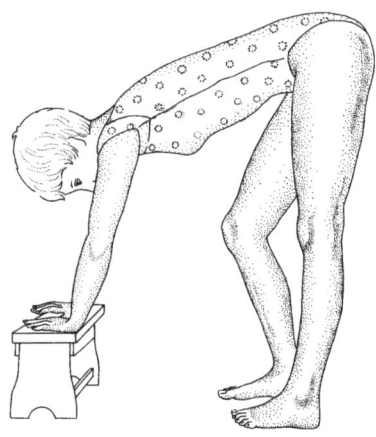

Hinweis: Der Gegenstand zur Stütze kann jede Höhe haben – doch je höher, desto geringer das Stretching. Wenn Ihre Flexibilität wächst, können Sie die Höhe verringern, bis Sie mit den Handflächen den Boden berühren!

NACKEN

Achtung: Üben Sie diese Nackenstreckungen nur, wenn Sie Zeit genug haben, sich ganz darauf zu konzentrieren und sie dreifach verlangsamt auszuführen. Menschen mit Hohlkreuz (das ist eines meiner Probleme) sollten die Knie stärker beugen; man fühlt dann besser, wie man den unteren Rücken geradestrecken kann.

All diese Streckungen kann man auch im Sitzen, in einem Sessel oder auf dem Boden ausführen – wie es für Ihren unteren Rücken angenehm ist.

Für Anfänger

1. Sie stehen aufrecht, mit den Füßen in Hüftbreite und leicht gebeugten Knien. Straffen Sie den Po, und kippen Sie das Becken (Beckenwelle). Entspannen Sie die Schultern – und fallen Sie nicht in den verbreiteten Fehler, sie anzuspannen und unter die Ohren zu ziehen.

2. Strecken Sie den Nacken, und neigen Sie den Kopf bei locker fallenden Schultern langsam nach rechts – möglichst nahe zur Schulter. Die Nase weist geradeaus.

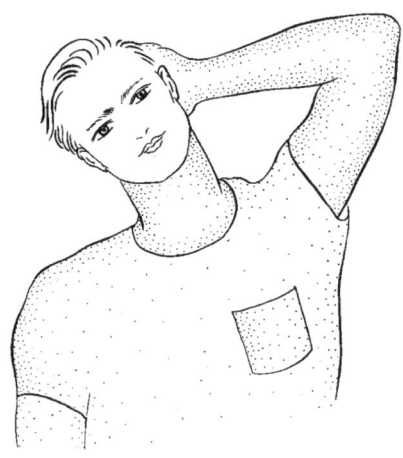

3. Legen Sie die linke Hand an die linke Kopfseite. Drücken Sie den Kopf sehr sanft zur rechten Schulter. Und zählen Sie dann bis 5.

4. Richten Sie den Kopf langsam wieder zur Mitte auf. Strecken Sie den Nacken zur Decke, nehmen Sie das Kinn zurück, nicht nach unten. Und dann zur anderen Seite wiederholen.

Für Fortgeschrittene

1. Sie stehen mit den Beinen in Hüftbreite und leicht gebeugten Knien, straffen den Po und kippen das Becken (Beckenwelle). Schultern entspannen.

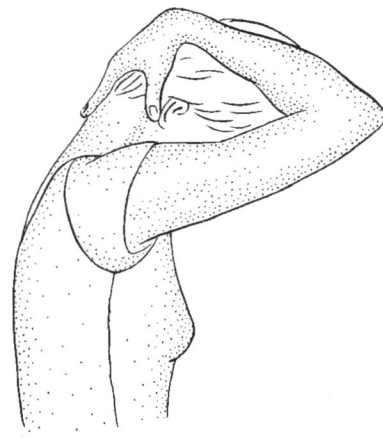

2. Sie strecken den Nacken und nehmen das Kinn zurück. Legen Sie eine Hand mit den Fingern nach unten an die Schädelbasis. Während der Streckung drücken Sie mit der Hand den Kopf sanft nach unten, bis die Nase zu Boden weist. Dann bis 5 zählen.

3. Lockern Sie den Druck der Hand; doch sie bleibt liegen, während Sie den Kopf dreifach verlangsamt wieder aufrichten.

Hinweis: Die Position von Kopf und Nacken ist bei dieser Übung dieselbe wie auf Seite 180f. für die Bauchübungen und eine ausgezeichnete Vorübung.

GESÄSS

Übung I

1. Sie sitzen mit gekreuzten Beinen bequem auf dem Boden (etwa 20 Zentimeter Abstand); das rechte Bein vorn, der Rücken gerade, die Arme an den Seiten.

2. Kreuzen Sie das rechte Bein über das linke Knie, das nun in Körpermitte steht, und legen Sie den rechten Fuß mit den Zehen nach vorn vor das linke Knie.

3. Beugen Sie den linken Arm, und lehnen Sie Ihr Gewicht nach links. Der rechte Arm wird so weit wie möglich nach vorn zum Boden gestreckt. Versuchen Sie sehr sanft, die rechte Pohälfte zu Boden zu drücken (dabei hebt sich der Fuß). Zählen Sie bis 30 oder 60.

4. Auf der anderen Seite wiederholen.

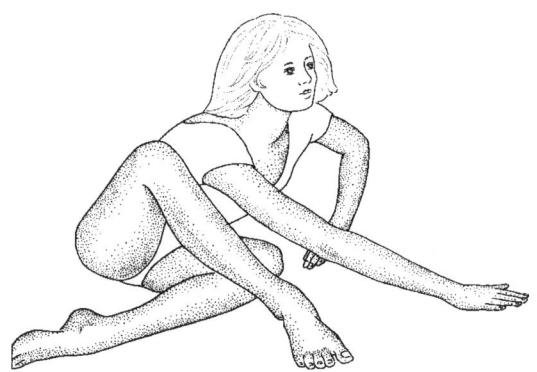

Streckt Po, Wirbelsäule und Außenschenkel

Übung II

1. Sie sitzen wieder bequem am Boden, mit gekreuzten Beinen, das rechte Bein vorn, das Rückgrat gestreckt, die Arme auf den Beinen.

2. Setzen Sie sich vor auf das Sitzbein, und legen Sie beide Hände vor sich. Dann wandern die Hände nacheinander, so weit es ohne Zwang geht, auf dem Boden nach vorn. Zählen Sie bis 10 oder 20. Sie können auch nach 10 den Rumpf ganz sacht um Millimeter vor und zurück bewegen, 5- bis 10mal. Korrigieren Sie die Position der Beine, wenn sie unbequem für das Hüftgelenk ist.

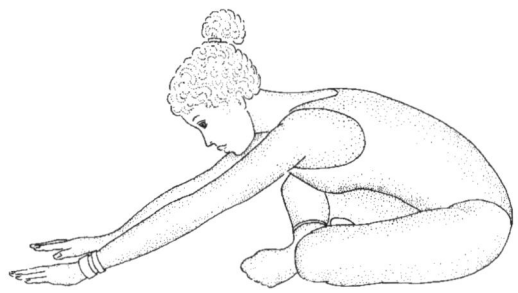

Streckt Po, Wirbelsäule und Außenschenkel

3. Wandern Sie mit den Händen zum linken Fuß hinüber, und beugen Sie den Körper darüber. Zählen Sie bis 30 oder 60, oder bewegen Sie den Rumpf nach 30 sanft um Millimeter vor und zurück, 5- bis 10mal.

4. Wechseln Sie die Beine, damit das linke vorn liegt, und wandern Sie mit den Händen zum rechten Fuß. Beugen Sie den Rumpf über den rechten Fuß, und wiederholen Sie die Bewegungen wie zuvor.

5. Die Hände wandern in die Mitte zurück, und Sie richten sich Wirbel für Wirbel in die Sitzposition auf.

AUSHÄNGEN

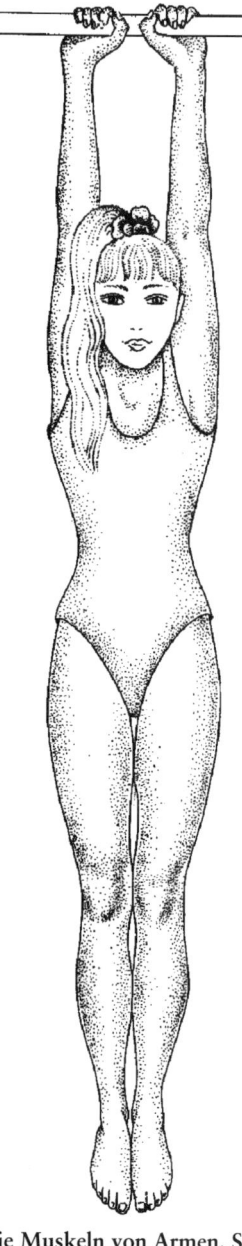

Ausstattung: Unternehmen Sie keinerlei Hängeübung ohne die richtige Ausstattung. Sie brauchen eine Reckstange, wie man sie in guten Sportgeschäften erhält. Die Halterungen werden in einem Türrahmen fest verschraubt, die Stange kann entfernt werden. Vielleicht brauchen Sie auch einen Schemel, wenn die Stange nur auf Zehenspitzen zu erreichen ist. Saugstangen ohne feste Halterung sind nicht sicher genug. Natürlich können Sie diese Streckung auch an den stabilen Geräten in einem Fitneßstudio oder auf einem Spielplatz ausführen.

Vorsichtsmaßnahmen: Wenn Sie eine Schulterverletzung haben oder in schlechter Verfassung sind, dürfen Sie dies nicht üben. Ihre Füße sollten beim Hängen nie mehr als eine Handbreit vom Boden entfernt sein.

Hinweis: Die Höhe der Stange spielt keine Rolle, denn die Streckung wirkt in jedem Fall: aus sitzender oder kniender Position wie beim freien Hängen. Kümmern Sie sich nicht darum,

Streckt die Muskeln von Armen, Schultern und Rumpf, kräftigt Hände und Handgelenke. Entspannen Sie!

wie lange Sie das Hängen aushalten, auch eine Sekunde ist in Ordnung. Als ich damit begann, konnte ich nur rasch bis fünf zählen, so schwach waren meine Handgelenke. Heute kann ich beim Hängen fast einschlafen; und mein Körper fühlt sich zehn Zentimeter länger. Sie werden überrascht sein, in welch kurzer Zeit Ihre Handgelenke so kräftig werden, daß Sie bis 20, 30 oder noch länger zählen können. Viele Menschen haben anfangs Angst, daß sie den Griff nicht halten können, und verkrampfen dann den ganzen Körper, besonders den unteren Rücken. Das hilft überhaupt nichts, im Gegenteil: Es verfehlt den Zweck und erschöpft den Körper. Und wie lange Sie auch hängen: Sie sollten sich immer so gut unter Kontrolle haben, daß Sie langsam und sicher Ihren Schemel erreichen und absteigen können.

Gestrecktes Hängen

1. Stellen Sie einen stabilen Schemel kurz vor die Stange, steigen Sie darauf, und schließen Sie die Hände mit den Fingern nach vorn um die Stange. Nehmen Sie langsam einen Fuß vom Schemel, und lassen Sie das Bein gestreckt hängen. Dann langsam den anderen Fuß, so daß Sie frei hängen.

2. Hängen Sie, so lange Sie können und so gestreckt wie möglich. Aber drücken Sie nicht den Rücken durch! Sie müssen entspannen und sich so fühlen, als sinke Ihr ganzer Körper zum Boden. Das ist die perfekte Gelegenheit, zu erkennen, wie sehr Sie Ihren unteren Rücken verspannen. Konzentrieren Sie sich ganz darauf, ihn zu entspannen. Sie fallen dadurch nicht von der Stange!

3. Setzen Sie dann langsam erst den einen, dann den anderen Fuß wieder auf den Schemel.

Für Fortgeschrittene: Sie können dabei allmählich die Beckenwelle üben – das streckt noch besser.

Im Sitzen: Sie können die Stange auch tiefer hängen und aus dem Sitz nach oben fassen. Die Arme müssen dann ganz gestreckt sein und die Streckung in der Wirbelsäule spürbar.

KATZENBUCKEL

Hinweis: Wenn Sie Bandscheibenprobleme haben, müssen Sie zur Vorbeugung gegen Überdehnung während der ganzen Übung die Beckenwelle einhalten, bis Sie sich auf den Fersen niederlassen.

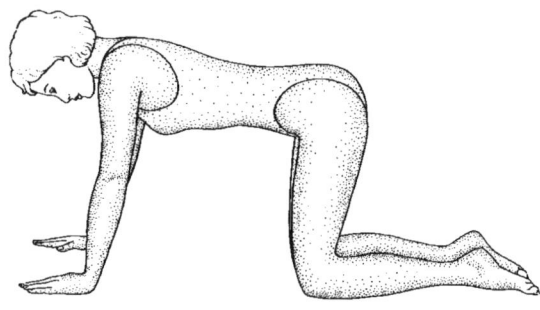

1. Mit einem leichten Polster unter den Knien knien Sie auf allen vieren am Boden: Rücken gestreckt, Hände in Schulterbreite, Knie hüftbreit oder geschlossen.

2. Machen Sie langsam den Rücken so rund wie nur möglich – einen Katzenbuckel –, und lassen Sie den Kopf locker hängen. Bis 5 zählen.

3. In die Ausgangsposition zurückkehren. Das wiederholen Sie 5mal und machen jedesmal den Buckel steiler.

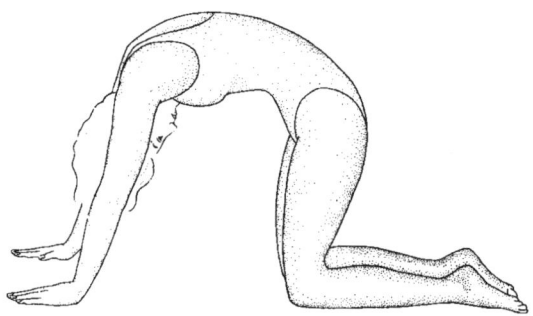

4. Die Streckung wird durch die Knie-Brust-Position vervollständigt: Sie strecken langsam den Po zu den Fersen und spüren, wie sich der Oberkörper vorwärts zu Boden streckt. Halten Sie die Arme dabei gestreckt. Wenn Sie auf den Fersen hocken, können Sie die Hände zur Streckung des Oberkörpers noch weiter nach vorn führen. Den Nacken entspannen; vielleicht erreichen Sie mit der Stirn auch den Boden. Zählen Sie bis 5 oder länger. Relaxing und Konzentration sind wichtig: Ihr Körper schmilzt zu Boden.

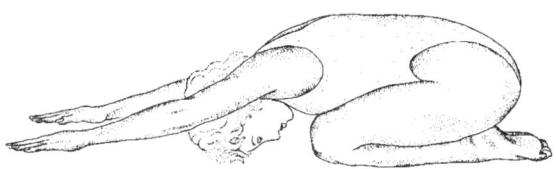

Streckt Wirbelsäule, Nacken, Schultern, Arme; hilft gegen hängende Schultern.
Entspannen: Der Körper schmilzt wie Wachs zu Boden.

3

Die Schuhe von Minnie Mouse und andere Fußverunstalter

Was haben die Füße mit dem Rücken zu tun? Eine ganze Menge. Aber kaum jemand macht sich klar, wie sehr die Füße den Rücken beeinträchtigen können und umgekehrt.

Füße haben eine äußerst komplexe Struktur, und das muß so sein. Sie sind dazu da, bei jedem Schritt das dreifache Gewicht unseres Körpers zu tragen – und wir machen jeden Tag ungefähr achttausend Schritte. Stellen Sie sich vor, welche Belastung dieses Gewicht für unsere armen Füße bedeutet. Und stellen Sie sich vor, wie dieser Aufprall bei jedem Schritt auf unseren Rücken wirkt. Wie dieses Körpergewicht von den Füßen ausbalanciert wird, ist ein zweiter Faktor. Beim Stehen lastet ein durchschnittliches Körpergewicht von 55 bis 90 Kilogramm auf einer Fläche von weniger als einem Fußquadrat; und beim Gehen wird diese extrem schmale Basis noch einmal halbiert, denn das Gewicht liegt bei jedem Schritt nur auf einem Fuß, nicht auf beiden. Bei solch dynamischen Abläufen kann man leicht aus dem Gleichgewicht geraten. Alles, was eine Störung dieser heiklen Balance verursachen kann – von Osteoarthritis bis zu schlechter Haltung –, kann auch die Füße beeinträchtigen und ganz konkret zu Funktionsstörungen und Mißbildungen führen. Eine vorbildliche Körperhaltung hängt von der Verteilung unseres Gewichts auf die Fußknochen ab. Sogar Schwielen und Ballenentzündungen können das Resultat schlechter Haltung sein: Schwielen sind die natürliche Reaktion zum Schutz vor Knochenbelastung (Entzündungen!) und entstehen an den Stellen, die den größten Druck auszuhalten haben. Wenn Schwielen unter dem Fuß auftreten, ist das meist ein sicheres Zeichen, daß etwas nicht im Lot ist – im Fuß, Bein, Knie oder Rücken. Haben Sie nicht auch schon bemerkt, daß Sie nach einer drastischen Hornhautentfernung am ersten Tag Schwierigkeiten mit der Balance haben?

Zwischen der Wirbelsäule und den Füßen besteht eine direkte Beziehung: Zwischen dem fünften Lendenwirbel und dem Kreuzbein (siehe

S. 259f.) strahlen die Nerven aus, die die Füße in Gang setzen. Die Verbindung zwischen Füßen und Rücken ist so eng, daß oft schwer zu erkennen ist, wo die Ursache liegt. Manchmal findet man sie nur durch eigenes Experimentieren oder den Befund eines Fuß- oder Rückenspezialisten heraus.

Die letzte Stufe weiblicher Torturen

Füße haben Feinde. Die schlimmsten sind Schuhe.

Auch wenn meine Füße schmerzten in all den Jahren, in denen ich Gummisandalen trug und meinen Rucksack schleppte, hatte ich doch niemals diese »brüllenden« Rückenanfälle – bis ich Schuhe nach westlicher Mode zu tragen begann. Mit der Schuhindustrie liege ich in Fehde. Sie denkt, Frauen trügen Einheitsgrößen, und das macht mich wütend. Als ich klein war, konnte man auch verschiedene Schuhweiten bekommen. Heute ist jede Größe auf »medium« geeicht. Aber Füße werden mit dem Alter breiter. Wenn Sie Spaß an Folterungen haben, brauchen Sie sich nur in einen Laden zu setzen, in dem Frauen Schuhe anprobieren – besonders mit hohen Absätzen –, und ihren Ausdruck zu studieren! Sie sehen genau, wenn es schmerzhaft wird.

Männer haben dieses Problem nicht, weil die Hersteller Schuhe anfertigen, die ihnen passen. Am französischen Hof waren vor etwa dreihundert Jahren Schuhe mit hohen Absätzen auch bei Männern Mode, und einer der königlichen Ludwige (ich vergaß, welcher) beschwerte sich über Rückenschmerzen! Wie oft hören Sie heutzutage Verkäufer oder Männer bei einer Cocktailparty klagen: »Meine Schuhe bringen mich um, ich muß mich setzen!« Niemals! Es sind immer Frauen – und nicht nur in hohen Absätzen.

Die meisten Schuhe bieten keine Stütze, kein Fußbett und kein Fersenpolster. Ich habe Schuhgröße 37, aber wegen meiner Fußbreite muß ich Größe 39 kaufen, und dann schlappen sie natürlich. Also muß ich sie mit allen möglichen Polstern und Fersenschonern ausstatten, um auch nur einen Schritt gehen zu können. Meine Schuhe sind so groß und plump, daß ich darin wie Minnie Mouse aussehe. Aber ich kann es nicht ändern, weil ich vorne Platz brauche, damit meine Zehen sich bewegen können. Ist das zuviel verlangt?

Frauen bekommen gestauchte Zehen, Überbeine und Wundblasen, weil ihre Schuhe so eng sind. Wenn sie sich ein bißchen mehr um ihre

Gesundheit kümmerten und weniger um ihr verbogenes Schönheitsideal, könnten sie erkennen, daß ein makelloser Fuß – auch wenn er breit ist – viel hübscher und weiblicher aussieht und bestimmt gesünder ist als einer mit all diesen selbstverschuldeten Deformationen.

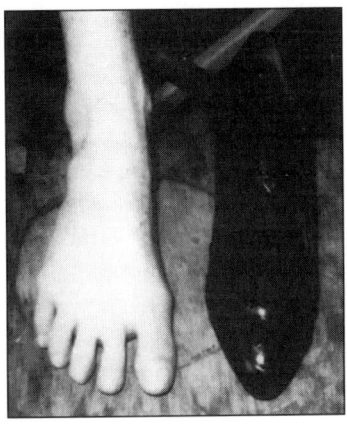

Füße sollen in Schuhe passen, so schmal wie für eine Barbie-Puppe. Der breite Fuß hat Größe 37, der enge Schuh Größe 39!

Reden wir über hohe Absätze. Wenn Sie ein drastisches Beispiel haben wollen, wie Füße und Rücken zusammenhängen, brauchen Sie nur eine Weile in Stöckelschuhen herumzulaufen. Und achten Sie dann darauf, wie es Ihrem unteren Rücken geht: Er wird Ihnen am meisten weh tun. Der Grund: Sie verlagern mehr Gewicht auf die Fußballen, dadurch wird das Becken nach vorn geschoben, der Po nach hinten, der Rücken gewölbt und die Muskeln im unteren Rücken kontrahiert. Es ist doch vollkommen logisch, daß das Körpergewicht auf einer breiteren Basis besser ausbalanciert werden kann. Wenn Sie aber hohe Absätze tragen, verschiebt sich das Hauptgewicht auf den Vorderfuß, und das ist gewöhnlich die engste Stelle des Schuhs. Je höher der Absatz, desto wackliger Ihr Fußgelenk. Darum geraten Sie in Gefahr, sich den Knöchel zu verstauchen.

Wenn ich in hohen Schuhen zu einer Party wollte, zog ich zu Hause Ballettschläppchen an. Nicht nur, weil sie so bequem, sondern auch, weil sie so klein und so leicht in der Handtasche zu verstauen waren. Die Stöckelschuhe trug ich in einem netten Säckchen, zog sie vor der Haustüre an, und niemand hat es gemerkt. Dann ging ich hinein, steuerte geradewegs das nächste Sofa an und saß dort die ganze Zeit herum wie ein Mauerblümchen.

Nach einer Weile ging ich überhaupt nicht mehr auf Partys, weil schon nach dem kurzen Tragen von der Tür zum Sofa meine Hüften am nächsten Morgen schief standen.

Doch was tun, wenn Sie die hohen Absätze nicht völlig aufgeben wollen? Versuchen Sie, Schuhe mit einem breiten Vorderteil zu finden, dann können Sie wahrscheinlich drei Zentimeter Absatz vertragen. Für mich ist es nur möglich, wenn ich gleichzeitig das Becken gekippt halte (siehe Beckenwelle, S. 140ff.). Es hilft auch, zu wechseln: Wenn Sie abends hohe Absätze tragen, wählen Sie am nächsten Morgen bequeme flache Schuhe. Aber die Unterschiede dürfen auch nicht zu kraß sein, sonst gibt es wieder Druck auf den Rücken. Und manche Frauen können überhaupt keine flachen Schuhe tragen, weil sie so sehr an Absätze gewöhnt sind, daß ihre Achillessehne verkürzt ist.

Ich gehe am liebsten barfuß. Doch Spezialisten haben mich belehrt, daß man auch da wieder auf die Oberflächen achten muß: Auf einem harten Belag kommt es zu ständigen Erschütterungen und eventuell wieder zu Rückenschmerzen. Und wenn die Körperhaltung nicht korrekt ausgerichtet ist und man »ungleich« geht, kann Barfußlaufen schlechter sein als das Laufen in Schuhen. (Auch in Regionen, wo man normalerweise barfuß geht, haben die Menschen Schwielen und Entzündungen.)

Die idealen Schuhe sind weich, gepolstert, flach und weit genug für den Vorderfuß, sie bieten Stütze, Flexibilität und Dämpfung zugleich. Bei einer Untersuchung von Rückenleidenden hat sich gezeigt, daß der Großteil derer, die leichte und flexible Schuhe mit stoßdämpfender Polsterung trugen, sehr rasch Linderung erfuhr. Wenn es also um den Rücken geht, muß man die gesamte Paßform und Polsterung des Schuhs ebenso berücksichtigen wie die Höhe des Absatzes. Diese Art Schuhe gibt Balance, verbessert die Haltung, verhindert und befreit von Rückenschmerzen. Vergessen Sie auch die Zehennägel nicht: Jeder Schuh sitzt besser, wenn sie kurz geschnitten sind.

Es besteht kein Mangel an Hilfsmitteln bei Fußbeschwerden: Schutzpflaster, Schonpolster, Einlagen, Massagegeräte. Mir scheint eine kleine orthopädische Prothese (Orthese) für den Rücken am wichtigsten. Von einem Fuß- oder Rückenspezialisten verordnet und den individuellen Maßen angepaßt, stützen diese Einlagen bestimmte Muskeln und entlasten andere. Sie können helfen, das Gewicht anders zu verteilen, die Beinlängen auszugleichen und andere Fehlstellungen (z. B. Plattfüße) zu korrigieren. Ich bin Weltmeister in Sachen Orthesen, denn ich kam mit verdrehten Beinen zur Welt und mußte als Erwachsene solche Einlagen tragen. Sie haben meinem Rücken absolut geholfen, und meine Schüler bezeichneten sie, nach dergleichen Erfahrung, als Geschenk des Himmels.

Sie tun gut daran, die Beweglichkeit Ihrer Füße und Zehen zu pflegen. Solche Übungen kann man beim Fernsehen, Baden und Anziehen, im Sitzen und im Stehen ausführen. Viele Übungen der »Callanetics in drei Stufen«, besonders die Beckenwelle und Beckenrotationen (S. 140ff. und 211ff.), sind ausgezeichnet für dieses Fuß-/Rücken-Verhältnis.

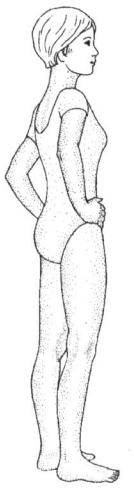 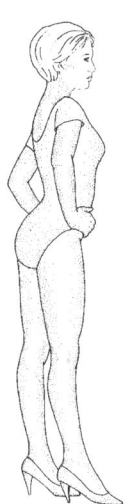

Außerdem können Sie
- mit den Händen die Füße verdrehen, an den Zehen ziehen die Zehen vor und zurück biegen
- häufig mit den Zehen wackeln
- die Zehen einzeln strecken und getrennt bewegen
- barfußgehen auf weichem Sand
- die Füße massieren, besonders Wölbung und Mittelfuß auch die Knöchel einzeln
- auf dem Rücken liegend die Füße hochheben und gegen eine Wand legen; das ist eine hervorragende Entspannung für müde Beine und Füße, oder ein warmes Fußbad nehmen
- die Achillessehne strecken (S. 51ff.).

Chinesische Schuhe: Diese Schuhe hat mir meine Großmutter in Erinnerung an eine Reise nach China, 1912 geschenkt. Sie füllen kaum meine Handfläche. Das Einwickeln der Füße war so grausam, daß die meisten chinesischen Damen in Sänften getragen werden mußten. Man hat mir erzählt, daß bei den plötzlichen Evakuierungen im Zweiten Weltkrieg die Frauen zurückgelassen wurden, weil sie nicht laufen konnten. Man brauchte vier Männer, um eine Frau zu tragen. Nebenbei: Diese erzwungene Verkrümmung hielt den Fuß »gebogen« ganz ähnlich der Position in hohen Schuhen!

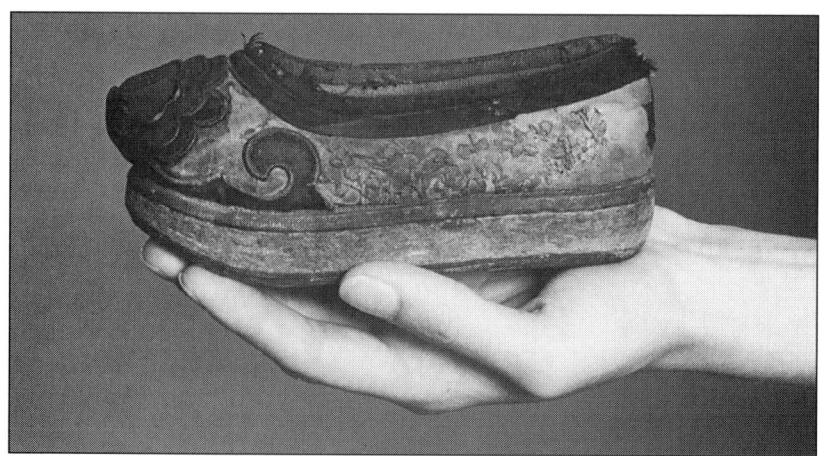

4
Stretching für den Rücken

Die nun folgenden sanften Bewegungen sollten Sie täglich üben, um Rückenschmerzen zu lindern oder Rückenbeschwerden vorzubeugen. Während des Schlafens wird man am ehesten steif. Dies sind wirkungsvolle Bewegungen zur Lockerung der Gelenke, die Sie noch im Bett oder unmittelbar nach dem Aufstehen ausführen können; besser ist es auf einer festen Unterlage. Ebenso dienlich sind sie als *Warm-ups* vor anderen sanften Übungen. Sie können mit diesen Bewegungen aber auch abends die im Laufe des Tages angestauten Verspannungen aus den Gliedern vertreiben und sich für den nächtlichen Schlaf entspannen.

Ich habe diese Standardübungen so angepaßt und angeordnet, daß Sie die ganze Folge mit Leichtigkeit absolvieren können. Sie beginnen mit Grundbewegungen, die bei fast allen Problemen von Nutzen sind, und erreichen mit fortschreitender Auflockerung dann Körperpartien, die man anfangs nicht so gut strecken kann. Dadurch haben Sie die Gelegenheit, nach Ihrem eigenen Tempo und Bewegungsvermögen vorzugehen. Das letzte Stretching ist darauf ausgerichtet, Sie vollkommen zu entspannen.

Betrachten Sie das nicht als mechanische Bewegungsübungen; für Menschen mit Schmerzen tragen sie wirklich zur Erleichterung bei. Sie erfahren die Genugtuung, selbst den Heilungsverlauf kontrollieren zu können. Ihre Vorstellungskraft kann Ihnen helfen, den Schmerz zu bekämpfen und zu besänftigen. Und natürlich genießen Sie dabei gleichzeitig die rein körperliche Wohltat dieser Bewegungen.

Zu all den folgenden Übungen muß man sich hinlegen: auf den Boden, eine Liege oder eine andere feste Unterlage. Es ist eine Kunst, sich hinzulegen! Die meisten tun es mit hohlem Rücken. Um das zu verhindern, beugen Sie die Knie, setzen die Füße auf und wiegen den Körper hin und her, bis der untere Rücken förmlich in den Boden sinkt. Sie brauchen den Bauch nicht zu straffen, was immer Sie gehört haben: Die Muskeln kontrahieren automatisch.

Die richtige Art, sich hinzulegen

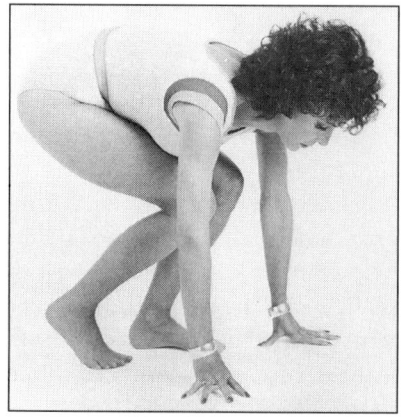

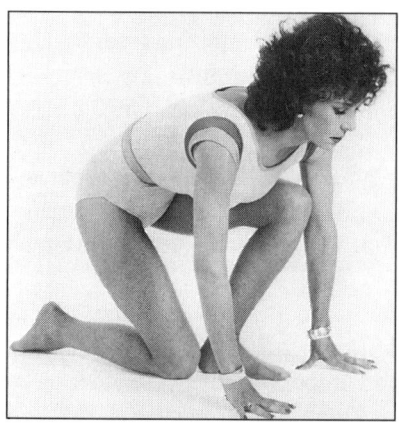

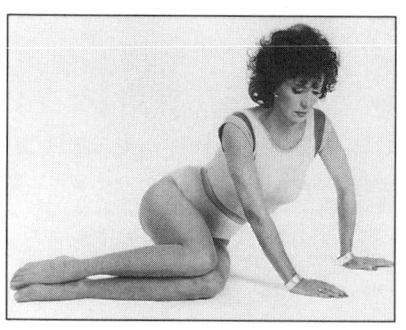

Wenn Sie sie bewußt anziehen, könnten Sie auch den unteren Rücken straffen und an der völligen Entspannung hindern. Und wenn er nicht in den Boden sinkt, können Sie das Becken nicht so gut kippen, wie es für ein optimales Stretching des unteren Rückens notwendig ist – und das ist der Sinn dieser Übungen. Menschen mit Bandscheibenproblemen müssen ganz besonders darauf achten, den unteren Rücken in den Boden sinken zu lassen, und sollten sich darauf trainieren.

Wenn es für Sie bequemer ist, legen Sie sich bei den folgenden Übungen ein gefaltetes Tuch oder ein kleines Kissen unter das Kreuzbein (direkt über dem Steißbein).

Hinweis: Die Ausgangsposition ist bei allen Übungen dieselbe. Nehmen Sie sie zum Abschluß jeweils sanft wieder ein; aber strecken Sie die Beine nur, wenn es angegeben ist. Alle Bewegungen werden dreifach verlangsamt ausgeführt!

Um das »richtige« Atmen brauchen Sie sich hier nicht zu kümmern; atmen Sie einfach natürlich.

Übung I

1. Sie liegen mit angewinkelten Beinen und den Füßen in Hüftbreite flach auf dem Boden – etwa 30–40 Zentimeter vom Po entfernt. Die Arme sind gestreckt und liegen neben dem Körper. Strecken Sie die Nackenmuskeln flach zum Boden – es geht leicht, wenn man den Kopf mit den Händen faßt –, dann Nacken entspannen. Das Kinn locker halten.

2. Pressen Sie das Kreuz zu Boden, indem Sie die Pomuskeln straffen.

3. Sie kippen das Becken zum Nabel (Beckenwelle) und zählen bis 5; dann langsam bis 5 wieder zum Boden. Das Ganze wiederholen Sie sehr langsam 5mal und kippen jeweils das Becken ein bißchen mehr zum Nabel.

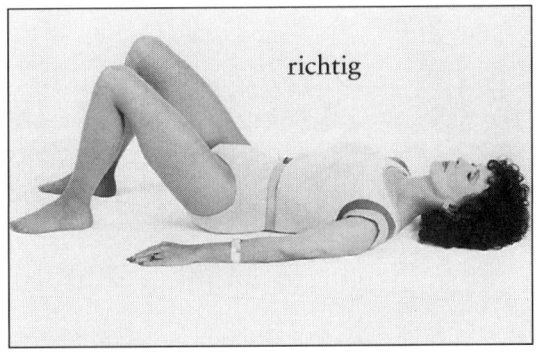
richtig

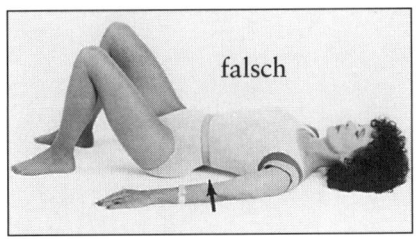
falsch

Übung II

1. Sie liegen wieder flach am Boden: Knie angewinkelt, Füße hüftbreit 30–40 Zentimeter vom Po, die Arme ausgestreckt neben dem Körper. Sie strecken die Nackenmuskeln flach zum Boden und lockern sie dann.

2. Heben Sie das rechte Bein zur Brust. Legen Sie die Hände unter das Knie oder hinter den Schenkel, und ziehen Sie das Knie sanft zur Brust. Bis 5 zählen.

3. Setzen Sie das Bein sehr langsam ab. Und wiederholen Sie nun links – insgesamt 5mal.

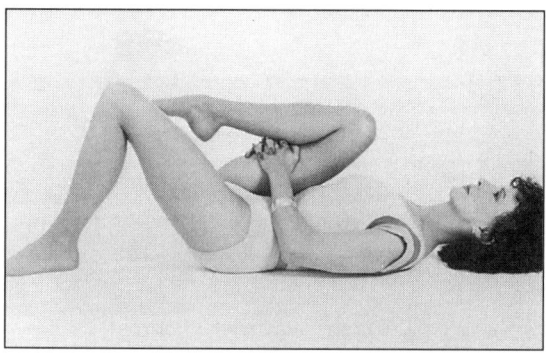

Übung III

1. Sie liegen auf dem Boden, Knie gebeugt, Füße hüftbreit 30–40 Zentimeter vom Po. Die Arme ruhen wieder gestreckt neben dem Körper, der Nacken wird flach gestreckt und gelockert.

2. Heben Sie die Knie nacheinander in Schulterbreite zur Brust. Legen Sie die Hände unter die Knie oder hinter die Schenkel, und ziehen Sie die Knie sacht zur Brust. Zählen Sie bis 5. Ziehen Sie gerade so viel, daß Sie die Streckung unten im Rücken spüren und das Steißbein sich hebt. Wieder bis 5 zählen.

3. Bringen Sie die Beine nacheinander mit gebeugten Knien zu Boden.

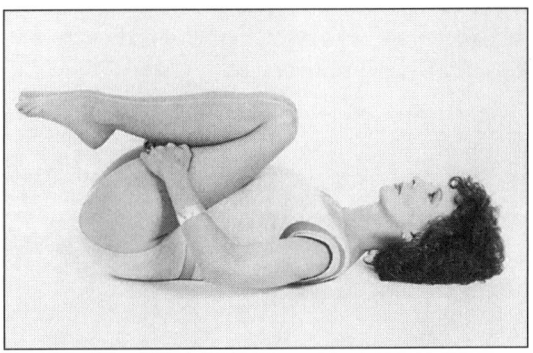

Übung IV

1. Sie liegen mit gebeugten Knien und den Füßen 30–40 Zentimeter vom Po auf dem Boden. Die Arme sind über dem Kopf, die Ellbogen gebeugt und die Handrücken auf dem Boden. Sie strecken wieder die Nackenmuskeln flach und entspannen sie dann.

2. Bringen Sie die Beine nacheinander zur Brust; rollen Sie sie nacheinander sacht zur linken Seite – aber halten Sie die Schultern möglichst auf dem Boden. Ruhen Sie in dieser Position bis 5 oder 10.

3. Führen Sie die Beine nacheinander zurück zur Mitte, und wiederholen Sie die Streckung sanft nach rechts.

4. Kehren Sie mit den Beinen nacheinander in die Ausgangsposition zurück, Knie sind gebeugt.

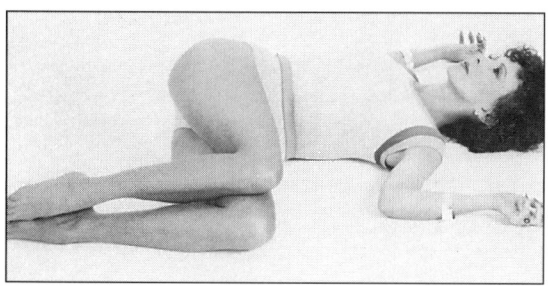

Übung V

1. Sie liegen mit gebeugten Knien, die Füße hüftbreit 30–40 Zentimeter vom Po, die Arme neben dem Körper ausgestreckt, strecken die Nackenmuskeln flach und entspannen sie dann.

2. Bringen Sie das rechte Knie zur Brust, und umfassen Sie es mit beiden Händen direkt hinter dem Schenkel. Bei angewinkelten Ellbogen führen Sie nun die Stirn zum Knie – Sie müssen es nicht berühren – und zählen bis 5.

3. Senken Sie sanft den Kopf zurück, dann das Bein mit gebeugtem Knie; 4mal wiederholen. Dann wiederholen Sie dasselbe 5mal mit dem linken Bein.

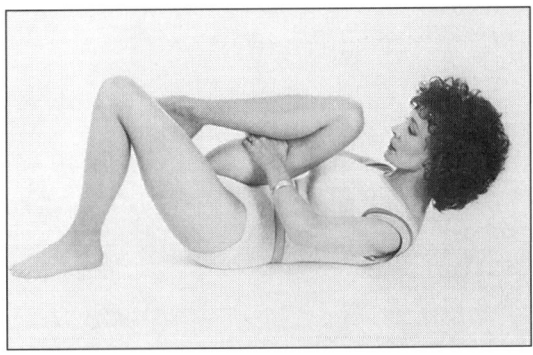

Hinweis: Wenn Sie sich bei den Übungen 5 und 6 im Nacken unbehaglich fühlen, sind Sie wahrscheinlich verspannt. Wenn Sie mehr auf das Relaxing achten, sollte sich die Spannung mit den Übungen lockern. Andernfalls fragen Sie einen Arzt.

Übung VI

1. Sie liegen mit gebeugten Knien und den Füßen hüftbreit 30–40 Zentimeter vor dem Po, die Arme neben dem Körper ausgestreckt. Strecken Sie die Nackenmuskeln flach zum Boden, und entspannen Sie dann.

2. Stellen Sie den linken Fuß auf den rechten Oberschenkel. Legen Sie die Hände zur Stütze hinter den Kopf; strecken Sie die Ellbogen. Sie heben langsam den Oberkörper und führen den rechten Ellbogen zum linken Knie. Zählen Sie bis 5. Dann langsam den Oberkörper wieder senken.

3. Wiederholen Sie das 5mal nach beiden Seiten.

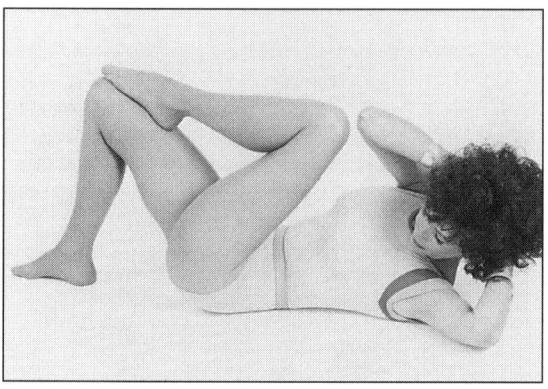

Übung VII

Achtung: Bei Ischiasbeschwerden vorher mit dem Arzt sprechen!

1. Sie liegen wieder auf dem Boden: Knie gebeugt, Füße 30–40 Zentimeter hüftbreit vor dem Po, Arme gestreckt neben dem Körper. Den Nacken strecken und entspannen.

2. Legen Sie die Hände hinter den Kopf. Nehmen Sie das rechte Bein hoch und strecken es zur Decke, bis Sie es hinten in den Beinen spüren. (Wenn Ihre Kniesehnen verspannt sind, dürfen Sie das nicht forcieren!) Beugen Sie den Fuß, indem Sie die Zehen zur Nase und dann zur Decke richten; 5mal.

3. Drehen Sie den Fuß in kleinen Kreisen, aber nur aus dem Fußgelenk, und zählen Sie bis 5.

4. Beugen Sie das Knie, und senken Sie das Bein sanft zur Ausgangsposition. Dann auf der anderen Seite wiederholen.

Hinweis: Sobald Sie sich hinreichend gestreckt fühlen, umfassen Sie das Bein hinter dem Oberschenkel oder der Wade und ziehen es mit angewinkelten Ellbogen sanft zum Kopf hin. Den Fuß locker halten und nicht wippen! Zählen Sie bis 5 oder 30. Bei regelmäßigem Üben gelingt Ihnen das mit Leichtigkeit.

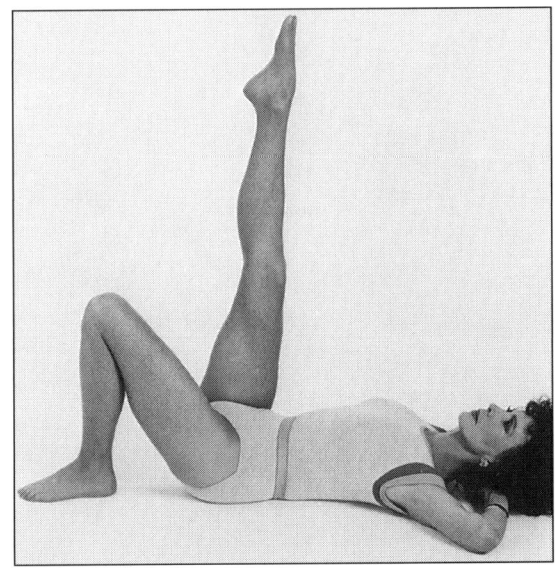

Übung VIII

1. Sie liegen mit gebeugten Knien, den Füßen hüftbreit 30–40 Zentimeter vor dem Po, die Arme gestreckt neben dem Körper, und strecken und entspannen die Nackenmuskeln.

2. Führen Sie die Beine nacheinander zur Brust und schulterbreit auseinander. Legen Sie die Handflächen innen an die Knie.

3. Bewegen Sie die Knie mit den Händen sacht auseinander, aber ohne zu forcieren; zählen Sie bis 5 oder 60. Bei vollendeter Streckung legen Sie die Ellbogen auf den Boden.

4. Kehren Sie mit den Beinen nacheinander sanft über die Mitte in die Ausgangsposition zurück; dabei können Sie mit den Händen außen an den Knien nachhelfen.

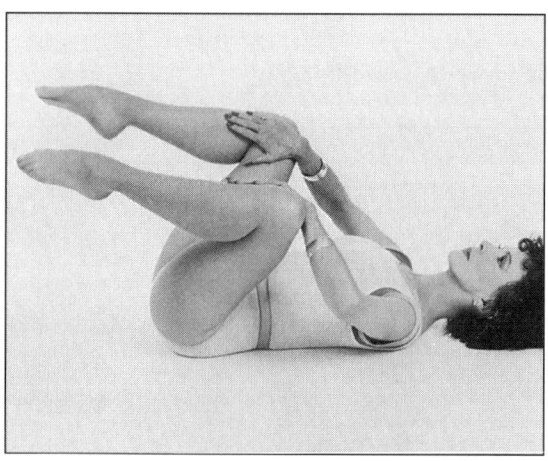

Übung IX

1. Sie liegen auf dem Boden, die Knie gebeugt, die Füße hüftbreit 30–40 Zentimeter vor dem Po, Arme gestreckt, und straffen und lockern die Nackenmuskeln.

2. Führen Sie die Knie nacheinander zur Brust, dann in Schulterbreite auseinander, und fassen Sie unter den Knien um die Beine.

3. Nun kippen Sie sacht das Becken so hoch zum Nabel hin, daß sich das Steißbein um ein paar Zentimeter vom Boden hebt; zählen Sie bis 5. Dann senken Sie das Becken langsam bis 5 wieder zu Boden. Wiederholen Sie das sehr langsam insgesamt 5mal.

4. Die gebeugten Beine werden nacheinander in die Ausgangsposition gesenkt.

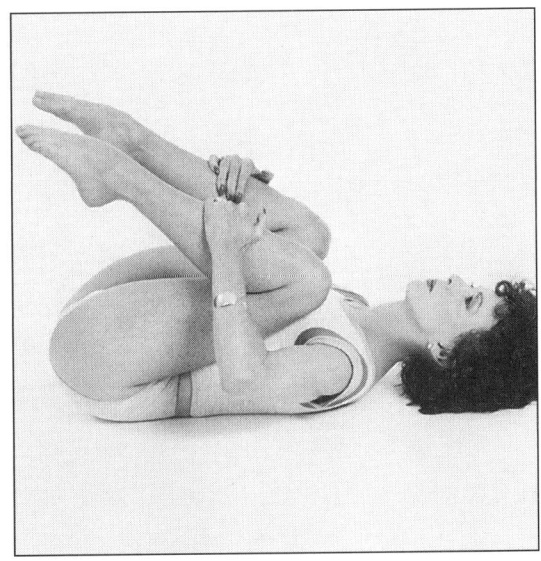

Hinweis: Die Übungen 9 und 10 folgen aufeinander, um eine intensivere Streckung zu erreichen. Zuerst heben Sie den Po nur um 2–3, dann um 5–8 Zentimeter.

Übung X

1. Sie liegen mit gebeugten Knien und den Füßen in Hüftbreite 30–40 Zentimeter vor dem Po auf dem Boden. Die Arme ruhen gestreckt neben dem Körper, und der Nacken wird flach gestreckt und danach entspannt.

2. Führen Sie beide Knie zur Brust und dann in Schulterbreite, und umfassen Sie die Beine unter den Knien.

3. Kippen Sie das Becken sanft zum Nabel hin, heben Sie den Po 5–8 Zentimeter vom Boden, und zählen Sie bis 5. Senken Sie sich Wirbel für Wirbel zum Boden, und wiederholen Sie das sehr langsam 5mal.

4. Die gebeugten Beine werden nacheinander zum Boden gebracht.

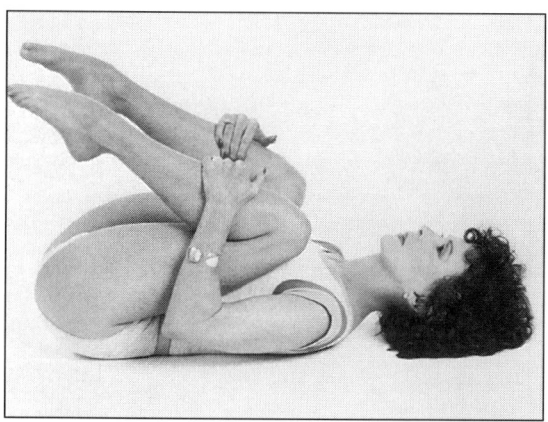

Übung XI

1. Sie liegen am Boden, Knie gebeugt, Füße hüftbreit 30–40 Zentimeter vor dem Po, die Arme gestreckt an den Seiten. Strecken und entspannen Sie den Nacken.

2. Strecken Sie den rechten Arm gerade über dem Kopf nach hinten. Straffen Sie den Po, und kippen Sie das Becken (Beckenwelle). Lassen Sie das rechte Bein nach vorn zu Boden gleiten, und strecken Sie gleichzeitig Arm und Bein. Der Körper ist entspannt, während Sie bis 5 oder 10 zählen.

3. Zurück in die Ausgangsposition und dann auf der anderen Seite wiederholen.

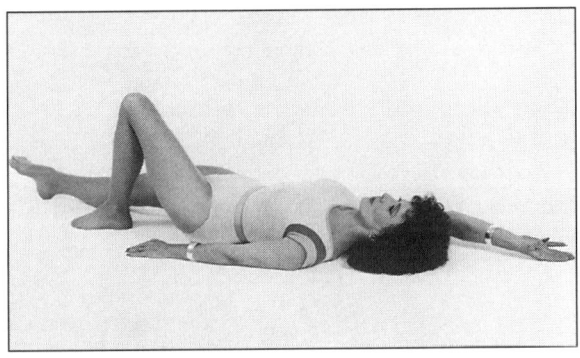

Hinweis: Sie können danach die Streckung auch diagonal rechts/links ausführen, dürfen dabei aber nicht den Rücken wölben!

Übung XII

Unter allen Rückgratstreckungen ist dies eine der größten Wohltaten; bei mir hilft sie den Hüften und der Wirbelsäule am besten. Wenn ich hohe Absätze – sogar von nur zwei Zentimetern – getragen habe, ist diese Übung ein absolutes Muß, um meinen Körper auszurichten und Krämpfen vorzubeugen.

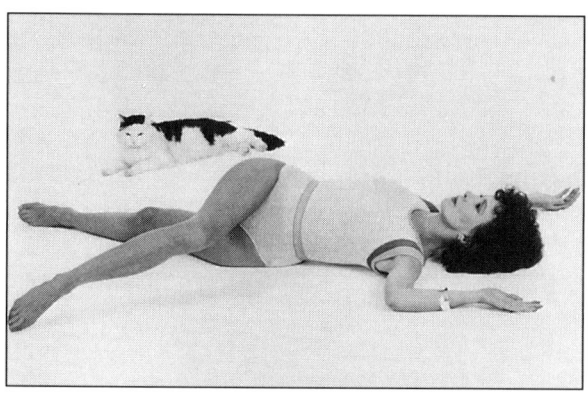

Hinweis: Diese Übung streckt die ganze Wirbelsäule – besonders im unteren Rücken –, die Brustmuskeln, die Bauchseiten, Hüft- und Gesäßmuskeln und die Außenschenkel.

1. Sie liegen auf dem Boden, die Knie gebeugt, die Füße in Hüftbreite 30–40 Zentimeter vor dem Po. Die Arme ruhen in Schulterhöhe mit rechtwinklig gebeugten Ellbogen und dem Handrücken auf dem Boden. Sie strecken wieder die Nackenmuskeln und entspannen.

2. Heben Sie das rechte Knie zur Brust, strecken Sie das linke Bein aus (zur Not ein bißchen gebeugt), und legen Sie das gebeugte rechte Bein mit entspanntem Fuß über das linke. Die Schwerkraft wird das Ihre tun; die Zehen dürfen ruhig den Boden berühren. Sonst halten Sie das rechte Bein erhoben und locker; am Ende soll das ganze Bein auf dem Boden liegen. Achten Sie darauf, daß Schulter und Ellbogen rechts Bodenhaftung behalten. Für das Stretching im unteren Rücken ist das wichtiger, als wenn Sie das rechte Knie zu Boden bringen. Zählen Sie bis 10 oder 60.

3. Dreifach verlangsamt bewegen Sie das rechte Knie gebeugt zur Mitte zurück und setzen den Fuß auf. Ziehen Sie das linke Bein an, strecken Sie das rechte aus, und wiederholen Sie das Ganze zur anderen Seite.

Totales Relaxing

1. Sie liegen auch hier mit gebeugten Knien und den Füßen in Hüftbreite 30–40 Zentimeter vor dem Po auf dem Boden. Die Arme ruhen entspannt neben dem Körper. Strecken und entspannen Sie die Nackenmuskeln.

2. Lassen Sie die Beine nacheinander zur linken Seite sinken. Rollen Sie langsam den Körper nach links; betten Sie den Kopf auf die angewinkelten Arme; lassen Sie die Beine aufeinander ruhen (fetale Lage). Vielleicht heben Sie ein wenig die Knie, um den unteren Rücken vollkommen zu lockern. In dieser fetalen Lage klären Sie Ihre Gedanken und machen den Kopf frei. Lassen Sie Ihre Phantasie schweifen, träumen Sie, und spüren Sie, wie Sie eins werden mit der Erde. Diese vollkommene Entspannung können Sie sich zu jeder Zeit gönnen.

Die richtige Art, aufzustehen

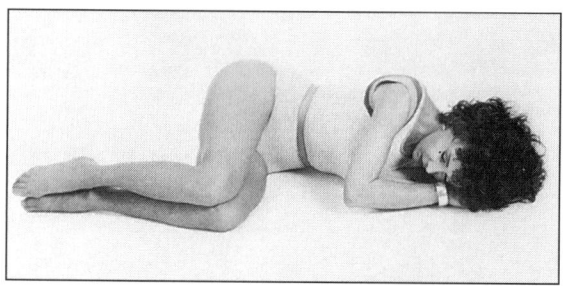

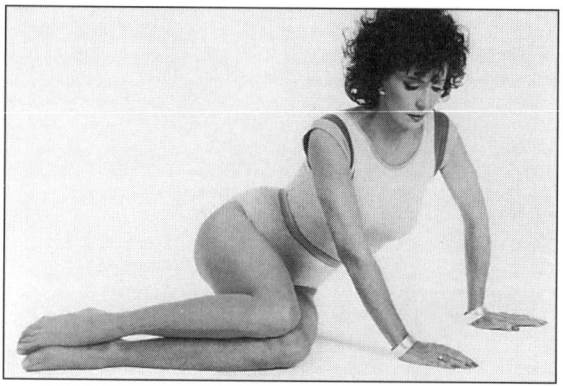

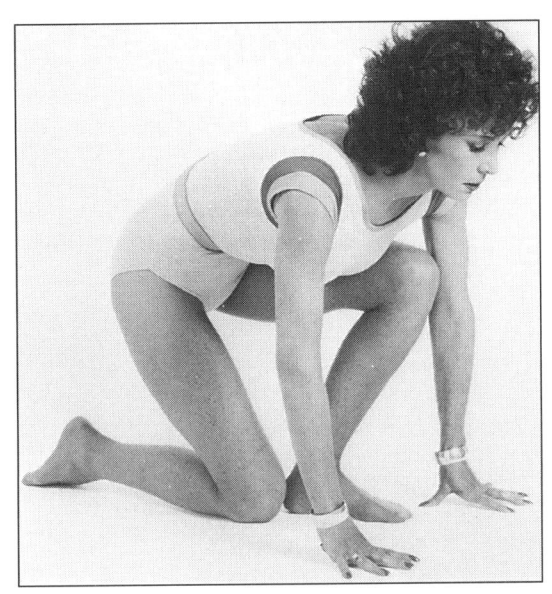

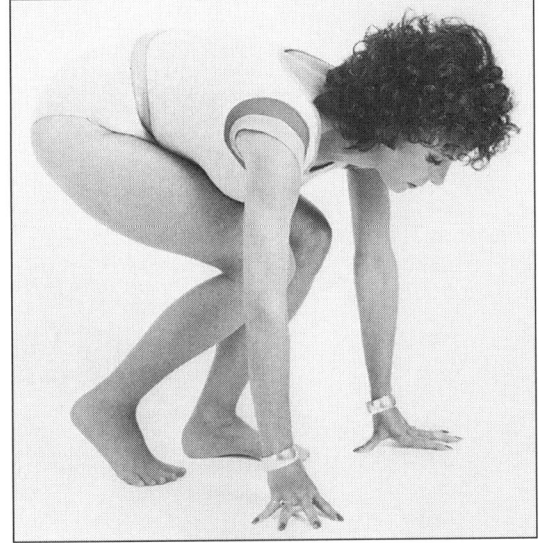

91

5
Die Beanspruchungen im Alltag

Im Laufe eines Tages gibt es viele Möglichkeiten, Energie zu tanken und die körperlichen Belastungen auszugleichen. Die folgenden Ratschläge sollen Ihnen helfen, diese täglichen Arbeiten bewußt zu kontrollieren und Ihren Rücken zu schützen.

Dieses Kapitel enthält eine Fülle von Übungsvorschlägen. Probieren Sie so viele Übungen aus, wie Sie nur können – Sie werden Ihre Freude daran haben. Wählen Sie die passenden aus, folgen Sie allen, oder folgen Sie Ihrem Lustprinzip!

Nichts beeinflußt Ihren Rücken mehr als die Art, wie Sie stehen, gehen und sitzen. Das ist fast wie bei der Henne und dem Ei: Man kann manchmal schwer sagen, was zuerst war, denn die Körperhaltung beeinflußt die Befindlichkeit des Rückens und dessen Befinden wiederum die Haltung. Außerdem ist Ihre Haltung eine Sprache des Körpers – sie sagt den Menschen, wie Sie sich fühlen. Wenn Sie mit hängenden Schultern umherlaufen, vermittelt das den Eindruck, als trügen Sie die ganze Last der Welt; und das ist sicher nicht gut, wenn Sie einen Raum zum wichtigsten Bewerbungsgespräch Ihres Lebens betreten.

Unglücklicherweise wissen die meisten von uns nicht, wie man geht und steht. Natürlich haben wir uns das bereits als Kleinkind beigebracht, doch im Lauf der Jahre haben sowohl physische als auch psychische Faktoren unsere Haltung beeinflußt, so daß wir sie wieder ganz neu lernen müssen. Sich bewußt zu werden, wie man steht, geht und sitzt, noch ehe daraus eine schlechte Gewohnheit wird, ist für uns alle wichtig – und wieviel mehr für Menschen mit Rückenproblemen!

STEHEN

Richtig

▨ Suchen Sie sich einen festen Stand. Ihre Füße sind Ihr Fundament, und wenn Sie keinen festen Stand haben, ist Ihr ganzer Körper nicht in Balance. Grätschen Sie die Füße hüftbreit, halten Sie Knie und Beine locker und das Gewicht beider Körperseiten gleichmäßig verteilt auf den Füßen. Die Zehen sollten nach vorn weisen.

▨ Straffen Sie den Po, und kippen Sie leicht das Becken (Beckenwelle), damit die Wirbelsäule möglichst gestreckt und gerade bleibt und nicht vor. und zurückfällt. Stellen Sie sich Ihr Becken wie eine Schale Wasser vor: Wenn Sie es vorneigen, fließt der Inhalt heraus. Die Schultern nach hinten und entspannt halten.

▨ Entspannen Sie die Brust, und achten Sie auf lockere Schultern.

▨ Denken Sie »groß«! Den Nacken strecken, das Kinn zurücknehmen, als zöge Sie ein Faden wie eine Marionette sanft in die Höhe. Der Blick geht nach vorn und nicht zum Boden.

▨ Wenn eine Wand vorhanden ist, drücken Sie die Schulterblätter flach dagegen (und dazu die Beckenwelle!).

▨ Wenn Sie längere Zeit stehen müssen, lassen Sie einen Fuß auf einer Stufe oder einem niedrigen Stuhl ruhen und wechseln öfter die Position. Es hilft gegen Ermüdung und Steifheit.

Als ich ein Kind war, liebte ich die Westernfilme und ihre Helden. Sie rissen die Tür zum Saloon auf, als könnten sie Blitz und Donner nicht aufhalten, hängten ihren Körper über die Bar und setzten einen Fuß unten auf die Stange. Eigentlich dachte ich, Cowboys wären blöd; aber sie waren ganz pfiffig. In diesen hochhackigen Stiefeln taten sie

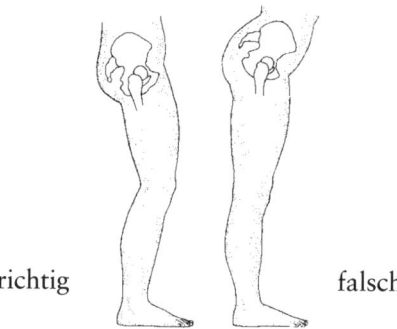

richtig   falsch

94

für ihren Rücken das Bestmögliche! Es ist ein Jammer, daß sie von der Beckenwelle nichts wußten. Oder vielleicht doch...?

▓ Haben Sie Geduld. Es hat lange genug gedauert, schlechte Haltungsgewohnheiten zu entwickeln. Nun braucht es Zeit und Übung, sie wieder loszuwerden.

▓ Entspannen, entspannen, entspannen. Sie stehen nicht in Habachtstellung vor Ihrem Oberbefehlshaber. Auf den Seiten 126f. finden Sie ausgezeichnete Übungen, mit denen man sich stehend entspannen kann.

Falsch

▓ Die Knie blockieren.

▓ Sich nach einer Seite hängen oder neigen, Kinn und Kopf nach vorn strecken – oder hängen lassen.

▓ Auf den Fersen oder Spitzen stehen.

▓ Die Füße eindrehen.

▓ Die Brust herausdrücken.

▓ Die Schultern hängen lassen.

▓ Den Rücken einziehen.

▓ Die Bauchmuskeln durchhängen lassen oder vorschieben.

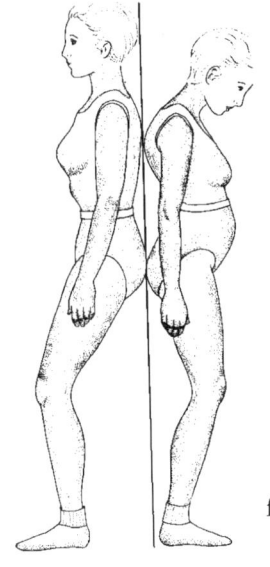

richtig   falsch

GEHEN

Richtig

▓ Die Knie locker halten.

▓ Die Beine aus den Hüften schwingen, die Arme natürlich bewegen.

▓ Die moderne Medizin empfiehlt kurze Schritte: Sie bringen mehr ein als lange und weniger Belastung für Rücken und Nacken. Schultern und Nacken locker halten.

▓ Stellen Sie sich Ihren Körper als schwebende Feder vor. Denken Sie »in die Höhe«, dann fallen Sie nicht so schwer auf die Füße: Gehen soll Freude bereiten.

▓ Beim Treppensteigen nur die Fußballen aufsetzen und die Fersen absenken: Dann beansprucht man die Beinmuskeln und nicht den Rücken.

Falsch

▓ Mit blockierten Knien gehen.

▓ Sich nach hinten oder zu weit vorneigen.

▓ Nur auf Fersen oder Fußspitzen gehen.

▓ Den unteren Rücken wölben.

▓ Kinn oder Kopf vorstrecken oder den Kopf nach hinten halten.

▓ Die Füße ein- oder auswärts wenden.

SITZEN

Richtig

▦ Die Knie höher als die Hüften halten. Dabei hilft ein Schemel oder auch ein dickes Telefonbuch. Setzen Sie die Füße flach auf.

▦ Aufrecht sitzen. Ein Stuhl oder Sessel mit harter Lehne ist dafür am besten geeignet. Durch Straffen der Bauchmuskeln vermeidet man ein Hohlkreuz. Sie können auch ein kleines Kissen oder Polster in den Rücken legen – manche behelfen sich sogar mit einem zusammengelegten Pullover! Viele Bürostühle haben bewegliche Rückenlehnen: Setzen Sie sich so nahe an den Tisch, daß diese Stütze Ihrem unteren Rücken wirklich zugute kommt.

▦ Benutzen Sie einen Stuhl mit Armlehnen, damit Sie Ellbogen oder Unterarme auflegen können (natürlich nicht beim Tippen). Das streckt die Wirbelsäule und nimmt Druck vom Rücken.

▦ Halten Sie die Füße 40–60 Zentimeter auseinander; das scheint eine wohltuende Position als mit geschlossenen Füßen.

▦ Stehen Sie so oft wie möglich auf, und bewegen Sie sich. Durch langes Sitzen wird man steif. Machen Sie einfache Streckübungen (siehe S. 115ff.).

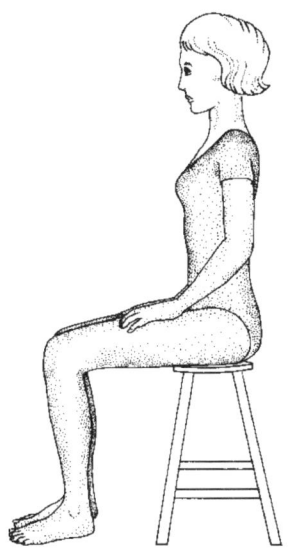

■ Achten Sie auf korrekte Kopfhaltung! Strecken Sie den Nacken, als werde er durch Fäden an der Decke nach oben gezogen, nehmen Sie das Kinn zurück, und richten Sie den Blick nach vorn. Beim Lesen sollten Sie den Text möglichst in Augenhöhe halten.

■ Lernen Sie, aufzustehen und sich niederzulassen: Bei Rückenleiden können diese simplen Bewegungen zum Problem werden. Beim Aufstehen setzt man einen Fuß vor den anderen, rutscht mit dem Po an die Stuhlkante und erhebt sich bei gestrecktem Rücken mit der Kraft der Schenkel und dem Druck der Arme auf Sitz, Lehnen oder Schenkel. Sie müssen aufrecht bleiben!

■ Passen Sie auf, ob Sie mehr auf einer Seite sitzen; wir alle neigen dazu. Wechseln Sie die Seiten.

Falsch

■ Die Schultern hängen lassen oder das Kinn vorstrecken.

■ Die Beine kreuzen, besonders über den Knien. Dadurch wird man einseitig und bringt das Rückgrat aus dem Lot.

■ Die Schultern hochziehen. Achten Sie auf jede Anspannung. Lassen Sie sie unten, als liege ein Gewicht darauf.

■ Sich über den Tisch lehnen: Halten Sie den Rücken gerade. Das ist nicht bei jeder Arbeit möglich; dann müssen Sie Unterbrechungen und Pausen nutzen und werden staunen, wie viele es davon gibt.

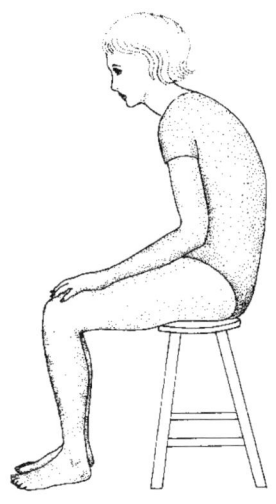

BESONDERE SITZPOSITIONEN

Es ist für Ihren Rücken und Ihre Psyche gut, von Zeit zu Zeit die Sitzposition radikal zu wechseln. Dazu ein paar Vorschläge.

Schaukelstühle können den Rücken wirklich entspannen und sind sehr beruhigend.

Kreuzsitz. Östliche Völker sitzen seit Jahrhunderten mit gekreuzten Beinen auf dem Boden.

Spezialstühle. Es gibt viele Sorten. Sehr beliebt ist der gekippte Hocker, bei dem Ihr Gewicht auf den Knien ruht (natürlich gut gepolstert). Für Menschen mit Bandscheiben- oder Knieproblemen ist das meist sehr angenehm.

Tischhöhen. Schauen Sie sich bei Ihrem nächsten Restaurantbesuch einmal um, wie die Leute sich beim Essen über den Tisch beugen. Der Grund: Die Höhe der Tische hat sich seit Jahrhunderten nicht verändert, obwohl die Menschen heutzutage im allgemeinen größer sind. Um diese schlechte Haltung zu vermeiden, muß man sehr auf gerades Sitzen achten und die Speisen zum Mund führen, statt sich über den Teller zu beugen. Bei Schreibtischarbeiten sollten Sie eine geneigte Oberfläche von der Art eines Zeichentisches benutzen.

Fernsehen. Stellen Sie das Fernsehgerät so auf, daß Sie aufrecht sitzen und nicht zusammengekauert oder verkrampft. Im Bett sollten Sie dabei Rücken und Nacken fest abstützen. Legen Sie ein Kissen unter die Knie. Auf dem Boden können Sie auch liegen, solange der Bildschirm sich in Augenhöhe befindet. Das ist übrigens eine ideale Zeit für Streckübungen, mit denen sich die ganze Familie entspannen kann, besonders die Kinder.

Telefonieren. Diese Alltagsbeschäftigung ist geradezu tödlich für Nacken, Schultern und Rücken. Als mein erstes Buch erschien, hatte ich tagelang am Telefon Leserfragen zu beantworten. Ich brauchte eine Nackenstütze und zwei Armschlingen – eine beim Schreiben und die andere zum Hörerhalten. Ich weiß deshalb, was man in einem Sekretariat oder Empfang auszuhalten hat, und habe dafür eigens eine Auswahl von Nacken- und Schulterübungen zusammengestellt (S. 117, 119, 124, 129).

Gewöhnen Sie sich an, den Hörer in der Hand zu halten. Klemmen Sie ihn *niemals* zwischen Schulter und Nacken; das ist ein sicherer Weg zu Nackenversteifung und schlimmeren Problemen. Wenn Sie die

Hand für den Hörer nicht frei haben, dann besorgen Sie sich eine Schulterhalterung dafür. Beim Schreiben halten Sie den Hörer mit der einen und den Stift mit der anderen Hand. Stützen Sie die Arme auf den Tisch, und halten Sie den Rücken gerade. Wechseln Sie häufig die Seiten.

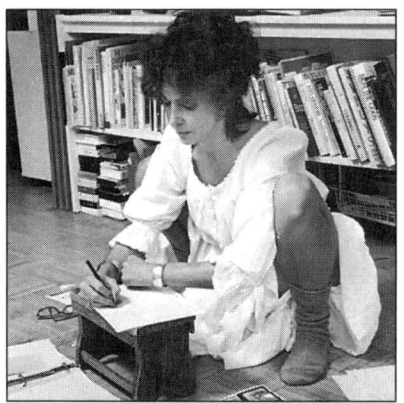 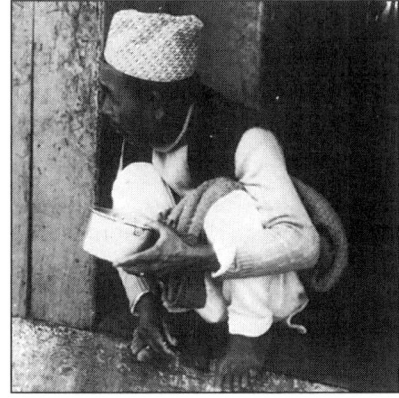

Mein Favorit: In dieser Position habe ich mein Buch geschrieben. Ich saß mit gespreizten Beinen auf dem Boden oder in der Hocke, der Po berührte den Boden, wie ich es in Nepal gelernt hatte. Ich weiß nicht, ob Sie das können oder mögen – aber für meinen Rücken ist es wunderbar. Allerdings kann ich zu Hause arbeiten, im Büro ist es vielleicht nicht ganz passend!

Vorsicht. *Setzen Sie sich nicht zu nah an die Fersen, das kann den Kniegelenken schaden.*

SCHLAFEN

Positionen

Auf der Seite. Nach übereinstimmender Meinung ist bei Rückenbeschwerden und zum Schutz des Rückens die Seitenlage zu bevorzugen. Sicher haben Sie eine Lieblingsseite, aber Sie sollten auch wechseln. Wenn auf einer Seite Krämpfe auftreten, legt man sich auf die andere. Die Knie zieht man am besten an wie einst im Mutterleib. Zur besseren Ausrichtung und Blutzirkulation können Sie auch ein passendes Kissen zwischen die Knie legen. Zweck der Seitenlage ist, die ganze Wirbelsäule parallel zur Matratze zu betten; die Arme vor dem Körper und ein weiches Polster unter dem Nacken tragen dazu bei.

Auf dem Bauch. Bei Bandscheibenvorfallproblemen sollte man nicht auf dem Bauch schlafen, weil das die Wölbung des Rückens verstärkt und Beschwerden auslösen kann. Doch wenn die natürliche Kurve der Lendenwirbel nicht stimmt (und Sie keine Nackenprobleme haben), ist die Bauchlage anzuraten. Wenn Sie sich an gar keine andere Position gewöhnen können, sollten Sie ein kleines Kissen unter den Bauch legen: Es gleicht die Krümmung im unteren Rücken aus. Manche Menschen legen zu diesem Zweck unwillkürlich die Hände unter den Bauch, aber dadurch entsteht dann Druck auf Arme und Hände. Schließlich können Sie es sich noch mit einem Kissen unter Kopf und Brust bequemer machen und versuchen, die Seiten zu wechseln.

Auf dem Rücken. In der Rückenlage hat man die geringste Bewegungsfreiheit und fühlt sich darum morgens gelegentlich steif. Wegen ganz verschiedener medizinischer Ursachen (bei Bruchleiden zum Beispiel) müssen manche Menschen auf dem Rücken schlafen. Wenn Sie höher liegen müssen, verwenden Sie am besten einen Keil unter der Matratze oder ein entsprechendes Kissenpolster zur Stütze des oberen Rückens und des Kopfes (siehe S. 282f.). Vielleicht genügt auch ein kleines Polster unter dem Nacken. Außerdem sollten Sie ein kleines Kissen unter den Schenkeln haben, damit das Becken gekippt bleibt. Wenn Sie die Beine höher legen müssen, stapeln Sie verschiedene Polster darunter und beugen die Knie; das entspannt den Lendenmuskel und ist bei Bandscheiben- und Ischiasleiden hervorragend geeignet.

Liegeflächen

Manche Ärzte meinen, man müsse ein Brett unter die Matratze legen. Das ist so individuell, und die Leute werden da so eigen, daß man sicher so viele Meinungen hören kann, wie es Matratzen gibt. Wichtig ist nur eines: daß die Liegefläche fest ist und nicht durchhängt (siehe S. 281f.). Manche Leute behaupten, sie schliefen nirgends weicher als auf dem Boden.

Wie Sie es halten, hängt von Ihrer Größe, Ihrem Gewicht und Ihrer Kondition ab. Es muß für Sie angenehm sein.

Die tägliche Weckübung

Sie liegen noch im Bett auf dem Rücken, beugen die Ellbogen und halten die Handrücken flach auf der Matratze. Strecken Sie ein Bein aus, beugen Sie das Knie des anderen erst zur Brust, legen Sie dieses Bein dann über das andere auf die Matratze, und verharren Sie in dieser Position. Dann ziehen Sie das Knie langsam wieder zur Brust, strecken das Bein und wiederholen die Übung auf der anderen Seite (siehe S. 88).

Aufstehen

Sie liegen auf der Seite, mit den gebeugten Knien zum Bettrand. Bewegen Sie den Körper so nah wie möglich an die Kante. Erheben Sie sich in sitzende Position, indem Sie sich mit einer oder beiden Händen hochdrücken. Dann setzen Sie die Beine über die Bettkante leicht auf den Boden und stehen auf; Sie dürfen mit den Händen auf dem Bettrand nachhelfen. Das Hinlegen geht in umgekehrter Reihenfolge.

BADEZIMMER

Jeden Tag verbringen wir eine Menge Zeit im Badezimmer und merken nicht, wie wir bei diesen simplen Beschäftigungen unserem Rücken schaden können. Dabei ist es eine gute Gelegenheit, dem Rücken etwas Gutes zu tun.

Toilette. Die westliche Sitzweise ist für Rückengeschädigte die schlechteste, die man sich denken kann – ganz abgesehen von den Gedärmen.

Die beste Position ist die, wenn Sie die Füße auf einen kleinen Schemel stellen, so daß die Knie angehoben werden. In dieser Haltung sind die Füße eine Stütze für den gekrümmten unteren Rücken, und auch Ihre Unterleibsmuskeln werden unterstützt.

Waschbecken. Wenn Sie sich – als Mann – am Waschbecken rasieren, die Zähne putzen, das Gesicht waschen oder hundert andere Dinge verrichten, halten Sie die Knie locker und so tief gebeugt wie möglich. Mit der Beckenwelle können Sie den Rücken von jeder Spannung befreien. Dabei ist es vorteilhaft, einen Fuß auf einen Schemel oder Absatz oder – wenn Sie das können und das Waschbecken sicher befestigt ist! – auf den Rand des Beckens zu setzen. Wenn Sie auf diese Hilfen verzichten, sollten Sie doch gewissenhaft die Beckenwelle einhalten und sich aus der Hüfte, nicht dem Rücken, beugen.

Baden. Nichts ist entspannender als ein warmes Bad, doch darf das Wasser nicht zu heiß sein, sonst ermüdet es die Muskeln zu sehr. Auch in der Wanne muß man für die Stütze von Nacken und Rücken sorgen. Es gibt spezielle Badekissen (S. 282), aber ein dickes Tuch unter dem Kreuz, den Schultern und dem Nacken tut es auch. Wenn Ihre Wanne kurz ist, können Sie die Knie anziehen oder die Füße auf den Rand stellen; dadurch wird automatisch das Becken gekippt und der Rücken rund. Außerdem ist das eine ausgezeichnete Gelegenheit für ein paar einfache Übungen (siehe S. 117, 119). Unter der Dusche können Sie gleich beim Einseifen Nacken und Schultern strecken; außerdem helfen heiße Duschen ausgezeichnet gegen Krämpfe und ziehende Schmerzen. Aber denken Sie auch an eine rutschfeste Fußmatte!

Frauen sollten der Versuchung widerstehen, sich unter der Dusche die Beine zu rasieren. Es ist besser, wenn Sie das Bein auf dem Wannenrand, einem Hocker oder der Toilette abstützen, und am besten, wenn Sie sich setzen und das Bein hochlegen.

BEIM ANZIEHEN

Wer glaubt schon, daß eine so simple und selbstverständliche Tätigkeit wie das Anziehen zum Problem werden kann? Für Leute mit Rückenbeschwerden ist es eines – und manchmal kann es sie sogar auslösen.

Überprüfen Sie also Ihre Ankleidemethoden, um von vornherein Rückenkomplikationen zu vermeiden. Hier einige Tips.

Oberteil. Wenn Sie Pullover, Kleider etc. über den Kopf ziehen, stecken Sie die Arme nacheinander hinein und verspannen nicht den Nacken. Durchgehend zu öffnende Kleidungsstücke sind vorteilhaft und kurze Ärmel günstiger als lange.

Büstenhalter. Bevorzugen Sie Frontverschlüsse, oder drehen Sie den BH zum Schließen nach vorn.

Schuhe und Hosen. Ziehen Sie Schuhe und Hosen immer im Sitzen an. Stecken Sie ein Bein nach dem anderen in die Hose, und stehen Sie erst dann auf, um sie zu schließen. Auch bei den Schuhen: Setzen, anziehen, aufstehen und den Fuß hochstellen, um den Schuh zu schnüren.

Wenn Sie Stiefel tragen, sollten Sie glatte Strümpfe anziehen; dann haften die Stiefel nicht so und sind leichter auszuziehen. Und bitte keine zu engen Stiefel!

Strumpfhosen, Trikots, Bodystockings, Hüfthalter. Ziehen Sie all diese Kleidungsstücke mit äußerster Behutsamkeit an und aus. Sie dürfen keinesfalls zu eng sein, denn dann könnten Sie bereits beim Anziehen im Sitzen Ihren unteren Rücken zu stark belasten.

HEBEN UND TRAGEN

Es gibt wohl keine schlimmere Belastung für den Rücken als falsches Heben und Tragen schwerer Gegenstände. Die folgenden Hinweise gelten freilich nicht nur für schwere Lasten.

Etwas hochheben

Richtig

▪ Prüfen Sie zuvor das Gewicht des Gegenstandes, man täuscht sich da oft. Wenn Sie in die Hocke gehen (Beine auseinander und ein Fuß zurückgesetzt) und das Gewicht mit den Händen erst einmal abschätzen, haben Sie eine bessere Vorstellung davon und können Rückenverletzungen vermeiden.

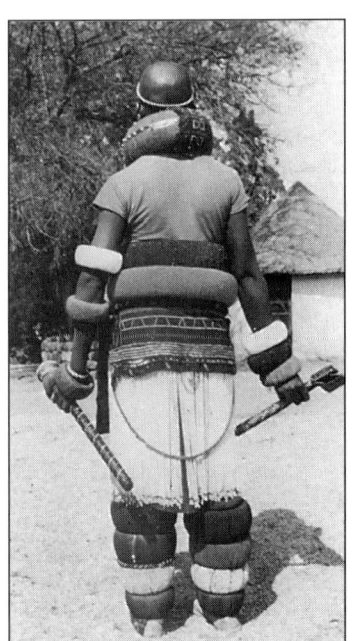

Diese Frau ist verheiratet, die Reifen um den Körper sind ihre »Eheringe«. Bei diesem Stamm werden der Braut metallbestückte Seile um den Leib und kleinere Ringe um die Beine bis über die Knie gelegt. Wie man mir sagte, soll es sie am Fortlaufen hindern, wenn sie von ihrem Mann geschlagen oder mißbraucht wird. Mit diesen Gewichten kann sie weder schnell laufen noch die Knie beugen. Wenn sie etwas aufheben will, muß sie wie eine Giraffe am Wasserloch die Beine spreizen und den Rumpf aus den Hüften niederbeugen – und beim Hochkommen die Knie blockieren und den Rumpf aufrichten: eine unglaubliche Belastung für den unteren Rücken, zumal mit diesen Gewichten! Man sieht, daß die rechte Schulter höher steht als die linke, und die Reifen werden bald schief auf den Körper drücken. Ich weiß nicht, warum sie ständig Stock und Steinbeil trug.

- Halten Sie den Rücken gerade; niemals krümmen oder sich vorbeugen!
- Gehen Sie in die Knie – notfalls knien Sie sich auf eines. Sie müssen Ihren Schwerpunkt nach unten verlegen, damit Sie das Gewicht mit den starken Muskeln Ihrer Beine und nicht mit dem Rücken hochheben.
- Gehen Sie nahe an das Objekt heran, um ein Vorbeugen zu vermeiden.
- Straffen Sie den Po, und kippen Sie das Becken während des ganzen Vorgangs. Ist das Gewicht besonders schwer und Sie können es zwischendurch irgendwo absetzen, so tun Sie das: eine Verschnaufpause, Becken kippen – und weiter. Helfen Sie mit den Beinen nach.
- Erheben Sie sich mit dem ganzen Körper und nicht aus der Taille.
- Die Füße flach aufsetzen.
- Langsam und behutsam bewegen!
- Holen Sie jemanden zu Hilfe, wenn die Last zu schwer ist: Für Kraftakte besteht keine Notwendigkeit!

Falsch

- Höher als bis zur Taille heben.
- Sich bei schweren Gegenständen vorbeugen.
- Plötzliche, schnelle oder ruckartige Bewegungen ausführen.
- Irgend etwas heben oder tragen, wenn man Rückenschmerzen hat.

Etwas herunterheben

Richtig

- Versuchen Sie zuerst einmal, das zu vermeiden, indem Sie schwere Gegenstände auf Regalen in Hüft- und Schulterhöhe deponieren.
- Benutzen Sie immer einen Schemel oder ähnliches, wenn Sie etwas über Schulterhöhe herunterheben müssen; Sie brauchen dann den Rücken nicht zu wölben.
- Wenn Sie mit Gewichten in dieser Höhe hantieren, müssen Sie den Po straffen und das Becken kippen.
- Heben Sie mit den Armen – nicht mit dem Rücken.

Falsch

- Auf den Fußspitzen stehen.
- Den Rücken wölben; Über-den-Kopf-Greifen führt zur Überdehnung! Passen Sie bei solchen Bewegungen auf, und korrigieren Sie den Rücken sofort.

Etwas aus dem Auto heben

Wenn Sie schwere Lasten aus dem Kofferraum oder von der Ladefläche heben: Rücken Sie sie zuerst an den Rand, lehnen Sie sich an den Wagen – und dann die Knie beugen, das Becken kippen und aus den Beinen heraus heben. Verdrehen Sie sich dabei nicht.

TRAGEN

Ich muß es hier wiederholen: Tragen Sie nichts Schweres, wenn Sie Rückenbeschwerden haben – sie werden nur schlimmer. Überlassen Sie es also anderen.

Richtig

■ Halten Sie das Objekt so nah wie möglich an der Brust oder vor der Taille. Den Po straffen, das Becken kippen und die Schultern zurücknehmen. So wird das Gewicht verteilt und Druck vom Rücken genommen. Beim Schleppen von Gepäck oder Einkaufstaschen verteilen Sie das Gewicht besser auf beide Seiten.

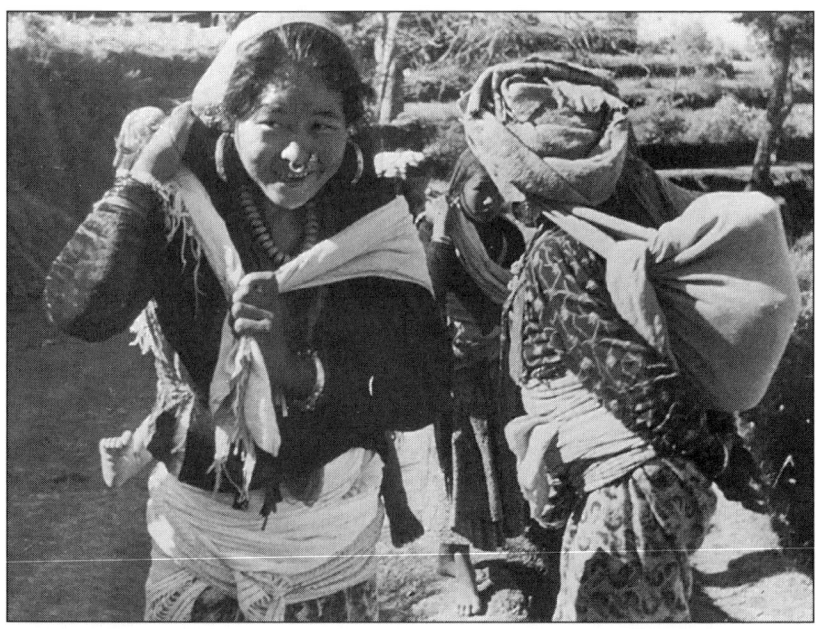

Die Neun-Tage-Tour von Katmandu zum Mount Everest machte ich mit diesen Frauen. Die Babys auf ihrem Rücken weinten nie und wurden während des Gehens gestillt. Die Mütter hatten eine ganz einzigartige Methode sie durch eine Drehung des Körpers nach vorn gleiten zu lassen, ohne im Schritt zu stocken. Die jungen Frauen stiegen barfuß über die Berge und hatten nicht einmal für die eisigen Nächte wärmere Kleidung.

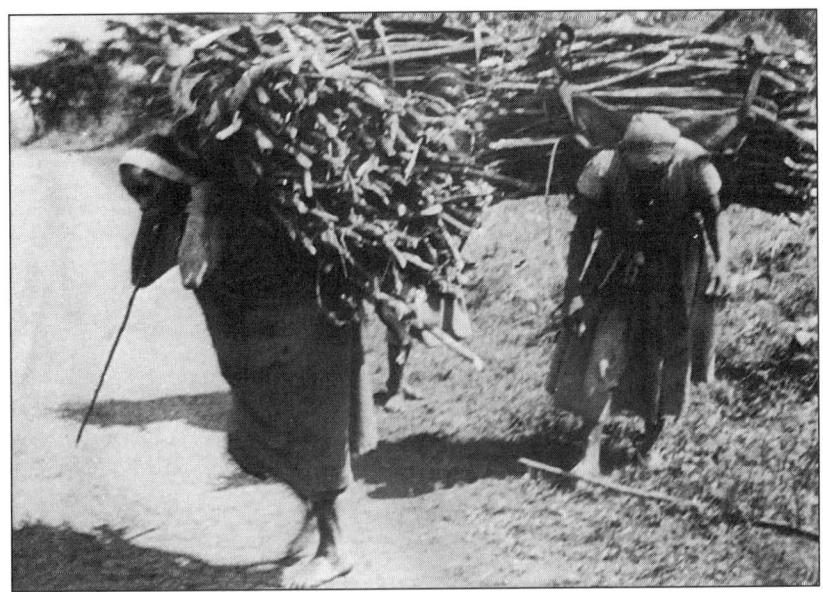

Diese alten Frauen in Kenia waren einen ganzen Tag lang meilenweit unterwegs, um Holz für ihr Dorf heranzuschaffen. Sie sammelten das Holz, kappten die Stöcke von Zweigen und Blättern, schlugen sie auf eine bestimmte Länge und hievten sich die schweren Bündel auf den Rücken. So ausbalanciert schleppten sie die riesige Last sicher den langen Weg zurück.

Schwere Lasten trägt man auf den Schultern. Es ist besser für den Rücken, wenn die Muskeln aufwärts drücken, als wenn sie nach unten gezogen werden.

Halten Sie den Körper gerade. Wenn man etwas Schweres auf einer Seite trägt, neigt man sich automatisch dorthin; das bringt den Körper aus dem Gleichgewicht. Ein Rucksack dagegen verteilt das Gewicht auf beide Schultern.

Beugen Sie leicht die Knie; das nimmt dem Rücken etwas von der Last und macht das Gehen leichter.

Falsch

Sich über die Last beugen oder den Rücken wölben; halten Sie ihn gerade.

Sich nach einer Seite neigen; lehnen Sie sich zum Ausgleich zur anderen, und halten Sie den Körper gerade.

▩ Die Knie blockieren.
▩ Die Bauchmuskeln schlaff lassen.

Ein Wort noch zu Schultertaschen: Sie sind beliebt und bequem, aber problematisch, weil sie nur an einer Schulter zerren. Am besten schlingt man den Gurt über die andere Schulter und trägt die Tasche auf der Hüfte. Und wechseln Sie häufig die Seiten.

BÜCKEN

Die meisten von uns merken gar nicht, wie oft sie sich bücken. Wie beim Heben und Tragen gibt es dabei einen Trick: Beugen Sie (niemals mit gestreckten Beinen!) ganz nah am Objekt Ihrer Tätigkeit die Knie. Und beim Schrubben beispielsweise geht man am besten in den Vierfüßlerstand. Der Rücken muß immer gerade sein.

ZIEHEN UND DRÜCKEN

Beides ist anstrengend, wenn Sie es mit schweren Lasten zu tun haben. Drücken ist besser als Ziehen, weil es weniger Belastung für den Rücken bedeutet. Sorgen Sie für einen festen Stand, indem Sie die Füße grätschen, das Gewicht gleichmäßig auf beide verteilen und sich dann tief beugen. Stellen Sie sich frontal zum Gegenstand, halten Sie den Rücken aufrecht, den Po straff und das Becken gekippt. Setzen Sie Arme und Beine ein, aber nicht den Rücken. Zerren Sie nicht – bewegen Sie sich langsam und gleichmäßig.

REISEN

Die Leute machen sich gar nicht klar, wie anstrengend Reisen besonders für den Rücken sein kann. Von der Gepäckverstauung bis zum Schlaf in ungewohnten Betten mit den falschen (Schaumgummi-)Matratzen ist es von Anfang bis Ende eine Tortur.

Flugreisen finde ich am schlimmsten. Erst muß man – meistens zur schlechtesten Verkehrszeit – zum Flughafen kommen, dann dort fast immer lange warten. Beim Herumsitzen und Beobachten der Menschen lernt man eine Menge, was man nicht tun sollte. Ich habe so viele Leute unglaubliche Gepäckmengen schleppen sehen, daß ich selbst die Strapazen in Nacken und Rücken spüren konnte.

Über Frauen, die in hochhackigen Schuhen und behängt mit Taschen und Beuteln zum Flugsteig hetzen, muß ich zwar staunen, aber ich bin fassungslos, wenn ich eine schwangere Frau sehe, in hohen Absätzen, ein Baby auf dem Arm, zwei Kinder hinter sich herschleppend und vor sich einen überladenen Gepäckwagen schiebend – und das im Laufschritt!

Wenn Sie Bordgepäck haben, und sei es nur eine Tasche, dann hängen Sie es sich nicht über die Schulter, sondern tragen Sie es mit beiden Händen vor der Brust. Und wechseln Sie die Seiten, was immer Sie zu tragen haben.

Im Gewicht des Gepäcks kann man sich sehr täuschen, zunächst scheint es immer leicht. Machen Sie deshalb einen einfachen Test: Halten Sie es mit angewinkelten Ellbogen eine Minute in Schulterhöhe. Sie merken dann garantiert, was Sie Ihrem unteren Rücken antun. Wenn es schon für Ihre Arme zu schwer ist – wieviel mehr für Nacken und Rücken!

Also müssen wir von kleinen Gepäckwagen sprechen. Ich halte diese transportablen Gestelle für unverzichtbar. Leider gehöre ich zu den Menschen, die eine Menge Handgepäck mitschleppen müssen (Trikots, Make-up etc.), damit ich bei TV-Auftritten nicht unbekleidet vor der Kamera stehe, wenn das Reisegepäck den Zielort verfehlt. Die neueren Modelle haben kleine Räder und sind deshalb handlicher.

Wenn Sie rechteckige Taschen benutzen und sie längs plazieren, kommt man damit auch durch enge Durchgänge. Sie können Ihren ganzen Kram dann durch die Hallen über den Flugsteig bis in die Maschine befördern, ohne ihn auch nur einmal hochzuheben – außer bei der Sicherheitskontrolle. Außerdem können Sie in der Warteschlange einen Fuß aufstützen und den Rücken entlasten. Und denken Sie daran: Schieben ist besser als ziehen!

Wenn Sie Ihren Platz erreicht haben, müssen Sie das Gepäck nicht selbst in die Ablage stemmen. Bitten Sie einfach jemanden darum, Ihnen zu helfen. Sie werden erstaunt sein, wie hilfsbereit doch die meisten Menschen sind.

Nach der Landung warten Sie, bis das Gedränge aufhört, und verstauen dann das Gepäck auf Ihrem »Transporter«. Auch wenn das lästig ist – Ihr Rücken wird es Ihnen danken.

Dann sind da noch die Sitze – in Flugzeugen scheinen sie kaum für den Rücken des Homo erectus gemacht. Versuchen Sie, einen Fensterplatz zu ergattern, dann hängt der Kopf beim Einschlafen nicht über den Gang, sondern ruht auf einem Kissen am Fenster. Denn beim Einsteigen sollten Sie sich gleich zwei Kissen sichern: Das eine oder auch einen Pullover stecken Sie hinter den unteren Rücken, das andere ist für den Kopf (es gibt auch ausgezeichnete Nackenpolster für die Reise, siehe S. 282f.) – so sind Sie für Start und Flug gut gerüstet. Sie sollten immer so aufrecht wie möglich sitzen, Kreuz und Nacken flach an die Lehne gepreßt.

Langes Autofahren ist für den Rücken ein großes Problem, dem Sie nur durch eine möglichst aufrechte Sitzhaltung begegnen können. Es gibt dafür im Handel verschiedene Rückenstützen, oder Sie verwenden ein Kissen oder ähnliches. Kopfstützen müssen so eingestellt sein, daß sie dem Nacken wirklich Halt geben. Die Knie sollen angewinkelt und höher als die Hüfte sein. Professionelle Autofahrer, vor allem solche in LKWs, sind, einer Studie zufolge, besonders anfällig für Bandscheibenschäden. Vergessen Sie darum nicht Ihre Nackenübungen, wenn Sie im Stau stecken, und legen Sie stündlich eine Pause ein, um ein wenig zu gehen oder sich zu strecken.

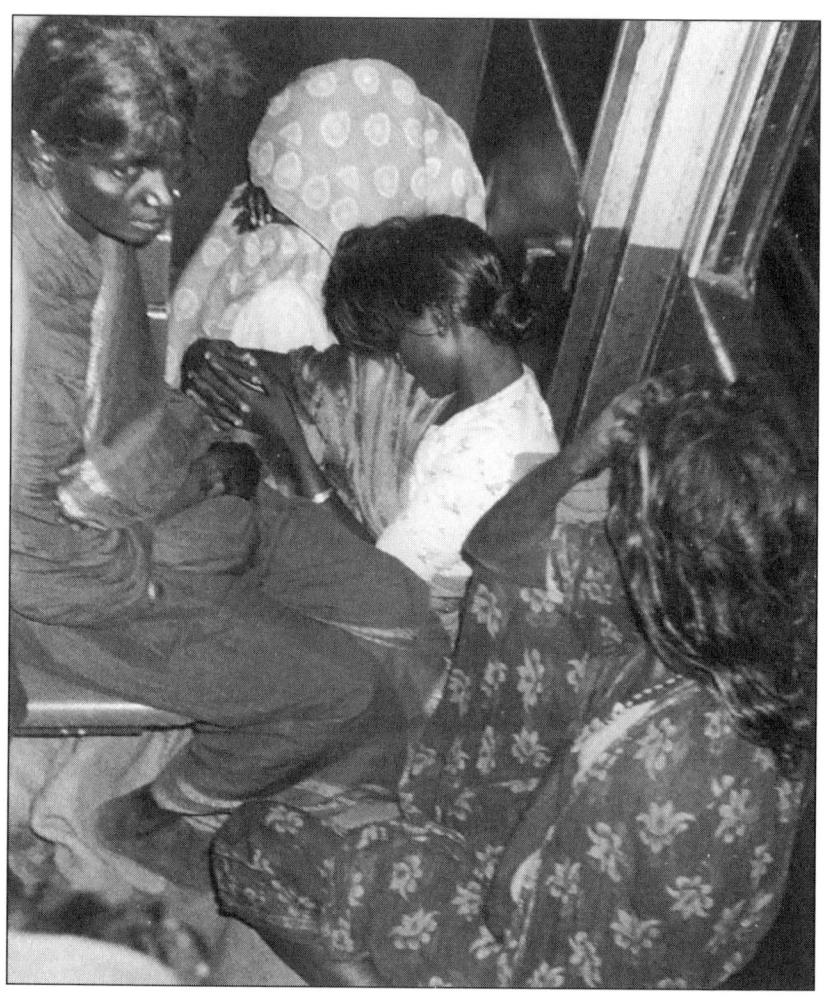

6
Übungen für jeden Tag

Als ich in Indien lebte und per Zug durch den Erdteil reiste, konnte ich mir nur eine Eisenbahnfahrt in der dritten Klasse »leisten«; sie war kostenlos. Die armen Passagiere waren »Unberührbare« – und ich eigentlich auch. Es hat mir überhaupt nichts ausgemacht, im Gepäcknetz, einen Fußbreit unter der Decke, zu schlafen – denn kein Mensch besaß Gepäck. Wenn ich mich erst einmal dort auf den Rücken gelegt hatte, mußte ich in dieser Haltung acht oder zehn Stunden ausharren. Auf der Seite konnte man nicht liegen, der Abstand zur Decke ließ das nicht zu. Irgendwo im Abteil war ein Schild angebracht: FÜR HÖCHSTENS 15 PERSONEN. Aber wenn ich nach unten schaute, wimmelte es nur so von Menschen. Einmal habe ich sechzig Köpfe gezählt – ohne die Babys im Tragetuch und die Körper in den Ablagen. Natürlich gab es keine Klimaanlage, aber die Fenster waren geöffnet, damit man in der stickigen Luft nicht umkam. Mein Gesicht war schwarz vom Ruß der Dampflokomotive.

Verblüffenderweise schienen die zusammengepferchten Menschen von all dem nicht beeindruckt. Zur Toilette konnte man nur gelangen, wenn man über all die Köpfe stieg oder hüpfte – also ging niemand zur Toilette.

Ich blieb im Gepäcknetz, denn beim Herabsteigen hätte ich auf mindestens fünf Köpfe treten müssen. So lag ich in meinem kleinen Himmel und fühlte mich selig, denn ich konnte wenigstens die Beine ausstrecken!

Von meiner hohen Warte aus beobachtete ich, wie die Menschen Arme, Schultern, Köpfe und Beine zu bewegen, andere mit den Händen die Füße oder Beine ihrer Nachbarn zu massieren versuchten. Es sah aus wie ein bizarres Tanzritual. Erst später, als ich selbst durch den Bewegungsmangel steif wurde, begriff ich, daß diese Bewegungen ein schwacher Versuch waren, die verkrampften Glieder zu lockern und den Kreislauf in Schwung zu bringen.

Wenn ich heute auf Flughäfen warten muß, denke ich oft daran, mit wieviel Würde diese armen Menschen ihre Situation hinnahmen und

das Beste daraus zu machen versuchten. Wir sind zwar nicht so einge-
pfercht, aber oft genug müssen wir stundenlang warten und unbequem
auf weiten Flugreisen und Autofahrten sitzen.

Hier nun einige Vorschläge, um sich von dem Unbehagen und dem
Engegefühl zu befreien, das zwangsläufig bei langem Verharren in un-
bewegter Haltung entsteht.

ÜBUNGEN IN BEENGTEN SITUATIONEN

Am Arbeitsplatz, zu Hause, im Büro, in der Schule oder am Fließband
ist es entscheidend, daß Sie sich bewegen und strecken, um den Streß
zu reduzieren, Energie zu tanken und sich zu entspannen.

Die folgenden Übungen sind auch in beengten Situationen möglich –
in Auto, Bus, Bahn oder Flugzeug, sitzend oder stehend.

NACKEN

Hinweis: Bei allen Nackenübungen müssen Sie Zeit zur Entspannung haben und sich dreifach verlangsamt bewegen.

Übung 1 Senken Sie langsam den Kopf nach vorn, und zählen Sie bis 15 oder 30. Dann heben Sie den Kopf langsam wieder an.

Übung 2 Wenden Sie den Kopf langsam zu einer Seite, dann zur anderen. Zählen Sie auf jeder Seite bis 15 oder 30.

Übung 3 Sie sitzen oder stehen mit den Füßen in Hüftbreite und leicht gebeugten Knien. Straffen Sie den Po, und kippen Sie das Becken ganz hoch (siehe S. 144ff.); halten Sie dabei die Schultern unten und das Kinn zurück. Neigen Sie den Kopf langsam mit dem rechten Ohr zur Schulter, und zählen Sie bis 5 oder 20. Dann richten Sie den Kopf langsam wieder auf, strecken den Nacken hoch und wiederholen nach links.

Übung 4 Beginnen Sie wie zuvor, und neigen Sie den Kopf langsam zur rechten Schulter; dann drücken Sie ihn mit der linken Hand sanft zur Schulter und zählen wieder bis 5 oder 20. Mitsamt der Hand führen Sie ihn zurück zur Mitte, strecken den Nacken hoch und wiederholen dasselbe nach links.

Übung 5 Beginnen sie wie zuvor. Dann strecken Sie den Nacken in die Höhe, drehen den Kopf halb zur rechten Schulter und lassen ihn mit der Schwerkraft sinken. Sie zählen bis 5 oder 20. Sie heben den Kopf sacht wieder zur Ausgangsposition und wiederholen dasselbe nach links.

Übung 6 Beginnen Sie wie zuvor, dann den Nacken hochstrecken und den Kopf extrem langsam nach rechts wenden, als wollten Sie über die Schulter zurückschauen. Bis 5 oder 20 zählen. Dann sanft zurück zur Mitte und nach links wiederholen.

Übung 7 Beginnen Sie wie zuvor. Dann strecken Sie den Nacken hoch und senken das Kinn langsam zur Brust. Sie bewegen es zur rechten

Schulter, heben es allmählich, bis sich die Nase über der Schultermitte befindet, und drehen den Kopf zum Blick nach hinten weiter. Bis 5 zählen. Langsam das Kinn wieder zur Brust senken und nach links wiederholen.

Übung 8 Beginnen Sie wie zuvor. Den Nacken strecken und eine Hand mit den Fingern nach unten an die Schädelbasis legen. Pressen Sie sanft den Kopf nach unten, und zählen Sie bis 5. Den Druck verringern und den Kopf langsam aufrichten.

Übung 9 Sie stehen oder sitzen, Beine bequem gegrätscht, Kopf gerade und Kinn zurückgenommen. Legen Sie die rechte Handfläche sanft an die rechte Kopfseite. Dann versuchen Sie, den Kopf nach rechts zu drehen, und setzen dem zugleich mit der Hand sanften Widerstand entgegen. Bis 3 oder 5 zählen. Dasselbe dann links wiederholen.

Übung 10 Sie stehen oder sitzen wieder, Beine bequem gegrätscht, Kopf aufrecht und Kinn eingezogen. Legen Sie beide Handflächen vor die Stirn, und drücken Sie den Kopf dagegen. Bis 3 oder 5 zählen. Dann legen Sie die Hände mit den Ellbogen seitwärts an den Nackenansatz und drücken wieder den Kopf sanft dagegen. Bis 3 oder 5 zählen.

SCHULTERN/ARME

Übung 1 Legen Sie die rechte Hand auf die linke Schulter, und halten Sie den Ellbogen hoch. Drücken Sie mit der linken Hand den Ellbogen sacht zur rechten Schulter; dabei rutscht die rechte Hand über die linke Schulter. Dann zur anderen Seite wiederholen.

Übung 2 Legen Sie die rechte Hand hinter die rechte Schulter, und drücken Sie mit der linken Hand den Oberarm sanft nach hinten. Links wiederholen.

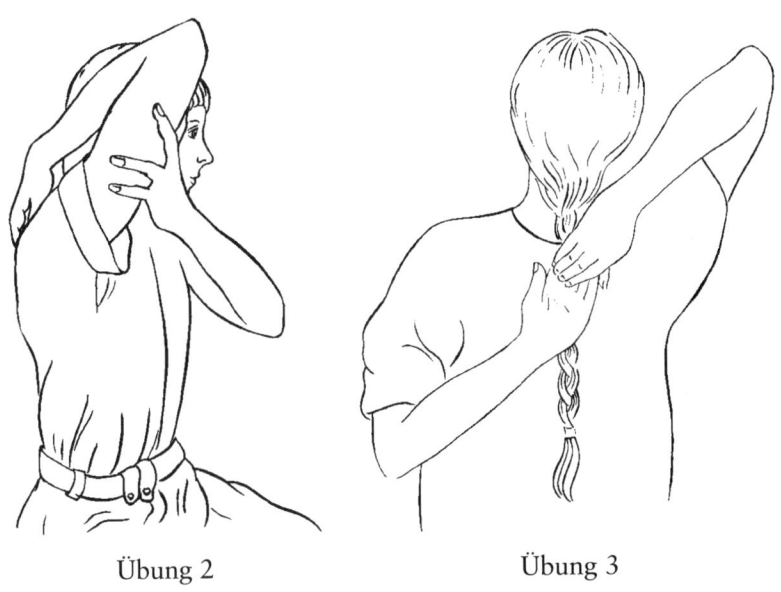

Übung 2   Übung 3

Übung 3 Nehmen Sie den rechten Arm mit gebeugtem Ellbogen hoch, und legen Sie die Hand auf das Schulterblatt. Nehmen Sie die linke Hand nach hinten, und versuchen Sie, die rechte zu erreichen. Die Streckung nicht forcieren! Bis 5 zählen. Sacht entspannen und auf der anderen Seite wiederholen.

Übung 4 Heben Sie die rechte Schulter zum rechten Ohr, dann wieder senken. 5mal wiederholen. Anschließend dasselbe links.

Übung 5 Heben Sie die rechte Schulter zum rechten Ohr, und lassen Sie sie 5mal kreisen – dann in umgekehrter Richtung. Links wiederholen.

Übung 6 Beugen Sie sich aus der Hüfte nach vorn, und versuchen Sie, Ellbogen und Schulterblätter hinten zusammenzubringen. (Dabei ist eine kleine Beckenwelle angebracht.)

RÜCKEN

Übung 1 Die Beckenwelle (siehe S. 140ff.)

Übung 2 Sie sitzen in einem Sessel mit Armlehnen – Rückgrat aufrecht, Kinn zurück – und heben sich mit den Händen auf den Lehnen aus dem Stuhl. Halten Sie die Position, solange Sie mögen – sie tut dem Gesäß sehr gut.
   Wenn Ihre Handgelenke kräftig genug sind, können Sie dabei auch noch die Beckenwelle (S. 140ff.) und die Beckenrotation (S. 211ff.) üben.

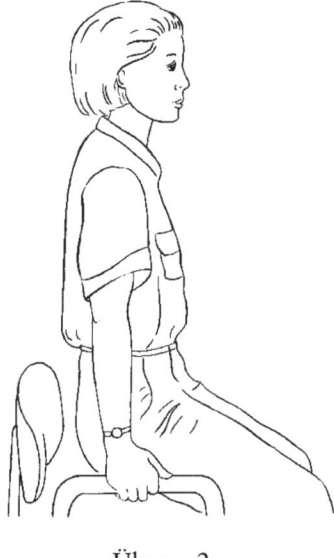

Übung 2

Übung 3 Die Hüfte halten Sie nach vorn und die Hände auf den Schenkeln: Dann drehen Sie den Oberkörper aus der Taille langsam nach rechts und dann nach links.

Übung 4 Setzen Sie den linken Ellbogen auf das rechte Knie, nehmen Sie das Knie hoch, und strecken Sie den Rücken. Dann mit der anderen Seite wiederholen.

Übung 5 Lehnen Sie sich aus der Hüfte nach vorn, und lassen Sie, den Kopf zwischen die Knie, die Arme zu Boden fallen. Den Nacken entspannen und den unteren Rücken strecken. Richten Sie sich Wirbel für Wirbel wieder in die Sitzposition auf, und spannen Sie dabei nicht den Rücken an.

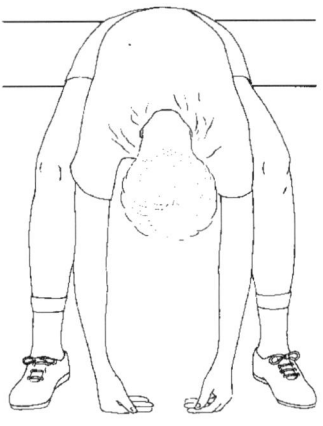

Übung 5

BEINE

Übung 1 Sie sitzen mit angewinkelten Knien aufrecht im Stuhl, nehmen das rechte Bein hoch, drücken es mit beiden Händen zur Brust und zählen bis 5 oder 20. Lassen Sie das Fußgelenk 5mal in beide Richtungen rotieren, ehe Sie dasselbe links wiederholen.

Übung 2 Mit der rechten Hand bringen Sie das rechte Bein zur Brust, legen die linke Hand an die Fessel und ziehen das Bein sacht zum Körper. Zählen Sie bis 5 oder 20. Das Bein langsam absetzen und mit der anderen Seite wiederholen.

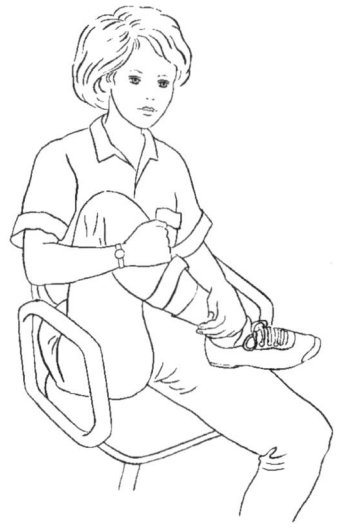

Übung 2
(tragen Sie einen langen Rock oder Hosen)

Wenn Sie in einem Verkehrsstau stecken, können Sie auch auf kleinem Raum Nackenübungen, Beckenwelle und andere Stretchings machen. Aber aufpassen: Nicht auf die Zähne beißen, die Schultern hochziehen oder den unteren Rücken spannen.

WEITERE SITZÜBUNGEN

SCHULTERN

Übung 1 Aufrecht sitzend nehmen Sie die Arme über den Kopf, drehen die Handflächen und schlingen die Finger ineinander. Die Arme so hoch wie möglich strecken. Nachlassen und ein paarmal wiederholen.

Übung 2 Sie sitzen ganz aufrecht und legen beide Hände mit den Ellbogen seitwärts hinter den Kopf. Sie nehmen das Kinn zurück, strecken den Nacken und drücken beide Ellbogen nach hinten; bis 15 zählen. Dann lassen Sie locker, beugen den Kopf sacht nach vorn und führen die Ellbogen dort sanft zusammen; bis 15 zählen.

Übung 3 Sie sitzen wieder aufrecht, falten die Hände hinter dem Kopf und heben die Arme sanft und langsam so hoch wie möglich. Das Kinn einziehen und den Nacken strecken.

Halten Sie Ihren Körper in Bewegung! Es hilft den Gelenken, Sie bleiben geschmeidiger und fühlen sich jünger. Niemals den Rücken wölben!

RÜCKEN

Übung 1 Sie beugen sich aus der Hüfte und senken den Kopf zwischen die Beine, fassen mit angewinkelten Ellbogen innen an die Fesseln und machen den Rücken rund wie eine Katze – bis Sie die Streckung spüren. Beim Aufrichten strecken Sie dann einen Wirbel nach dem anderen.

Übung 2 Grätschen Sie die Füße in Schulterbreite, und beugen Sie sich aus der Hüfte vor, um den linken Fuß mit der rechten Hand zu fassen, während der linke Arm sich nach hinten streckt. Dann wechseln Sie in der Beugehaltung die Seiten.

Übung 3 Wenn Sie in einem Drehstuhl sitzen: Unterarme und Ellbogen liegen auf dem Tisch oder den Stuhllehnen, Ihr Oberkörper ist aufrecht, die Füße sind hüftbreit flach auf dem Boden. Drehen Sie sich nach rechts, zur Mitte, nach links. Wenn Sie wieder zur Mitte kommen, kippen Sie zur Beckenwelle und lockern sie wieder zur anderen Seite. Aber aufpassen: Nicht den Bauch herausdrücken, den Rücken wölben oder die Knie bewegen!

Übung 4 Sie sitzen in einem Stuhl und legen die Hände leicht in den Nacken, Ellbogen seitwärts, Füße hüftbreit. Drücken Sie das Rückgrat gegen die Lehne, kippen Sie das Becken hoch, und drehen Sie den Oberkörper: Dann richten Sie mit zurückgezogenem Kinn und gestrecktem Nacken sacht die Nase zur Decke. Den Nacken nicht verspannen oder krümmen.

STEHEN

Es folgen nun spezielle Standübungen, die man im Laufe des Tages bei vielen Gelegenheiten ausführen kann, etwa beim Warten auf den Bus.

Wenn Sie mehr Platz und etwas Phantasie haben, können Sie bei diesen Streckungen auch feste Gegenstände zu Hilfe nehmen: Türrahmen, Tische und Tresen, Zäune, Bäume und Spielplatzgeräte – sogar Stoppschilder und Parkuhren.

RÜCKEN

Übung 1 Sie stehen aufrecht mit leicht gebeugten Knien und den Füßen in Hüftbreite. Bewegen Sie die rechte Hüfte so weit wie möglich zur Seite und dann aufwärts. Bis 15 zählen. Dann links wiederholen.

Übung 2 Sie stehen aufrecht mit den Füßen in Hüftbreite und strecken die Arme zur Decke oder legen die Hände auf die Hüftknochen. Beugen Sie die Knie, und führen Sie die rechte Hüfte weit zur Seite. Kippen Sie das Becken (siehe S. 140ff.), und rotieren Sie damit nach vorn,

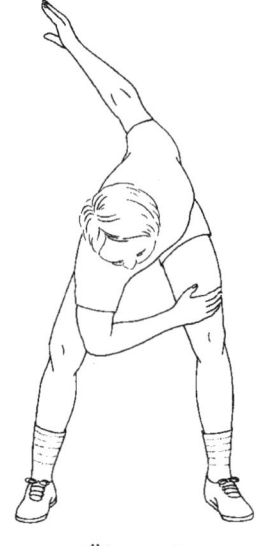

Übung 3

links und hinten zur Startposition zurück; aber strecken Sie nicht den Po heraus. In jeder Richtung ein paarmal wiederholen. Es entspannt und lockert den unteren Rücken und die Hüftgelenke.

Übung 3 Sie stehen mit gebeugten Knien und den Füßen bequem in Hüft- oder Schulterbreite. Den Po straffen und das Becken kippen (Beckenwelle). Beugen Sie den Oberkörper vor, und legen Sie die rechte Hand über das linke Knie. Den Ellbogen drücken Sie innen an das rechte Knie und strecken dann den linken Arm gerade möglichst weit nach hinten. Bis 15 oder 30 zählen, Sie bleiben in gebückter Haltung und wiederholen die Übung links. Lockern Sie die Arme, richten Sie sich Wirbel für Wirbel auf, und strecken Sie die Beine.

Übung 4 Sie stehen mit dem Rücken zur Wand, die Füße schulterbreit, die Knie gebeugt, und schauen nach vorn. Drehen Sie langsam den Oberkörper zur Wand, und legen Sie die Hände in Schulterhöhe flach auf. Bis 15 zählen. Wenden Sie sich wieder zur Mitte, und wiederholen Sie nach links. Gedreht wird nur der Oberkörper. Die Hüften sollen möglichst gerade und frontwärts bleiben.

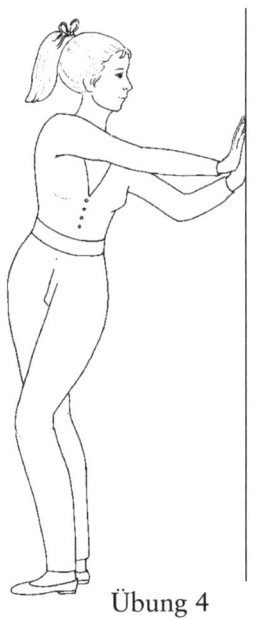

Übung 4

Übung 5 Sie stehen mit den Armen fast schulterhoch nach hinten gestreckt und halten sich am Türrahmen fest. Sie straffen den Po, kippen das Becken, beugen leicht die Knie und lehnen den Körper weg von der Tür nach vorn. Der Rücken soll oben gerade sein; vergleichen Sie das Bild auf Seite 29.

Übung 6 Mit gestreckten Armen halten Sie sich an der Kante eines Beckens, Sessels oder anderen stabilen Möbels fest. Ziehen Sie den Körper mit dem Po nach unten von dem Griff weg. Die Knie beugen, das Becken kippen und bis 15 zählen. Sie können anschließend – immer mit Beckenwelle – die Hüften nach links und rechts langsam in die Höhe bewegen und so bis 5 oder 10 zählen. Danach wieder entspannen. Vergleichen Sie Übung 1 auf Seite 20.

Übung 7 Ich mache diese Übung immer am Bankschalter oder Einkaufstresen: Sie legen die angewinkelten Ellbogen und Unterarme auf den Tisch und beugen langsam das rechte Knie. Das andere Bein bleibt locker gestreckt, wenn man jetzt den Po strafft und in die Beckenwelle kippt. Sie fühlen dann unten im Rücken das Stretching. Links wiederholen.

Übung 8 Sie stehen seitlich zur Wand, strecken den linken Arm aus und legen die Handfläche in Schulterhöhe dagegen. Die Knie lockern und das Becken kippen; der Körper bleibt aufrecht. Dann drehen Sie sehr langsam den ganzen Körper mit den Füßen auf den Fersen nach rechts, bis Sie die Streckung in Brust und Oberarmen spüren. Zählen Sie bis 10 oder 20. Dann drehen Sie sich langsam in die Ausgangsposition zurück und wiederholen dasselbe auf der anderen Seite.

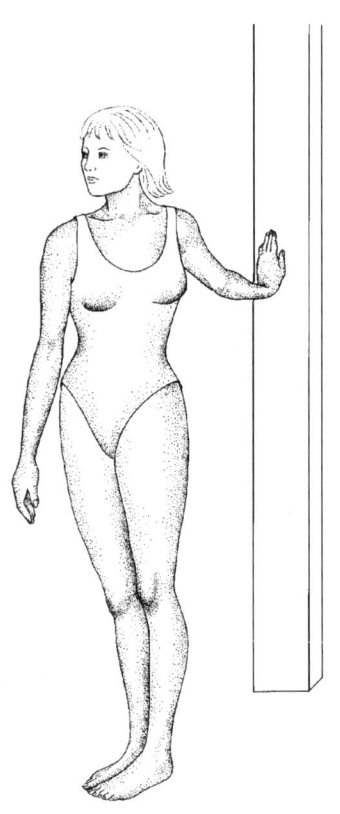

Übung 8

Abhilfe im Fahrstuhl

Ein Fahrstuhl kann für Menschen mit starken Rückenbeschwerden zur schmerzlichen Erfahrung werden. Vor allem hat man Angst, daß einem die Tür in den Rücken fällt, weil man sich nicht schnell genug hinein- und hinausbewegen kann. Durch die folgenden Übungen können Sie Ihrem Rücken im Fahrstuhl ein wenig Erleichterung verschaffen; aber natürlich eignet sich jede Wand dafür.

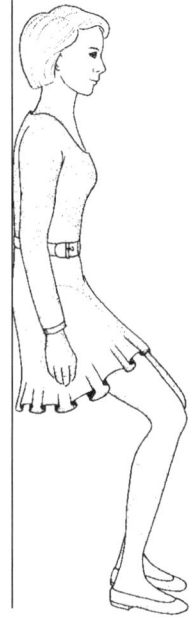

Übung 1

Übung 1 Sie stehen mit Rücken, Kopf und Nacken an der Wand und mit den Füßen etwa 15 Zentimeter davor. Drücken Sie den unteren Rücken so flach wie möglich an die Wand, und rutschen Sie daran herunter, bis die Knie ein wenig gebeugt sind. Dann kippen Sie, stoßdämpfend, in die Beckenwelle und zählen die Stockwerke bis 5 oder 15. Kippen Sie zurück, und rutschen Sie langsam wieder in den Stand empor.

Übung 2 Sie sind allein im Fahrstuhl, dann ist eine Variation möglich: Sie runden den Oberkörper zu den Knien, legen die Hände auf die Schenkel und zählen so bis 15 oder 30. Beim langsamen Aufrichten rutschen Sie mit dem Körper an der Wand hoch, wobei Sie mit den Händen auf den Schenkeln nachhelfen können. Wenn Sie die Erleichterung unten im Rücken schon spüren, kippen Sie behutsam in die Beckenwelle – an die Wand gepreßt, mit den Händen auf den Schenkeln.

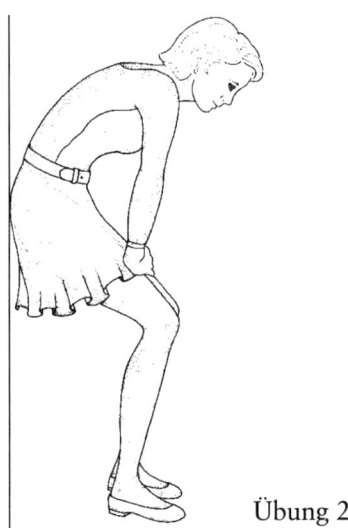

Übung 2

SCHULTERN

Hinweis: Die folgende Übung ist besonders geeignet, wenn Sie unter Verletzungen oder Beschwerden wie Bursitis (Schleimbeutelentzündung) gelitten haben.

Übung 1 Sie stehen etwa 30 Zentimeter vor einer Wand. Wandern Sie langsam mit den Fingern jeder Hand an der Wand hinauf, so hoch es geht, und dann wieder hinunter (das kann man auch in seitlicher Position).

Übung 2 Strecken Sie beide Arme in Schulterhöhe zu den Seiten aus. Drehen Sie die Arme langsam aus den Schultern 5- bis 10mal vor und zurück. Aber ziehen Sie die Schultern nicht hoch!

LIEGEN

Auch wenn es selten Gelegenheit zu liegenden Übungen gibt, sollte man sie kennen. Besonders wenn Sie zu Hause oder im eigenen Büro arbeiten, werden Sie sie zur Erleichterung und Entspannung zu schätzen wissen.

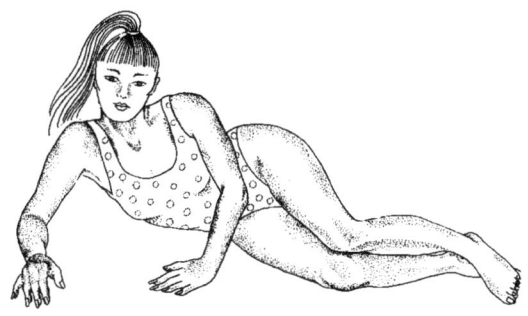

Übung 1 Sie legen sich vor einem Sessel auf den Rücken, ziehen die Knie an und betten die Unterschenkel auf den Sitz. Kopf und oberen Rücken können Sie stützen (Keilkissen sind am besten – siehe S. 282), ein kleines Kissen oder Tuch unter dem Po ist angenehm. Nehmen Sie das Kinn zurück, und entspannen Sie in dieser Position, solange Sie Zeit haben; schon ein paar Minuten bringen eine wunderbare Erleichterung.

Hinweis: Sie können das auch ohne Polster machen, aber dann sollten Sie mit dem Po nahe an (oder unter) den Stuhlsitz rücken und die Unterschenkel auflegen. Diese Position ist für Rückenleidende so wohltuend, daß manche dabei sogar ein Schläfchen machen.

Übung 2 Legen Sie sich auf den Boden, ziehen Sie die Knie an, und stellen Sie die Füße hüftbreit 30–40 Zentimeter vor dem Po auf. Legen Sie die Arme im rechten Winkel mit den Handrücken auf den Boden. Strecken Sie den Nacken zum Boden. Dann bringen Sie die Beine nacheinander zur Brust und rollen sie sacht nacheinander auf die rechte Seite und zum Kopf hin. Die Schultern bleiben flach auf dem Boden. Bis 5 zählen. Dann mit den Beinen nacheinander zurück zur Mitte und hinüber zur anderen Seite – wieder bis 5 zählen.

Übung 3 Sie legen sich auf den Boden und stecken ein kleines, zusammengerolltes Tuch hinter das Steißbein. Die Füße stellen Sie hüftbreit auf und ziehen die Knie an. Fassen Sie mit den Händen vorn unter die Knie, und führen Sie sie zur Brust. In dieser Position verharren Sie und lassen sich ganz in den Boden sinken. Danach bringen Sie die Beine nacheinander gebeugt wieder zu Boden und entspannen den Nacken.

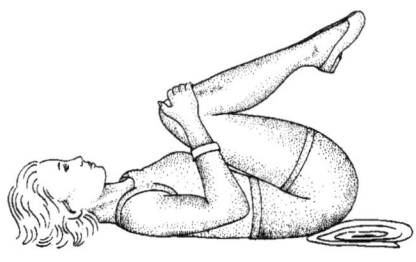

Übung 3

7
Callanetics in drei Stufen

Menschen mit Rückenbeschwerden – sei es durch mentalen Streß oder physische Verletzungen – rät man oft von Körperübungen ab. Über achtzig Prozent aller Schmerzen im unteren Rücken werden jedoch durch schwache oder verspannte Muskeln verursacht – also kann man durch Übungen den Rücken sehr wohl von Schmerzen befreien. Und was können Sie tun, wenn Sie Schmerzen und Angst vor jeder Bewegung haben: Ihre Kräfte erhalten, Ihre Energie sammeln und gegen die Verkümmerung der Muskeln angehen – oder sich einfach hängenlassen? Wie können Sie lernen, Ihren Rücken zu schützen? Auf einen straffen und gesunden Körper brauchen Sie nicht zu verzichten, nur weil der Rücken weh tut. In meinem ersten Buch, *Callanetics,* habe ich gezeigt, wie man innerhalb von zehn Stunden zehn Jahre jünger aussehen kann, wenn man einem sorgfältig entwickelten Übungsprogramm folgt. Dieses Kapitel wird Sie in die Grundelemente von Callanetics einführen – ungeachtet Ihres Alters und vieler Rückenprobleme. Die Übungen sind in drei Stufen aufgebaut: Die erste Stufe ist für Menschen mit Verkrampfungen und anderen ernsten Beschwerden. Die beiden nächsten beschreibe ich anschließend.

Die erste Übungsfolge entstand aus meiner eigenen Erfahrung mit Rückenproblemen, als ich noch so dumm war, hohe Absätze zu tragen. Ich unterrichtete damals schon Callanetics und hätte es wirklich besser wissen müssen. Ich bin davon überzeugt, daß diese elementaren Übungen auch Sie von einigen oder all Ihren Beschwerden befreien und Ihren Körper dabei kräftigen und gerade halten.

Ich habe seit zehn Jahren keinen Spasmus im Rücken mehr gehabt, doch werde ich diesen entsetzlichen Schmerz nie vergessen. Die Verkrampfung hielt Monate an, aber mir schienen es Jahre zu sein. Und deshalb sehe ich keinen Grund, daß irgend jemand so eine Tortur durchmachen muß und man nicht sofort etwas gegen solche Anfälle tun kann. Warum auch sollte man tagelang mit Schmerzen im Bett liegen, wenn man sich in den meisten Fällen sofort davon befreien kann? Die Übungen der ersten Stufe sind der erste Schritt zu solcher Erleichterung. Aber natürlich müssen Sie nicht erst auf den ersten Anfall warten, um mit diesen wunderbaren Übungen zu beginnen. Sie sind zu jeder Zeit eine Wohltat.

Die Übungen der zweiten Stufe habe ich für Menschen entwickelt, die sich schon besser bewegen können und in der Lage sind, die der ersten Stufe mühelos auszuführen. Die dritte Stufe ist für wirklich bewegliche Menschen gedacht, und die abschließenden Übungen dieses Kapitels sind ein paar richtige »Callanetics«, die spezifische Körperpartien kräftigen und strecken sowie den Rücken schützen.

Diese Stufenabfolge Callanetics ist darauf ausgerichtet, Sie eine Technik zu lehren, die dauerhaft jeglichen Druck auf Ihren Rücken verhindert. Sie werden lernen, bestimmte Muskelbereiche anzuspannen und zugleich den Rücken und den ganzen Körper zu entspannen. Tatsächlich werden bei den meisten Übungen gleichzeitig die Wirbelsäule und andere Muskeln gestärkt und gestreckt. Gewöhnlich sind es die Muskeln, die die auf dem unteren Rücken liegende Arbeitsbelastung übernehmen können. Wenn Muskeln schwach sind oder zu wenig beansprucht werden, ermüden sie leicht und können nicht leisten, was von ihnen gefordert wird. Dann übernehmen die Muskeln im unteren Rücken diese Arbeit – und das führt zu Überlastung und Streß.

Dem kann man durch die angemessene Kräftigung der Muskulatur abhelfen. Wenn zum Beispiel die Muskeln um Becken und Lendenwirbel gleichermaßen gut entwickelt sind, ist der untere Rücken besser geschützt. Wir alle wissen, daß man die Bauchmuskulatur stärken muß, um den unteren Rücken zu entlasten. Für mich ist das aber nur ein Teil des Gesamtbildes. Ich glaube, daß alle Muskeln vom Kopf bis zu den Zehen eine wichtige Rolle für den unteren Rücken spielen, und deshalb schließt mein Programm Übungen ein, die sie alle kräftiger machen.

Ich habe die Formel »Stärken Sie Ihren Rücken!« immer als problematisch empfunden, denn die Ärzte haben mir ständig gesagt, meine Rückenmuskeln seien extrem stark. Mein Rücken braucht nicht stärker zu werden, als er schon ist, denn all die Jahre Callanetics haben seine Muskeln genügend gekräftigt. Außerdem wird der Rücken auch durch all die Bewegungen, Beugungen und Handreichungen des täglichen Lebens stark. Unser Rücken arbeitet viele Stunden hindurch. Er ist überfordert und verspannt. Er braucht nicht Stärkung, sondern *Stretching*. Er muß geschmeidiger werden, entspannter. Ich denke, daß

die meisten der üblichen Trainingsmethoden durch dieses vermeint-
liche »Den-Rücken-Stärken« in Wirklichkeit nur größere Belastungen
für den Rücken bringen.

Die Stufenfolge müssen Sie sich etwa so vorstellen:

Stufe I ist zum Aufwärmen.

Stufe II ist zum Aufbau.

Stufe III ist zur Heilung.

Callanetics ist die Garantie dafür.

LEITFADEN

Dieser Leitfaden wird Ihnen helfen, die Übungen korrekt und ohne Angst vor Verletzungen auszuführen und die speziellen Begriffe in den Anweisungen zu verstehen.

■ Die wichtigste Voraussetzung ist, daß Sie sich Ihres Körpers bewußt und darüber klarwerden, daß er – ob Sie ihn mögen oder nicht – Ihnen ganz allein gehört. Jeder Körper ist anders, durch eine Vielzahl von Faktoren geprägt, wie Erbanlagen, Tätigkeiten, Lebensweise und Umgang mit Streß. Freuen Sie sich an seiner Einzigartigkeit, hören Sie auf ihn. Konzentrieren Sie sich auf jede seiner Bewegungen, damit Sie Anspannung und Entspannung der Muskeln *empfinden*. Man muß durch das eigene Fühlen den Unterschied zwischen einem entspannten und einem angespannten Muskel erkennen. Muskeln, die durch den täglichen Streß zu lange in Spannung gehalten werden, können Schaden nehmen.

Achten Sie darauf, was Ihre Muskeln Ihnen mitteilen, sie sagen Ihnen, ob Sie etwas über- oder untertreiben. Sie müssen dieses Maß für sich selbst entdecken: Was für den einen schon Schmerz bedeutet, muß einem anderen noch lange nicht weh tun.

Schmerz ist häufig ein Gemütszustand, und die Angst davor ist manchmal schlimmer als der Schmerz selbst. In meinen Kursen höre ich am Anfang häufig fast automatisch: »Das tut weh.« Ich frage: »Was bedeutet Wehtun für Sie?« Einige sagen »eine Verletzung«, aber 95 Prozent antworten »Schmerz«. Für mich ist es überhaupt kein Schmerz, meine Muskeln arbeiten zu fühlen – es strömt vielmehr als eine schöne Erregung durch meinen Körper. Wenn ich das erkläre und sie selbst versuchen, es auf diese Weise zu sehen, wechselt ihre Einstellung innerhalb von Minuten vom Negativen ins Positive. Vielleicht geht es Ihnen ebenso, wenn Sie über Ihre »Schmerzen« beim Üben nachdenken. Sie entdecken plötzlich, daß eine neue Art Bewegung oder Streckung eines lange nicht benutzten Muskels keineswegs schmerzhaft ist, sondern eine wunderbare Sinnesempfindung, die Ihrem Körper dient. Wenn Sie zu dieser Wahrnehmung kommen, hören Sie wirklich auf Ihren Körper und sind imstande, auf ihn einzugehen. Wenn eine Bewegung trotz Ihrer neuen Einstellung weh tut, hören Sie selbstverständlich damit auf und nehmen eine leichtere Position ein.

Es ist normal, daß Sie beim Üben das Gefühl haben, gestreckt zu werden, und manche empfinden das als leichten Schmerz; er darf nur nicht scharf und plötzlich sein, und Sie sollten keine Schwierigkeiten beim Atmen haben. Wenn Sie eine Bewegung verändern müssen, weil sie unangenehm ist, dann tun Sie das. Meine Anweisungen sind keine unverrückbaren Lehrsätze! Ihr Körper ist ganz einzigartig, und seinen Grenzen und Fähigkeiten müssen diese Übungen entsprechen.

▨ Ebenso passé wie die Parole »Ohne Schmerz kein Erfolg« ist das Hüpfen und Wackeln der alten Übungsmethoden. Wenn eine Anweisung lautet »bewegen«, dann sollen das langsame, sanfte und kleine Bewegungen sein – nicht mehr als zwei bis acht Millimeter!

▨ »Zählen Sie bis 5« ist so zu verstehen, daß Sie zählen: »Eintausendeins, eintausendzwei« usw.

▨ Atmen Sie natürlich. Machen Sie keine Kunst daraus, aber vergessen Sie es nicht! Es hilft, wenn Sie laut zählen. Generell sollten Sie vor einer Bewegung einatmen und währenddessen langsam ausatmen. Ich betone das nicht eigens, denn in fünfzehn Jahren Unterricht habe ich festgestellt, daß die meisten sich dann auf Ihr Atmen konzentrieren und den Körper verspannen, ganz besonders den Rücken. Sie lernen dann nicht, zu entspannen und die Bewegungen zu kontrollieren – die Bewegung beherrscht sie.

▨ Knie- und Ellbogengelenke dürfen Sie niemals blockieren. Beine oder Arme strecken heißt nicht, daß Knie oder Ellbogen steif werden – entspannen und nochmals entspannen! Sie sollen sich vom Kopf bis zu den Füßen wie Wachs fühlen und in den Boden schmelzen. Je mehr Sie den ganzen Körper entspannen, desto besser werden Nacken und Rücken von Druck befreit. Das Relaxing bietet die beste Gelegenheit, sich aus der negativen Leidenshaltung zu befreien und einer positiven Lebenseinstellung zuzuwenden: Ich habe alles unter Kontrolle!

▨ Überfordern Sie Ihre Muskeln am Anfang nicht. Gehen Sie nach Ihrem ureigenen Tempo vor. Machen Sie nicht mehr Wiederholungen, als Ihnen angenehm sind. Jede Übung baut auf der vorigen auf; am Ende werden Sie in der Lage sein, die Muskeln mühelos zu spannen und zu strecken. Denken Sie daran, es hat Jahre gedauert, bis Ihr Körper in diese reduzierte Verfassung geriet – das können Sie nicht über Nacht korrigieren. Einer der häufigsten Fehler ist

Übereifer. Dadurch werden die Muskeln überanstrengt und der Körper überfordert. Und man kommt nicht zwangsläufig zu schnelleren Ergebnissen, wenn man mehr tut. Sie sind weniger anfällig für Verletzungen, wenn Sie nur nach dem eigenen Tempo vorgehen und nicht irgend jemandem nacheifern. Und bei Rückenbeschwerden sollten Sie *jede* Bewegung extrem vorsichtig angehen.

▨ Den Begriff »dreifach verlangsamte Bewegung« finden Sie in vielen Anweisungen. Stellen Sie sich darunter einen Film in Zeitlupe vor, und lassen Sie die Szene noch langsamer ablaufen; dann haben Sie einen Begriff davon, wie langsam und sacht Sie sich bewegen sollen. Rucken, Wippen, Hüpfen und Stoßen ist strengstens verboten – es sei denn, Sie sind als Athlet in solchen Bewegungsarten trainiert.

▨ Wenn Sie mit musikalischer Untermalung üben wollen, dann sollte sie sanft und weich sein, Sie beruhigen und nicht stören. Harte Rhythmen wie Rock'n'Roll wirken sehr stark auf das Nervensystem; sie stimulieren rockende Bewegungen und stören die Kontrolle.

▨ Unter »Aufwärmen« versteht jeder etwas anderes. Zweck des Aufwärmens ist es, die Temperatur des Körpers und damit der Muskeln zu erhöhen. Warme Muskeln sind geschmeidiger und arbeiten mit größerer Effektivität. Ausgefeilte *Warm-ups* sind bei diesen Übungen nicht notwendig. Wenn Sie aber gleich nach dem Aufstehen üben wollen, dann nehmen Sie zuvor eine warme Dusche oder gehen Sie ein bißchen umher. Und wenn Sie noch im Liegen üben, dann aktivieren Sie Ihre Muskeln ein wenig durch Anspannen und Lockern, zum Beispiel: Die Zehen ganz fest zusammenpressen und dann langsam wieder entspannen. Sie müssen ein warmes, vitales Gefühl in Muskeln und Gelenken haben.

▨ Meine Übungen sind nicht auf die Kontraktion oder das Stretching der Muskeln beschränkt. Sie schließen beides ein und bilden ein ganzheitliches System. Wenn Sie nicht gerade Sportler sind, reicht es zum Körpertraining – und für eine gute Figur! – vollkommen aus.

Jede dieser Stufen kann auch als fortlaufendes Programm geübt werden. Mein Vorschlag ist, daß Sie mit der ersten Stufe beginnen. Dann können Sie selbst feststellen, welche Ihnen angemessen ist und wie viele Wiederholungen Sie machen wollen. Außerdem habe ich Alternativen entwickelt, falls Sie lieber auf dem Boden liegen. Lesen Sie die

Anweisungen zuvor genau durch, und prägen Sie sich den Ablauf ein; es ist nicht gut, wenn Sie inmitten einer Übung plötzlich nachlesen müssen. Lassen Sie sich genug Zeit, am Anfang mindestens zehn bis zwanzig Minuten täglich, und sorgen Sie für Ruhe – zum Beispiel, indem Sie das Telefon aushängen.

Sie werden besser, jünger und straffer aussehen und sich auch so fühlen, und Ihre zunehmende Vitalität wird diesen Zustand weiter fördern. Meine Hoffnung ist, daß Sie genug Vertrauen zu Ihrem Körper entwickeln, um jede Angst vor Schmerzen zu verlieren. Sie *können* üben und sich bewegen und dabei Ihren Rücken perfekt kontrollieren. Sie sind ihm nicht länger ausgeliefert.

Ein Hinweis noch. Wenn Sie mein erstes Buch, *Callanetics,* kennen, werden Sie feststellen, daß die Übungsfolge leicht verändert ist. Das geschah im Hinblick auf Menschen mit Rückenproblemen, spielt aber sonst keine Rolle.

BECKENWELLE

In all den Jahren meines Unterrichts hat mich immer wieder erstaunt, wie wenig Ahnung die Leute von ihrem Becken haben. Manche wissen nicht einmal, wo es ist. Unter einem psychologischen und emotionalen Gesichtspunkt kann ich es freilich begreifen, denn es ist sicher der verletzlichste Körperbereich. Wenn ich die Leute auffordere, das Becken zu kippen, sind sie verwirrt; wenn sie begreifen, was ich will, sind sie peinlich berührt. Es ist ungefähr so, als stehe der Bereich zwischen Taille und Beinen unter Geheimhaltung und sie hätten seine Existenz ihr Leben lang geleugnet. Es scheint ein Niemandsland, nur dafür geeignet, den Oberkörper oder die Beine zu bewegen. Am meisten fasziniert mich, daß manche zwar spielend das Becken bewegen können und auch wissen wie, sich aber dennoch aus dieser emotionalen Befangenheit nicht lösen können. Dieser Bereich verkörpert für viele Sex, Angst, Bloßstellung, kindliche Tabus und psychische Hemmungen, Macht und Geld. Manchmal denke ich, es begann alles mit den Windeln, denn dieser Körperteil ist als einziger immer bedeckt gewesen.

Das Becken ist das Verbindungsglied zwischen Ober- und Unterkörper. Eigentlich sind seine Bewegungen denen der Beine und des Rumpfes nachgeordnet. Wenn Sie zum Beispiel drei Stufen auf einmal neh-

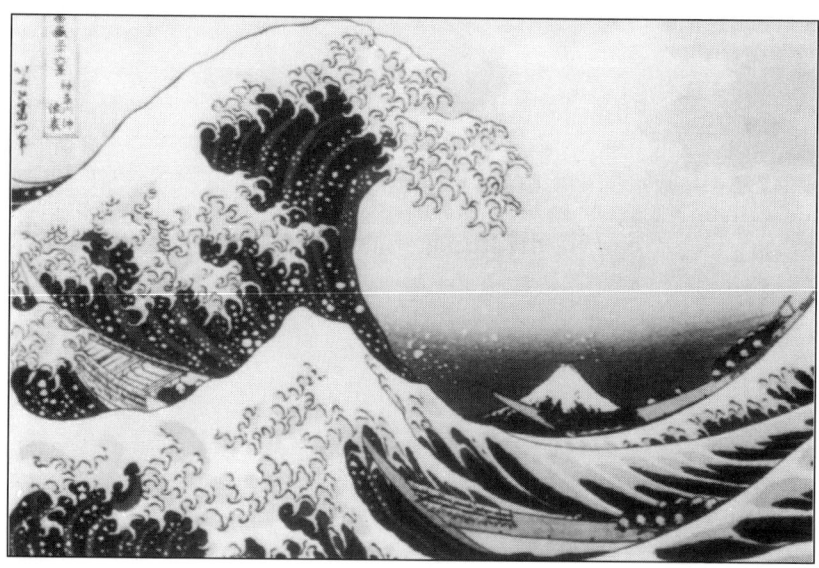

men wollen, tun die Beine den ersten Schritt, und das Becken vollendet die Bewegung. Für die Beckenbewegung gibt es keine speziellen Muskeln; die Muskeln der Beine und des Rückens kontrollieren seine Bewegung. Die einzige genuine Beckenbewegung kommt aus dem Becken selbst: die Beckenwelle.

Unter all meinen Übungen wird die Beckenwelle von Männern wie Frauen am häufigsten zu Hause allein geübt. Gewöhnlich halte ich meine Schüler davon ab, vor einem Spiegel zu üben; doch in diesem Fall hilft es Ihnen, zu sehen, wie unsinnig ihre Befürchtungen sind. Nach den ersten Lektionen kann ich immer eine einschneidende Veränderung feststellen: Sie haben gelernt, daß sie das Becken ganz ohne falsche Scham bewegen können. Und wenn sich das Becken erst einmal so bewegen darf, wie es ihm eigen ist, erleben sie ein solches Gefühl der Befreiung und Wohltat für den ganzen Körper, daß sie sich fragen, weshalb sie sich so viele Jahre dagegen gewehrt haben.

Die Verbindung von Vorder- und Rückseite des Körpers spürt man in der Beckenwelle am stärksten. Sobald Sie das Becken hochklappen, fühlen Sie die Entlastung im unteren Rücken. Und wenn Sie damit fortfahren, werden Sie von der Elastizität der Wirbelsäule und der unteren Rückenmuskeln überrascht sein. Für eine simple Bewegung erhalten Sie großen Lohn. Zuerst entlasten Sie Rücken und Wirbelsäule. Wenn Sie noch intensiver kippen, stärken Sie auch die Bauchmuskeln, Schenkel, Po, Waden und Füße. Und außerdem lockern Sie den oberen Rücken und die Hüftgelenke und lernen, den Rücken unten noch weiter zu entspannen.

Wenn Ihr Becken erst einmal diesen wundervollen Schwung beherrscht, gibt es für eingesackte Haltung keine Entschuldigung mehr. Sie können Ihr Becken beim Stehen, Gehen und Sitzen hochkippen – strecken damit optimal das Rückgrat und halten Kopf sowie Schultern gerade.

Die Beckenwelle ist so wichtig, daß ich sie im Fernsehen am häufigsten demonstriere. Ich fordere dann regelmäßig besonders starke Männer auf, eine Hand auf meinen unteren Rücken und die andere auf meinen Bauch zu legen und so fest wie möglich zu drücken. Sie merken dann am lebendigen Objekt, wie stark und beweglich meine Beckenmuskeln sind, wie sehr ich sie unter Kontrolle habe und wie sie meinen Rücken strecken. Sie sind verblüfft und gestehen mir ganz im Vertrauen, daß auch sie gerne soviel Kraft hätten!

Zuerst einmal müssen Sie Ihr Becken lokalisieren. Stellen Sie sich ein umgekehrtes Dreieck vor. Die Hüftknochen bilden die Oberseite, das Schambein die Spitze. Das Becken ist wohl das wichtigste Gerüst für Haltung, Balance und Ausrichtung des Körpers. Es bestimmt, ob man mit Hohlrücken, Rundrücken oder hängendem Kopf steht, und ist besonders entscheidend für die Stabilität des unteren Rückens. Sie straffen die Pomuskeln und rollen oder kippen. Wenn Ihr Becken nicht in exakter Linie mit Ihrem Körper steht, leidet Ihre Haltung. Menschen mit Bandscheibenschaden – mich selbst eingeschlossen – gewöhnen sich so sehr an die Verspannung der Rückenmuskulatur, daß sie es nicht einmal mehr merken. Sie halten es für normal, und binnen kurzem treten dann Rückenbeschwerden auf. Aber es ist durchaus nicht notwendig, das hinzunehmen – und eines der besten Mittel dagegen ist die Beckenwelle. Wenn Sie diese Übung nicht versuchen, werden Sie niemals wahrnehmen können, wie kraftlos und erschöpft Sie durch einen verspannten Rücken werden. Sobald Sie diese Verspannung durch die Beckenwelle beseitigt haben, kommt die Energie zurück, und Ihr Körper fühlt sich gut und leicht wie eine Feder.

Warum benutze ich diesen Begriff »Beckenwelle«? Ich habe immer wieder feststellen müssen, daß unter »Hochkippen« jeder etwas anderes versteht. In acht von zehn Fällen strecken die Leute dann den Bauch heraus und machen den Rücken unten hohl – und das ergibt natürlich keine fließende Bewegung des Beckens. In meiner Verzweiflung, dafür das richtige Bild zu finden, erinnerte ich mich daran, wie die Wellen am Strand anbranden und sich dann einrollen. Das war genau die Bewegung, die ich wollte; und das Bild half sofort, die Kraft und den Fluß im Ablauf der Beckenwelle zu begreifen.

BECKENWELLE LIEGEND

Hinweis: Diese Übung kann durch andere Bodenübungen ergänzt werden.

Wenn das Alarmsignal des Weckers Sie erinnert, daß wieder ein Tag voller Streß bevorsteht, beginnen Sie ihn mit einer Beckenwelle. Diese Bewegung weckt Körper, Geist und Seele, denn sie lockert den Rücken und vertreibt die Steifheit aus den Gliedern. Sie ist auch zum Aufwärmen geeignet.

1. Sie liegen rücklings im Bett oder auf dem Boden, Arme an den Seiten, Handflächen nach unten. Entspannen.

2. Sacht nacheinander und dreifach verlangsamt die Knie hochziehen; die Füße bleiben flach in Hüftbreite auf der Decke und weisen nach vorn. Sie schmelzen von Kopf bis Fuß in die Matratze. Der Kopf kann im Kissen liegen, den Nacken strecken.

3. Sie straffen die Pomuskeln und Rollen oder Kippen das Schambein langsam in Richtung Nabel – aber der Po hebt sich nicht. Bis 5 zählen, dabei ruhig atmen, Beine und Rücken entspannen sowie alle anderen Muskeln, besonders den Bauch. Wenn man den Bauch strafft, verspannt man den unteren Rücken; aber gerade der soll alle Spannung verlieren.

4. Dann lockern Sie sanft wieder die gestrafften Pomuskeln und rollen das Becken langsam zurück. Sie machen eine Atempause und spüren dabei die wunderbare Kraft dieser befreienden Bewegung. Nach der nächsten Beckenwelle werden Sie sich noch besser lockern können. Wiederholen Sie die Übung 3- bis 5mal.

Hinweis: Auf Seite 102 steht, wie man sich aus dem Bett erhebt.

Wenn Sie erst das Gefühl für die Beckenwelle haben, brauchen Sie auf die Bauchmuskeln nicht mehr zu achten.

BECKENWELLE IM STEHEN

Stufe I

1. Sie stehen ungefähr 30 Zentimeter vor einer Stuhllehne, Stange oder Möbelkante, die Sie ohne Bücken bequem erreichen. Daran halten Sie sich mit den Armen in Schulterbreite und leicht gebeugten Ellbogen fest. Die Beine stehen in Hüftbreite, die Knie sind gebeugt und die Füße gerade. Den ganzen Körper entspannen – und den Po nicht herausstrecken!

2. Sehr sanft und langsam straffen Sie die Pomuskeln und rollen das Becken dreifach verlangsamt zum Nabel hin ein. Sie zählen bis 5 und lassen dabei alle Muskeln im Körper ganz locker werden.

3. Dreifach verlangsamt rollen Sie wieder in die Ausgangsposition zurück – aber nicht den Rücken krümmen. 3- bis 5mal wiederholen.

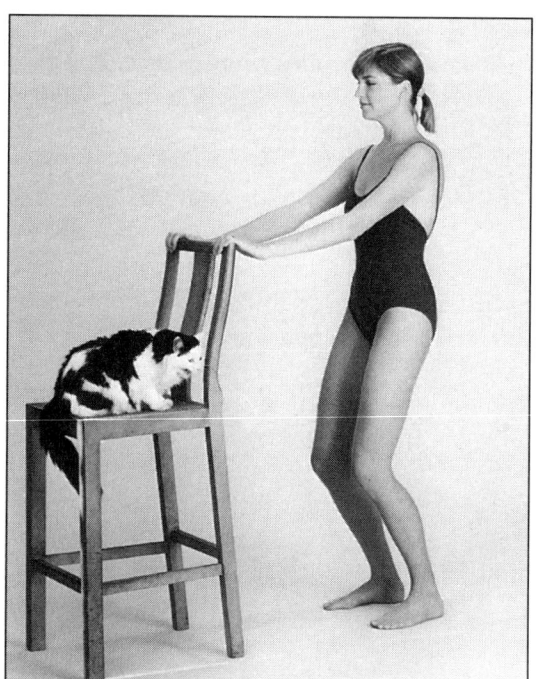

Hinweis: Sie müssen lernen, diese Beckenwelle perfekt zu beherrschen, denn sie ist fundamental für mein Übungsprogramm und viele körperliche Tätigkeiten. Sie sollen spüren, wie diese fließende Bewegung alles Unbehagen mit sich hinwegnimmt.

Nicht die Luft anhalten. Auch beim Zählen atmen Sie ganz normal.

Stufe II

1. Sie stehen etwa 40 Zentimeter vor einer Stuhllehne, Stange oder Möbelkante, die Sie ohne Bücken bequem erreichen. Mit gestreckten, lockeren Armen halten Sie sich daran in Schulterbreite fest. Die Füße stehen hüftbreit, die Knie sind etwas mehr als zuvor gebeugt, die Zehen zeigen nach vorn. Wieder völlig entspannen und den Po nicht herausstrecken!

2. Sehr sanft und langsam straffen Sie die Pomuskeln und rollen das Becken dreifach verlangsamt zum Nabel hin ein, aber höher als zuvor. Sie zählen bis 5 und lassen dabei alle Muskeln im Körper ganz locker werden.

3. Dreifach verlangsamt rollen Sie dann wieder in die Startposition zurück – aber nicht den Rücken wölben. 7- bis 15mal wiederholen.

Hinweis: Nach der ersten Stufe sollten Sie der Entspannung Ihres ganzen Körpers schon recht gewiß sein.

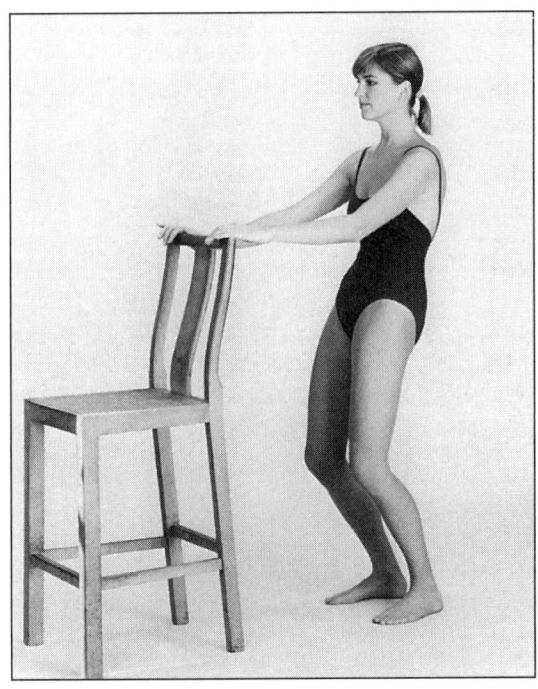

Stufe III

Hinweis: Auf dieser Stufe spürt man schon die größere Elastizität der Muskeln und kann das Becken weiter einrollen. Die Rundung oben im Rücken sorgt für das Stretching die Wirbelsäule hinab und über die Schulterblätter; dadurch wird auch der untere Rücken gelockert. Die Muskeln um das Becken – in Schenkeln, Unterleib und Po, sogar in Waden und Füßen – beginnen jetzt zu kontrahieren und nehmen weitere Belastung aus dem unteren Rücken. Es ist kaum zu glauben, daß eine winzige Bewegung wie die Beckenwelle all das vollbringt – kein Wunder, daß sie zu den Favoriten meiner Schüler zählt!

1. Sie stehen gut 40 Zentimeter vor einer Stuhllehne, Stange oder Möbelkante, die Sie ohne Bücken bequem erreichen. Mit gestreckten, lockeren Armen halten Sie sich daran in Schulterbreite fest. Die Beine sind hüftbreit gegrätscht. Jetzt drehen Sie die Füße ein wenig nach außen und beugen die Knie so, daß sie über den Zehen stehen. Völlig entspannen und den Po nicht herausstrecken.

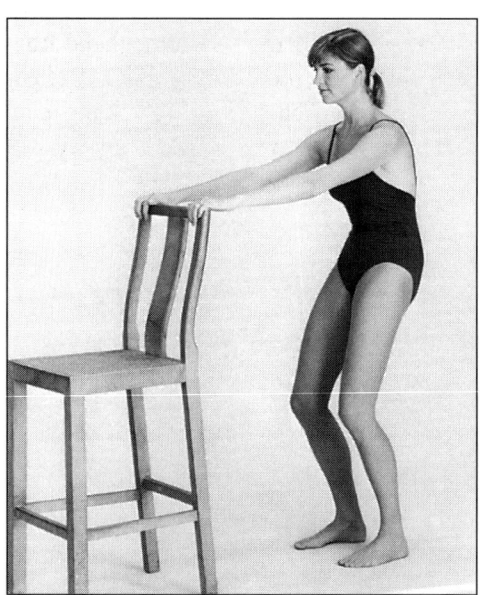
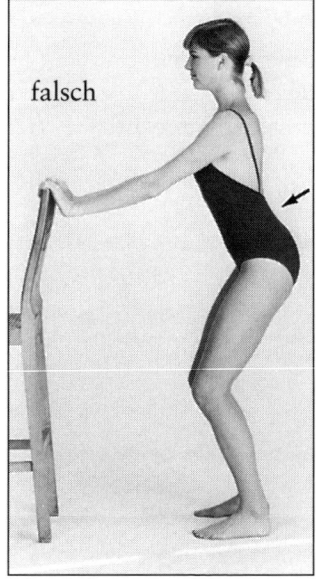

falsch

2. Sehr sanft und langsam straffen Sie die Pomuskeln und rollen das Becken dreifach verlangsamt noch mehr als in Stufe II zum Nabel hin ein. Diesmal zählen Sie bis 8 und lassen alle Muskeln im Körper ganz locker, besonders den Po.

3. Dreifach verlangsamt in die Startposition zurück und dabei den Rücken nicht krümmen. 7 bis 15 Wiederholungen.

Hinweis: Mit den bisherigen Übungen haben Sie Muskeln und Wirbelsäule auf die folgenden Callanetics vorbereitet. Da stehen Sie dann auf den Fußballen; die verstärkte Kontraktion in den Innenschenkeln werden Sie deutlich fühlen, und das Becken »flutet« bald doppelt so weit zurück. Sie werden staunen, wie kräftig und beweglich dieser Bereich wird, wenn Sie an Ihre Grenzen kommen. Der Lohn ist eine beneidenswerte Haltung, Figur und straffe Innenschenkel.

Durch das Ausstellen der Füße und Aneinanderlegen der Fersen wird das Körpergewicht besser verteilt und aufgefangen; außerdem nimmt es Druck von den Knien und gibt dem Rücken einen sicheren Fixpunkt. Die meisten neigen dazu, den Rücken zu krümmen. In dieser Position fällt einem das auf, und man kann den Fehler umgehend korrigieren – den Nutzen davon haben Sie Ihr Leben lang beim Gehen, Sitzen und Stehen. Außerdem hat man durch diese Fußstellung eine bessere Kontrolle über den immer intensiver werdenden Bewegungsablauf.

Callanetics

1. Sie stehen gut 40 Zentimeter vor einer Stuhllehne, Stange oder Möbelkante, die Sie ohne Bücken bequem erreichen. Mit gestreckten, lockeren Armen halten Sie sich daran in Schulterbreite fest. Die Beine sind hüftbreit gegrätscht. Drehen Sie die Füße auswärts, und beugen Sie die Knie über die Zehen. Jetzt erheben Sie sich auf die Fußballen und legen die Fersen aneinander. Den Körper völlig entspannen, aber nicht den Po herausstrecken.

2. Senken Sie den Körper (aber nicht die Fersen!) um drei Zentimeter, straffen Sie den Po, und machen Sie eine ganz weite Beckenwelle. Bis 5 zählen und danach langsam loslassen.

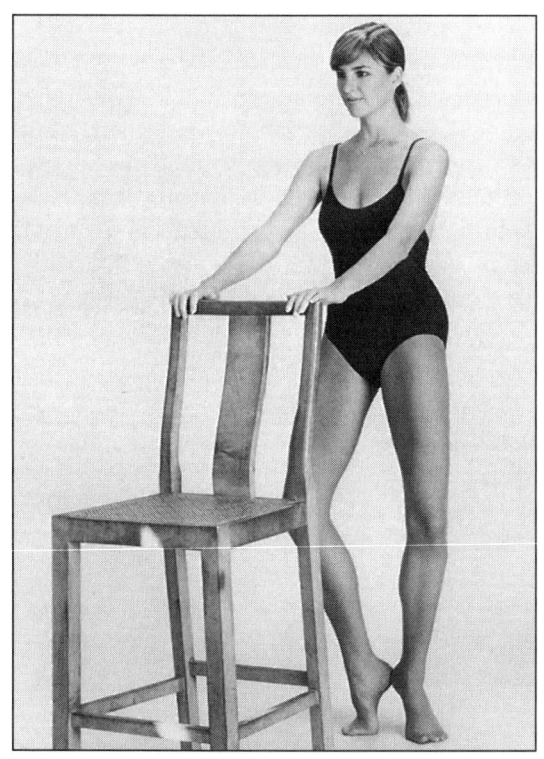

Sie stehen während der ganzen Übung auf den Fußballen. Strecken Sie nicht den Po heraus.

3. Jetzt senken Sie den Körper, immer auf den Fußballen stehend, wieder um drei Zentimeter, rollen die Beckenwelle, zählen bis 5 – und wieder lockern. Und dasselbe noch einmal drei Zentimeter tiefer.

4. Nun geht es in umgekehrter Reihenfolge und drei Abschnitten wieder zurück in die Ausgangsposition. Diesen ganzen Ablauf wiederholen Sie 2mal.

Hinweis: Halten Sie während der ganzen Übung den Körper aufrecht. Wenn Sie das Becken zum Nabel rollen, wird der Rücken oben automatisch rund – und das soll er! Sie spüren dann bald die wohltuende Streckung durch die ganze Wirbelsäule.

Anfangs werden Sie sich wahrscheinlich mit allen Kräften festklammern; doch sobald die Beine kräftiger werden, können Sie Rücken und Nacken ohne Mühe gerade halten.

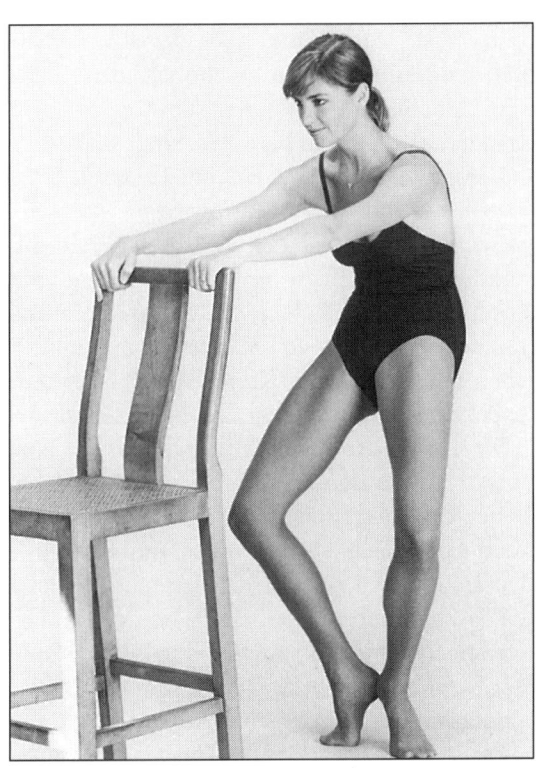

NACKEN

Hals und Nacken sind der zerbrechlichste und am meisten vernachlässigte Teil des Körpers. Diese Verletzlichkeit wird den meisten erst klar, wenn ernsthafte Beschwerden auftreten. Ihre armen Halsmuskeln müssen ständig arbeiten – selbst im Schlaf, wenn Sie schlecht liegen. Ein Wunder ist das nicht, Kopf und Nacken wiegen immerhin zehn Pfund, und mich erschöpft schon der Gedanke, daß ich Tag für Tag das Gewicht einer Kegelkugel auf der Spitze meiner Wirbelsäule zu balancieren habe. Man sollte den Kindern schon in der ersten Klasse auf einem Röntgenbild zeigen, wie zart die Halswirbel im Vergleich zu den starken Rückenwirbeln sind; vielleicht würden wir dann unseren empfindlichen Nacken ein Leben lang besser schützen.

Schon die Struktur ist ganz unpraktisch. Der Nacken ruht auf der Spitze der Wirbelsäule, aber der Kopf bleibt nicht immer an dieser Stelle. Er ist nach vorn geschoben, denn der Mensch ist frontal orientiert. Alle Sinne – besonders die Augen – sind nach vorn gerichtet und drängen den Kopf in diese Haltung.

Der arme Nacken wird zum Lastesel. Er muß den Kopf heben und tragen, auf ihm wird die größte Spannung abgeladen. Die Schwerkraft ist sein schlimmster Feind. Überließe er uns ihr, würde unser Kopf ständig auf die Brust sinken. Es ist eine gewaltige Anstrengung, den Kopf aufrecht zu halten, und die meisten unserer Tätigkeiten zwingen ihn zur Neigung. Vom Künstler bis zum Hilfsarbeiter arbeitet fast jeder mit gebeugtem Kopf (außer Michelangelo in der Sixtinischen Kapelle, und der hatte wohl schwere Rückenschmerzen!).

Wenn sich der Kopf senkt, werden die Bänder in Nacken, Schultern und zwischen den Schulterblättern überdehnt. Um dem zu begegnen, ziehen die meisten Menschen die Nackenmuskeln an und die Schultern hoch oder nach vorn. Darum müssen wir uns ganz bewußt darum bemühen, den Kopf aufrecht zu halten – auch bei nicht körpergerechten Tischen und Sitzmöbeln. Wenn der Nacken richtig über den Schultern ausgerichtet ist, müssen sich seine Muskeln nicht anstrengen, um den Kopf zu halten; er steht dann automatisch ausbalanciert und entspannt auf der Körperachse.

Es ist ein primäres Ziel von Callanetics, diesem unbewußten Haltungsfehler entgegenzuwirken. Sie lernen, Nacken, Schultern und Oberkörper sehr behutsam und sanft zu strecken. Für den Nacken ist diese Sanftheit besonders wichtig, um zu spüren, wie sehr die Muskeln in diesem Bereich miteinander verbunden sind – und darüber hinaus. Jede Überlastung von Nacken oder Oberkörper kann auch zu Problemen im unteren Rücken führen.

Häufig werden zur Stärkung des Nackens besondere Übungen für die Halsmuskeln empfohlen. Bei Callanetics ist das nicht nötig. Das Aufrichten von Kopf, Schultern und Oberkörper bei den Bauchübungen erfüllt genau diesen Zweck und streckt gleichzeitig die Nackenmuskulatur, den oberen Rücken und das Rückgrat.

Bei gewissen Übungsmethoden kann der Nacken durch ungeeignete Bewegungen überanstrengt oder verletzt werden. Als ich mich in Diskotheken und bei Aerobic-Kursen umschaute, war ich wirklich verblüfft darüber, wie dort der Nacken malträtiert wurde. Häufig merkt man das erst viel später, manchmal erst Jahre danach. In meinem Eifer, alles auszuprobieren, wurde ich selbst zum Opfer und brachte es fertig, meinen Nacken zu verletzen. Das war mir in fünfzehn Jahren Callanetics nicht passiert. Die Gefahr war mir zwar schon vorher bewußt, weil diese speziellen Programme zu heftige Bewegungen enthielten. Aber ich bin das Risiko trotz besseren Wissens eingegangen.

Als ich in einer Konferenz vor zweitausend Ärzten über Callanetics sprach, kamen hinterher viele zu mir und bedankten sich, daß ich ganz besonders die Behutsamkeit des Vorgehens bei Nackenübungen betont hatte.

Die Übungen für den Nacken folgen in diesem Kapitel als erste, weil so viele Menschen mit Rückenproblemen auch für Nackenbeschwerden anfällig sind; sie stehen an zweiter Stelle, Ursache dafür ist wahrscheinlich die große Verspannung an dieser Stelle. Sie preßt die Muskeln zusammen und vermindert dadurch die Blutversorgung. Das kann natürlich Kopfschmerzen auslösen und letztlich zu ernsthaften Gewebeschäden führen. Deshalb ist es von entscheidender Bedeutung für Sie zu wissen, wie man den Nacken entspannt und hält, bevor Sie mit den anderen Übungen beginnen.

Gelegenheiten für diese Übungen gibt es den ganzen Tag: beim Fernsehen oder beim Telefonieren, wenn Sie anstehen müssen oder nach ihren Kindern rufen. Jetzt können Sie lernen, wie man die vielen im Nacken angestauten Spannungen und Ängste abbaut. Sie werden staunen, wie gut das hilft.

Stufe I

Hinweis: Für die Nackenübungen müssen Sie Zeit haben, sich konzentrieren und dreifach verlangsamt bewegen. Bei Bandscheibenproblemen beugen Sie die Knie etwas stärker; so spüren Sie, wie sich der untere Rücken streckt.

1. Sie stehen aufrecht, mit den Beinen in Hüftbreite, die Knie leicht gebeugt und die Füße geradeaus. Den Po straffen und das Becken zur Welle einrollen. Lockern Sie die Schultern, und begehen Sie nicht den üblichen Fehler, sie zu verspannen und hochzuziehen.

2. Mit locker hängenden Schultern neigen Sie langsam den Kopf nach rechts, mit dem Ohr ganz nah zur Schulter und der Nase geradeaus. Zählen Sie bis 5 oder 10.

3. Wenn Sie mögen, bewegen Sie den Kopf 10mal und dreifach verlangsamt um Millimeter zur Schulter hin.

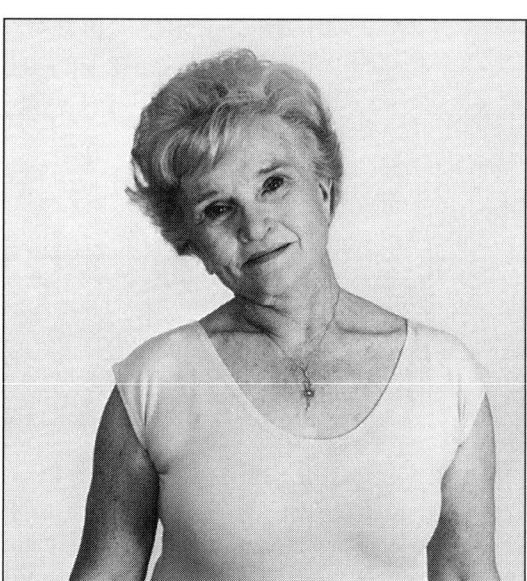

4. Langsam zurück zur Mitte. Den Nacken zur Decke strecken und das Kinn zurücknehmen. Dann dasselbe nach links.

Hinweis: Beim Neigen des Kopfes zu den Seiten brauchen Sie nur zu entspannen – den Rest übernimmt die Schwerkraft.

Die Schultern können immer noch tiefer sinken, als man glaubt. **Fühlen Sie sich als Stoffpuppe!**

152

Stufe II

1. Sie stehen aufrecht, mit den Beinen in Hüftbreite, die Knie leicht gebeugt und den Füßen geradeaus. Den Po straffen und das Becken zur Welle einrollen. Lockern Sie die Schultern, und vermeiden Sie den üblichen Fehler, sie zu verspannen und hochzuziehen.

2. Die Schultern hängen locker herab. Den Nacken in die Höhe strecken und den Kopf langsam den halben Weg zur rechten Schulter drehen. Dann lassen Sie den Kopf mit der Schwerkraft sinken, bis die Nase zur rechten Fußspitze weist. Bis 5 oder 10 zählen.

3. Führen Sie den Kopf langsam wieder hoch zur Ausgangsposition, und wiederholen Sie dasselbe nach links.

Hinweis: Je weiter zurück die Schultern, desto besser die Streckung. Und den Kopf nicht nach unten zwingen.

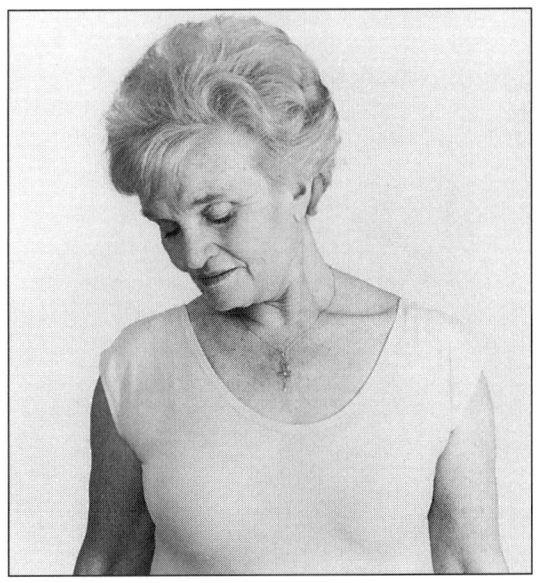

Stufe III

1. Sie stehen aufrecht, mit den Beinen in Hüftbreite, die Knie leicht gebeugt und die Füße geradeaus. Den Po straffen und das Becken zur Welle einrollen. Lockern Sie die Schultern, und vermeiden Sie den üblichen Fehler, sie zu verspannen und hochzuziehen.

2. Sie strecken den Nacken empor und fühlen das Stretching an den Seiten und hinten. Die Augen geradeaus, das Kinn waagrecht, der Kiefer locker.

3. Wenden Sie den Kopf dreifach verlangsamt in einer fortlaufenden Bewegung erst nach rechts und dann nach links. Versuchen Sie dabei, über die – geraden – Schultern zu schauen. Auf jeder Seite bis 5 oder 10 verharren – und das Ganze 5mal wiederholen.

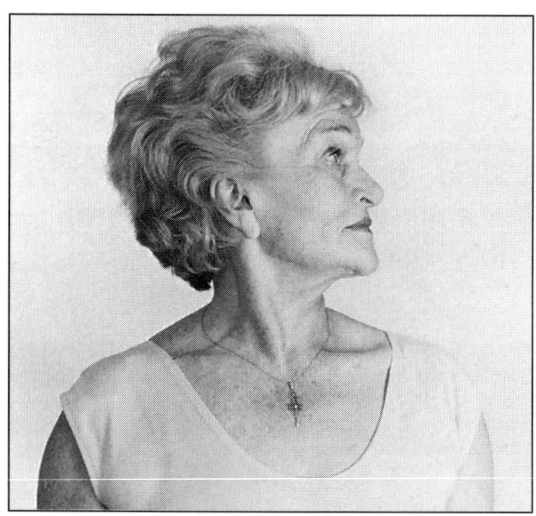

Wenn der Nacken gestreckt wird, bleiben die Schultern unten.

Callanetics

1. Sie stehen aufrecht, mit leicht gebeugten Knien, die Beine hüftbreit und die Füße nach vorn. Den Po straffen und das Becken zur Welle einrollen. Schultern lockern.

2. Dreifach verlangsamt den Nacken emporstrecken und gleichzeitig das Kinn zur Brust senken. Bewegen Sie das Kinn langsam hoch zur rechten Schulter, bis sich die Nase direkt darüber befindet.

3. Strecken Sie den Nacken mit gerecktem Kinn möglichst hoch, aber ohne den Kopf nach hinten zu legen und mit lockeren Schultern. Schauen Sie langsam über die Schulter, strecken Sie den Nacken weiter – und bis 5 zählen.

4. Mit gestrecktem Nacken wird das Kinn jetzt langsam hinab zur Schulter, zur Brust und hinüber zur rechten Schulter gedreht. Dort wieder strecken, zurückschauen und bis 5 zählen. Die ganze Bewegung 6mal wiederholen.

5. Dann wird der Kopf langsam zurück zur Mitte geführt.

Hinweis: Alle Nacken-übungen kann man auch sitzend auf Stuhl oder Boden ausführen (siehe S. 117f., 156), wie es für Ihren unteren Rücken angenehmer ist.

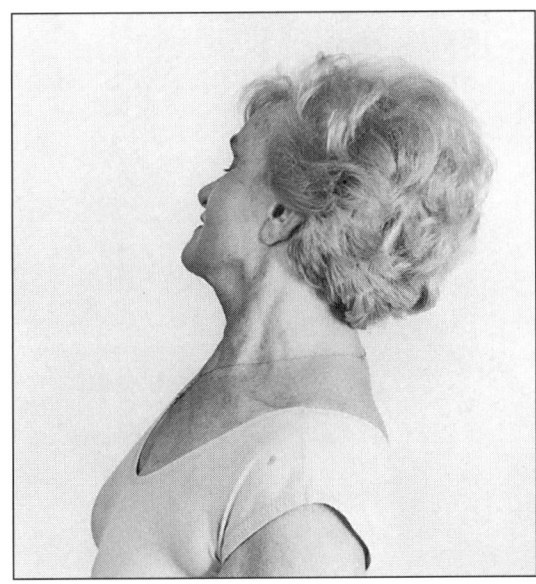

Im Liegen

1. Sie liegen auf dem Boden (oder im Bett), mit gebeugten Knien und den Füßen in Hüftbreite 30 bis 40 Zentimeter vom Po entfernt. Den Kopf entspannen, und den Nacken flach zu Boden strecken. Das Kinn ist leicht eingezogen.

2. Den Kopf langsam nach rechts wenden, völlig entspannt, er sinkt mit der Schwerkraft hinunter. Bis 5 oder 10 zählen.

3. Langsam den Kopf wieder zur Mitte drehen, und dasselbe nach links wiederholen, den ganzen Ablauf 5mal.

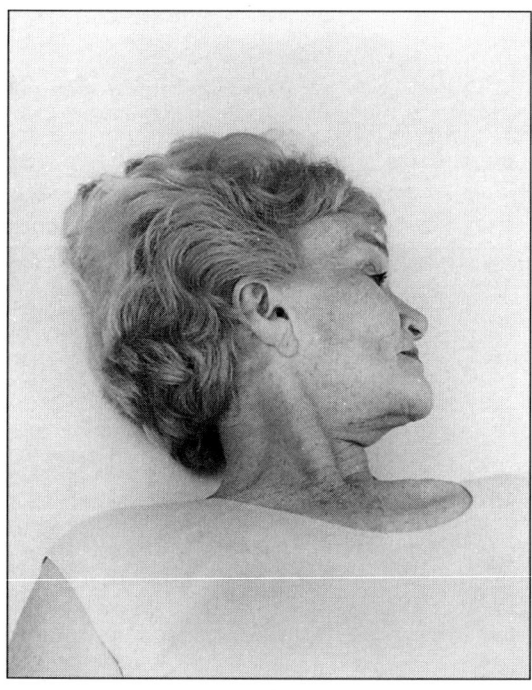

UNTERARME

Die folgenden Übungen habe ich in der Hoffnung entwickelt, damit meinen Nacken und den oberen Rücken von Schmerzen zu befreien und aufrechter zu stehen. Zu meiner Überraschung entdeckte ich, daß sie auch sehr wirkungsvoll die Unterarme strafften.

Wenn die Schultern rund nach vorn hängen (was leider meistens der Fall ist), werden die Brustmuskeln verkürzt und die Muskeln im oberen Rücken überdehnt und angestrengt. Über längere Zeit kann dieser Haltungsfehler beide Muskelpartien schwächen und eine Versteifung der Gelenke verursachen. Am Ende kann daraus auch ein Altersbuckel oder eine permanente Schiefstellung des Kopfes entstehen, und Ihre Atmung wird durch diese Haltung ernstlich eingeschränkt.

Einigen Schülern ist es bei diesen Übungen lange Zeit unendlich schwergefallen, ihre Schultern und Arme zurückzunehmen oder ihren Kopf in eine neutrale Position zu bringen. Es war so, als hätte sich der ganze obere Körperbereich zu einer runden Einheit verschmolzen. So viele Jahre hatten sie »die ganze Last der Welt« in Nacken und Schultern getragen, das sie Kopf und Schultern kaum mehr aufrichten konnten; daß Wörtchen *relax* war ihnen fremd geworden. Gewöhnlich waren das energische, erfolgreiche Menschen mit einem Übermaß an Verantwortung oder überaktive Nervenbündel. Aber keiner von uns ist dagegen gefeit.

Ich habe sie mit Worten und Berührungen beruhigt und besänftigt, behutsam und sacht. Manchmal waren die Empfindungen bei der ersten Entspannung der verkrampften Muskeln so stark, daß sie laut aufseufzten, und ich habe ihnen gesagt: »Weint, schreit, brüllt es heraus, laßt alles heraus. Ihr löst den emotionalen Druck genauso wie die verkrampften Muskeln, und das ist gut so.« Danach begannen sie sich sicherer zu fühlen und fanden ihre eigene Vorgehensweise. Es war erstaunlich, wie sehr sich schon nach den ersten Stunden ihre Haltung verbesserte – allein durch die Lockerung der Schultermuskulatur.

Mit den folgenden Übungen werden die Brustmuskeln gestreckt und verlängert, und dadurch wird der ganze Bereich gelockert und der Trizeps in den Unterarmen rasch gestrafft. Die meisten Übungsmethoden vernachlässigen die Unterarme, dabei sind sie besonders anfällig, schlaff und schwammig zu werden. Außerdem bessern sich Haltung und Atmung. Sie werden staunen, wieviel Luft Ihre Lungen schöpfen können und wie Ihre Vitalität dadurch wächst.

Durch die Beckenwelle und die Beugung der Knie wirken Sie einer Überdehnung im unteren Rücken entgegen und leiten die korrekte Ausrichtung Ihrer Körperhaltung ein. Sie werden jedoch automatisch versucht sein, Schultern und Kopf nach vorn zu drücken. Das müssen Sie sofort korrigieren, indem Sie die Nackenmuskeln in die Höhe strecken und das Kinn zum Ausgleich der Halswirbelkrümmung einziehen. Dafür bekommen Sie ein Gefühl, wenn Sie versuchen, ein schweres Buch auf dem Kopf zu balancieren: Sie müssen dagegen drücken, um sein Gewicht zu halten, und das Rückgrat strecken, damit es nicht herunterfällt. Auf meinen Reisen habe ich oft genug gesehen, welch wunderbar aufrechte Haltung Menschen haben, die ihre Lasten auf dem Kopf tragen.

Wenn Sie die Arme bei dieser Übung zurücknehmen, werden Sie fühlen, wie die Muskeln zwischen den Schulterblättern vom Nacken bis in die Rückenmitte arbeiten. Es ist verblüffend, welch große Wirkung diese Entlastung im oberen Rücken auf die Entspannung im unteren Teil des Rückens hat.

Haben Sie Geduld mit sich selbst. Jede Haltungsschwäche ist über lange Zeit hin entstanden – Sie können sie nicht in ein oder zwei Anläufen loswerden. Der Nutzen für Gesundheit, Körper- und Selbstwertgefühl, Haltung und Vitalität ist schon einen kleinen Zeitaufwand wert.

Stufe I

Hinweis: Wenn Sie die Arme nach hinten geführt haben, müssen Sie die Schultern immer so tief wie nur möglich sinken lassen und entspannen.

1. Sie stehen mit den Füßen in Hüftbreite nach vorn ausgerichtet und gehen ein Stück in die Knie. Heben Sie die Schultern zu den Ohren, straffen Sie den Po, und rollen Sie das Becken zur Welle.

2. Versuchen Sie, die Schulterblätter in Berührung zu bringen. Dann lassen Sie die Schultern sinken und entspannen sie vollkommen. Der Nacken ist locker, das Kinn zurückgenommen, der Blick nach vorn gerichtet. Es ist ein Gefühl, als sei die ganze Wirbelsäule gestrafft wie ein Gummiband.

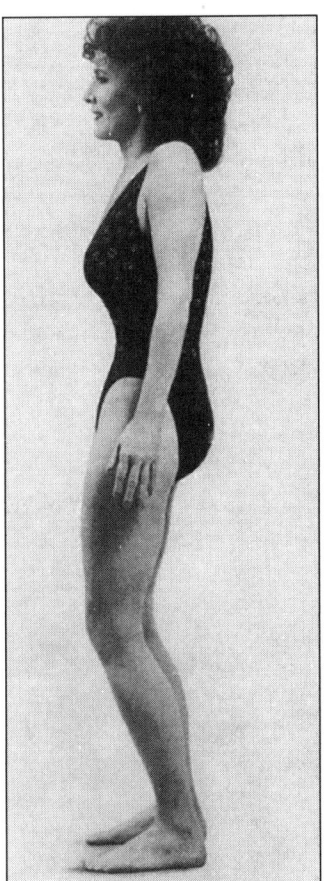

3. Versuchen Sie, die Arme hinten zu strecken – aber ohne zu forcieren. Und drehen Sie die Hände nach innen, so daß die Daumen zur Decke zeigen.

4. Bewegen Sie die Arme mit den Daumen um Millimeter zueinander, 10- bis 15mal, aber nicht angestrengt. Knie, Schultern und Nacken bleiben relaxed, das Becken gekippt.

5. Lösen Sie sanft die Arme, und kehren Sie dreifach verlangsamt in die Startposition zurück.

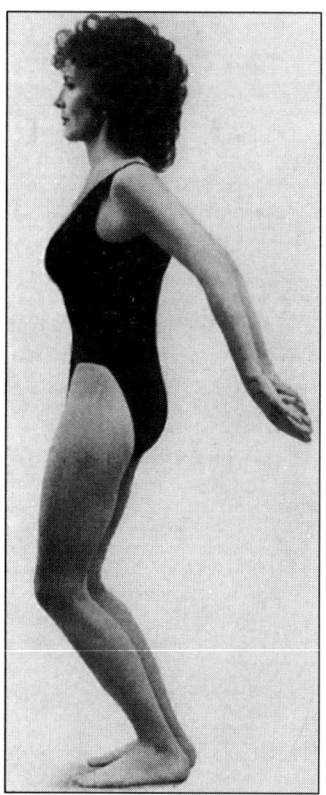

Hinweis: Am Anfang hat man aus Mangel an Kraft und Beweglichkeit Schwierigkeiten, die Arme gerade und hoch zu halten. Das gibt sich mit der Zeit.

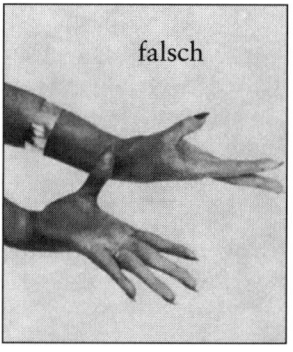

falsch

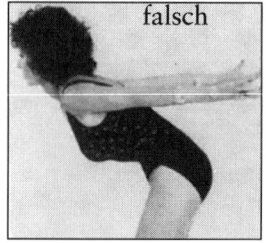

falsch

160

Stufe II

1. Sie stehen mit den Füßen in Hüftbreite nach vorn ausgerichtet und gehen etwas weniger in die Knie als zuvor. Ziehen Sie auch die Schultern höher zu den Ohren – und dann den Po straffen und das Becken zur Welle rollen.

2. Die Schultern weit zurücknehmen und entspannt sinken lassen.

3. Strecken Sie die Arme nach hinten – die Daumen zielen wieder zur Decke. Noch höher strecken; wahrscheinlich sind die Arme nicht so nahe beieinander wie zuvor.

4. Bewegen Sie die Arme um Millimeter zueinander, 20- bis 30mal. Aber nicht den Rücken wölben oder den Bauch herausstrecken.

5. Zum Abschluß sanft die Arme lösen und dreifach verlangsamt zurück in die Startposition kommen.

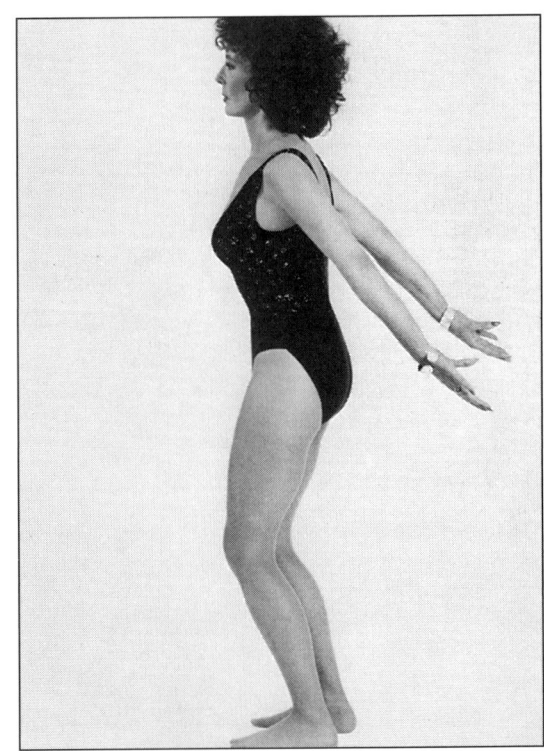

Stufe III

1. Sie stehen mit den Füßen in Hüftbreite nach vorn ausgerichtet und beugen die Knie noch weniger als in Stufe II. Die Schultern zu den Ohren heben, den Po straffen und das Becken noch höher kippen als in Stufe II.

2. Die Schultern zurücknehmen, daß sich ihre Blätter fast berühren, und locker sinken lassen.

3. Die Arme nach hinten strecken, mit den Daumen nach oben – wenn es geht hinauf bis in Schulterhöhe. Aber behalten Sie Ihre Haltung bei!

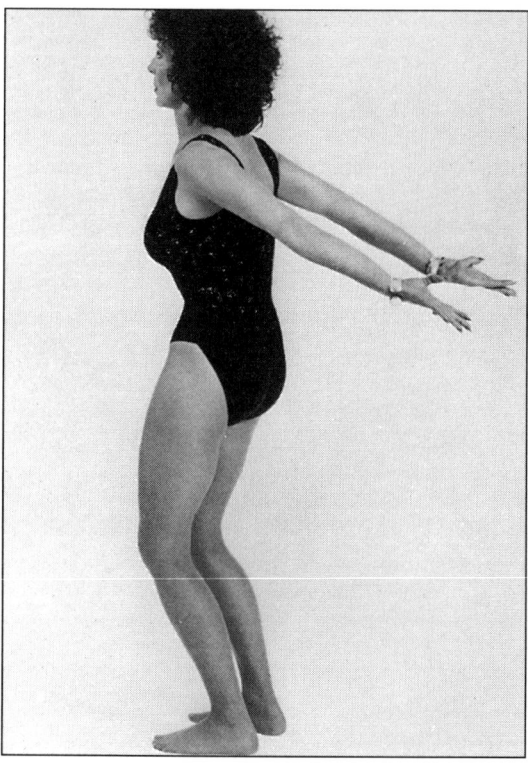

4. Bewegen Sie die Arme dann um Millimeter zueinander, 20- bis 30mal.

5. Sanft lösen und dreifach verlangsamt zurück in die Startposition kommen.

Ihr Oberkörper wird nach vorn drängen – lassen Sie es nicht zu!

Callanetics

1. Sie stehen aufrecht mit den Füßen nach vorn gerichtet und strecken die Beine oder beugen die Knie nur wenig. Die Knie lockern, den Po straffen, das Becken kippen.

2. Strecken Sie die Arme in Schulterhöhe zu den Seiten, und heben Sie die Schultern zu den Ohren. Drehen Sie die Hände langsam nach oben, so daß Handflächen und Daumen zur Decke weisen.

3. Der Kopf bleibt aufrecht, wenn Sie die gestreckten Arme jetzt langsam in den Rücken bewegen, als sollten sich die Handrücken berühren. Die Schultern senken sich automatisch, aber die Arme sollen (am besten schulterhoch) bleiben.

4. Bewegen Sie die Arme so oft wie möglich um Millimeter hin und her – bis zu 100mal. Die Schwerkraft wird an den Armen zerren; halten Sie sie oben.

5. Am Schluß die Arme lösen und dreifach verlangsamt zurück in die Startposition kommen.

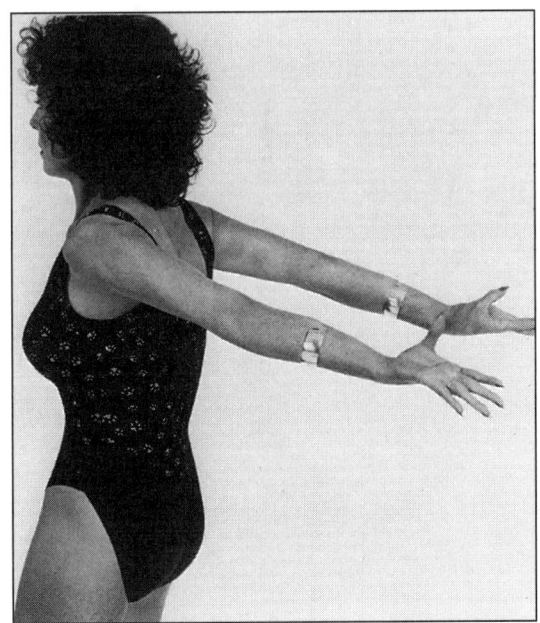

Es ist wichtiger, die Arme gestreckt als sie hochzuhalten; bei den Bewegungen nicht ruckeln! Den Rücken nicht wölben, und den Bauch nicht herausstrecken.
Schultern und Kopf nicht nach vorn neigen. Weder die Ellbogen noch die Knie blockieren. Gerade bei gestreckten Beinen ist das eine wunderbare Lockerungsübung für die Knie.

Auf dem Boden

1. Sie sitzen mit gebeugten Knien, gespreizten Beinen und den Füßen flach auf dem Boden. Die Hände legen Sie neben dem Körper hinten auf, so bleibt der Rücken gerade, und der Rumpf fällt nicht nach vorn. Rücken Sie mit den Hüften vor auf das Sitzbein.

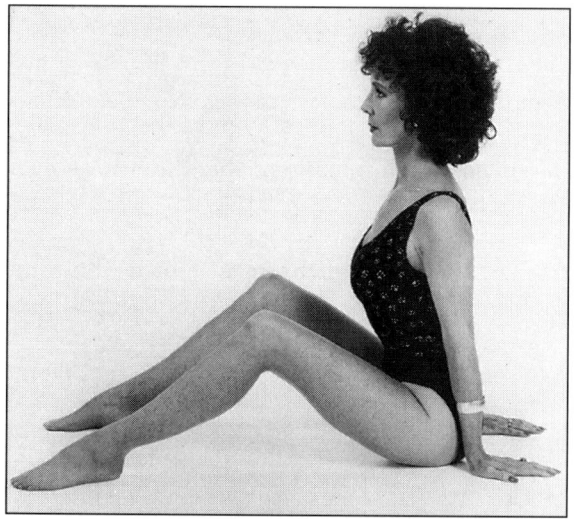

Hinweis: Wenn es angenehmer ist, können Sie auch mit gekreuzten Beinen sitzen – aber das Rückgrat muß gerade sein.

2. Die Schultern zu den Ohren ziehen, nach hinten drücken und sinken lassen. Die Arme mit nach innen gerichteten Handrücken, Daumen aufwärts, nach hinten strecken, aber nicht die Ellbogen blockieren.

3. Die Schultern dreifach verlangsamt vollkommen sinken lassen. Bewegen Sie die Arme um Millimeter zueinander, zuerst 10mal, dann 20mal und so bis 100.

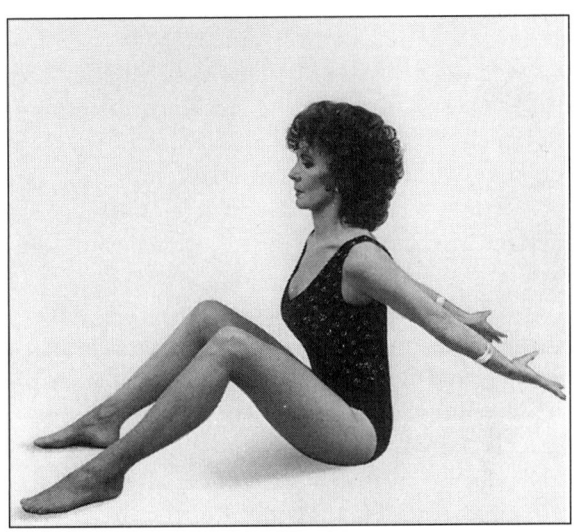

Häufige Fehler
▦ Die Schultern beim Hochziehen verspannen
▦ Kopf und Nacken vorstoßen
▦ Mit den Armen rücken
▦ Die Ellbogen blockieren
▦ Das Atmen vergessen
▦ Die Arme wegen der Schwerkraft absenken

TAILLE

Die Taillenstreckung gehört einfach zu meinem Wohlbefinden, und es gibt keinen Grund, warum wir nicht alle eine schmale Taille haben sollten, ohne auf diese fürchterlichen Korsetts zurückzugreifen, die die ganze Blutzirkulation behindern und die Frauen früher zur Verzweiflung brachten. Als ich mich nach elf Wanderjahren endlich im Spiegel betrachten konnte, war ich entsetzt: Was sich da an meinen Hüften angesammelt hatte, waren lauter kleine Wulste. Ich war nicht etwa fett – das war vielmehr das Ergebnis mangelhafter Ernährung und die Rache der Schwerkraft. Ich war schockiert, denn ich hatte noch immer das Bild meiner schönen Ballettfigur vor Augen. Wie kann man diese schlanke, straffe Taille wiederbekommen? fragte ich mich. Bestimmt nicht durch Stretching, dachte ich. Wie habe ich mich getäuscht! Mit Fünfzig ist meine Taille heute schmaler als die jeder kleinen Ballettratte.

Die Taillenstreckung gehört zu jeder Morgenübung, um meinen Körper zu dehnen. Diese Bewegungen strecken die Muskeln um Wirbelsäule und Becken und sind gut für Bauch und Rücken – ich kann richtig spüren, wie sie den Rücken verlängern und die Taille anziehen. Deshalb haben sie bei Rückenschmerzen einen doppelten Effekt: Sie bekommen eine schmalere Taille und einen flachen Bauch und verbessern gleichzeitig Haltung und Rücken.

Bei allen folgenden Übungen erfährt der Körper durch die Hände Unterstützung. Man legt sie auf eine Fläche oder den Körper selbst; denn wenn man die Arme ausstreckt und sie nicht abstützt, spannt man leicht die Muskulatur der Beine und des unteren Rückens an, der dann den Rumpf stützt und unter Druck gerät. Sobald Sie genügend Übung haben und sich weniger abstützen müssen, werden Sie den Unterschied merken. Bis dahin aber sollten Sie den Rumpf immer mit den Händen abstützen!

Hinweis: Sie dürfen die Beine nicht weiter als bis Hüftbreite stellen, sonst werden die Kniegelenke belastet.

Stufe I

1. Sie stehen 15–30 Zentimeter vor einem Tisch oder hohen Stuhl, die Füße in Hüftbreite nach vorn ausgerichtet, die Knie gebeugt. Lehnen Sie sich vor, und legen Sie die Hände auf die Fläche. Ellbogen beugen und Nacken entspannen; bis 5 oder 10 zählen.

2. Jetzt bewegen Sie den Oberkörper um Millimeter und sehr sanft zu den Armen vor und zurück, 5- bis 10mal.

3. Rutschen Sie mit den Händen zur Kante zurück. Drehen Sie den Körper langsam nach links und dann nach rechts.

Hinweis: Kopf und Schultern bleiben locker; nicht die Schultern hochziehen.

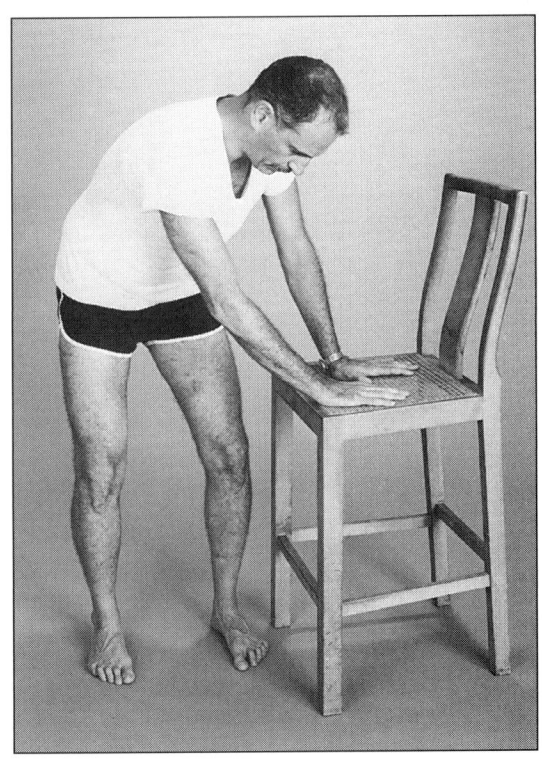

Stufe II

1. Sie stehen in einem Winkel von 45 Grad mit den Füßen hüftbreit nach vorn ausgerichtet 15–30 Zentimeter vor einem Tisch oder hohen Stuhl. Legen Sie die linke Hand auf die Fläche, und beugen Sie den Ellbogen. Strecken Sie den rechten Arm in bequemer Höhe geradeaus in Richtung Füße. Dann straffen Sie den Po und rollen das Becken zur Welle. Bis 10 zählen.

2. Nun bewegen Sie Arm und Oberkörper um Millimeter vor und zurück, 5- bis 10mal.

3. Legen Sie die rechte Hand auf die Fläche, drehen Sie Füße und Körper nach links, und wiederholen Sie dasselbe zur anderen Seite.

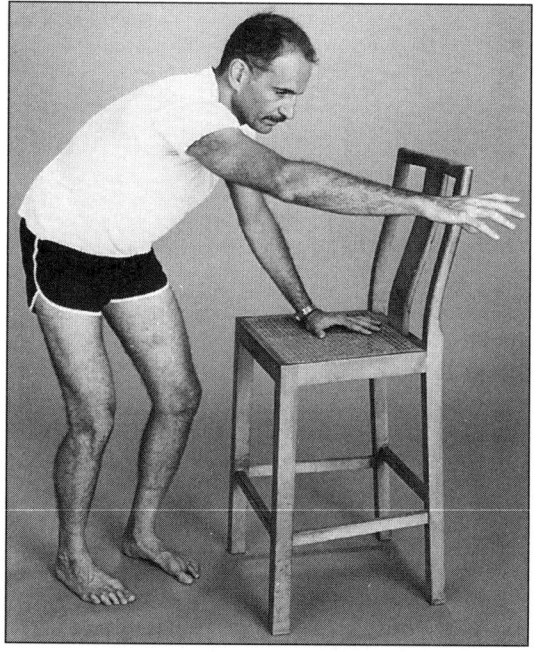

Die Schultern gesenkt halten und nichts überanstrengen.

Stufe III

1. Sie stehen mit locker gebeugten Knien in Hüftbreite.

2. Legen Sie die linke Hand mit seitlich gestrecktem Ellbogen auf die Hüfte, straffen Sie den Po, und rollen Sie das Becken zur Welle. Führen Sie den rechten Arm gestreckt quer zum Körper oder in Schulterhöhe.

3. Dann strecken Sie diesen Arm langsam diagonal weit nach vorn und zählen bis 5 oder 10. Und nun strecken Sie Arm und Oberkörper noch sanft um Millimeter vor und zurück, 10mal.

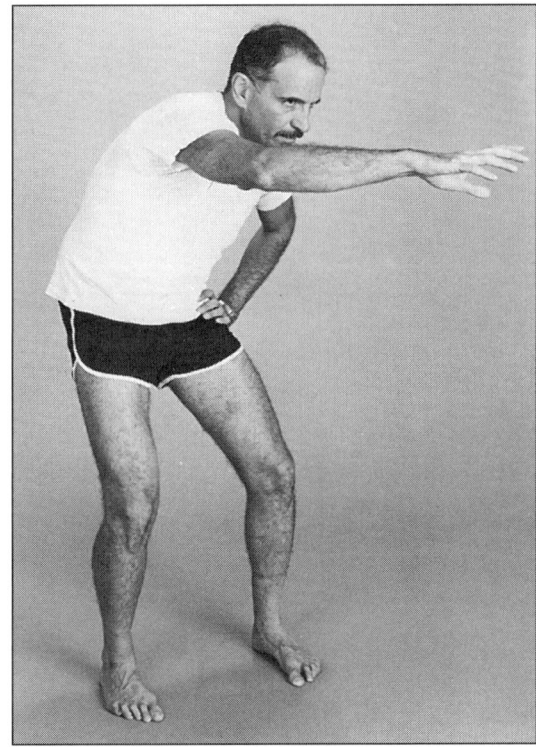

4. Zum Seitenwechsel beugen Sie sich tief in die Knie und führen den gestreckten Arm nach rechts. Dann richten Sie sich mit einem weiteren Kippen des Beckens auf und wiederholen die Übung auf der anderen Seite.

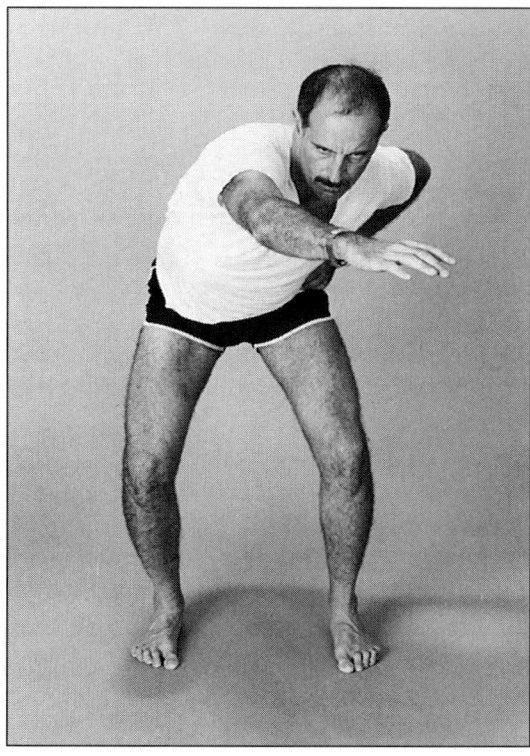

Diese Art des Aufrichtens ist besonders angenehm und strengt den Rücken nicht an.

Callanetics

1. Sie stehen mit den Beinen in Hüftbreite, die Knie leicht gebeugt oder nur gelockert.

2. Legen Sie zur Stütze des unteren Rückens die linke Hand mit angewinkeltem Ellbogen unter die linke Hüfte. Strecken Sie den rechten

Je geringer die Bewegungen, desto größer die Streckung – und Ihre Kontrolle.
Je mehr Sie sich strecken, desto höher rutscht das Trikot.

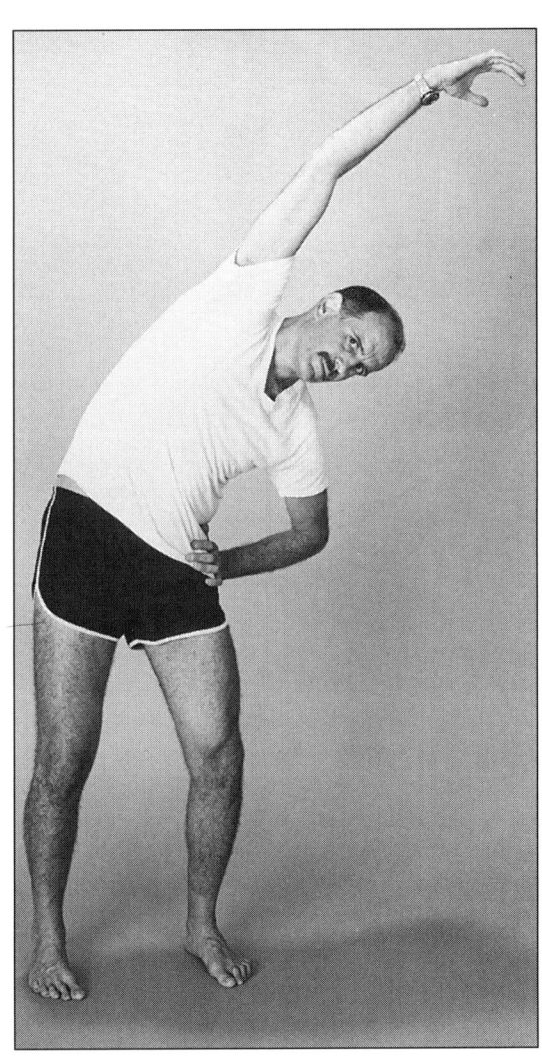

171

Arm mit der Handfläche einwärts über dem rechten Ohr zur Decke. Sie spüren dann das Stretching von der Hüfte bis in die Fingerspitzen und sollten sich gleich noch fünf Zentimeter höher recken! Den Po straffen und das Becken zur Welle rollen. Reichen Sie nun mit dem Arm direkt hinüber zur linken Seite, und stellen Sie sich vor, Oberkörper und Arm seien eine Einheit.

3. Bewegen Sie sich um Millimeter hinüber und zurück, aber ohne zu rucken: von 25- auf 100mal.

4. Zum Seitenwechsel beugen Sie sich tief in die Knie und führen den gestreckten Arm vornüber zur rechten Seite. Dann richten Sie sich mit einem weiteren Kippen des Beckens auf und wiederholen dasselbe auf der anderen Seite.

5. Zum Abschluß gehen Sie in die Knie, legen beide Hände auf Hüften oder Oberschenkel, strecken den Rücken und kippen das Becken – und richten sich Wirbel für Wirbel auf.

Vorsicht: Wenn Sie irgendeine Anstrengung im unteren Rücken verspüren, lösen Sie sich mit der Beckenwelle aus der Position und kehren zu Stufe I zurück. Sie müssen auf Ihr Wohlbefinden achten.

Auf dem Boden I

1. Sie setzen sich auf den Boden und kreuzen bequem die Beine. Die linke Hand legen Sie am Körper auf den Boden, den rechten Arm heben Sie hoch zum Ohr.

2. Strecken Sie den Arm aus und hinüber nach links. Dann bewegen Sie Arm und Oberkörper um Millimeter zurück und vor; 5- bis 10mal.

3. Führen Sie den gestreckten Arm vorn hinüber nach rechts. Dann wiederholen Sie auf der Gegenseite.

4. Den linken Arm zurückführen und aufrecht sitzen.

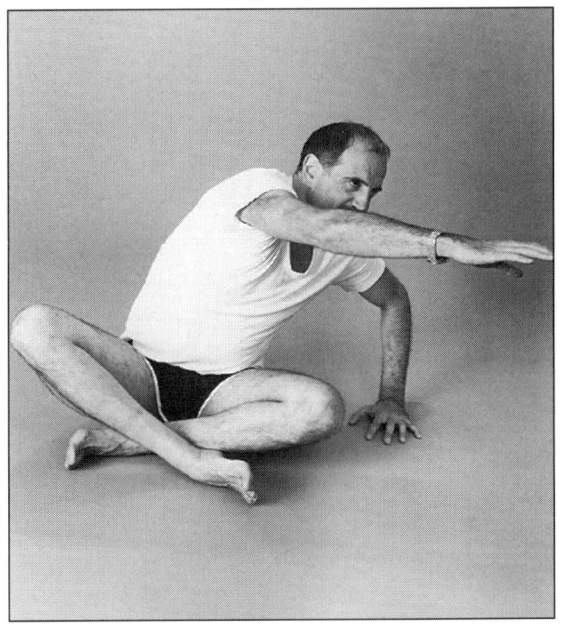

Auf dem Boden II

1. Sie sitzen mit angezogenen Beinen, die Füße einen halben Meter gegrätscht. Die linke Hand liegt am Boden, den rechten Arm heben Sie zum Ohr.

2. Strecken Sie sanft den Arm hoch und hinüber nach links. Dann bewegen Sie Arm und Oberkörper sanft um Millimeter zurück und vor; 5- bis 10mal.

3. Führen Sie den gestreckten Arm vorn hinüber nach rechts, und wiederholen Sie mit dem anderen Arm.

4. Den Arm zurückführen und aufrecht sitzen.

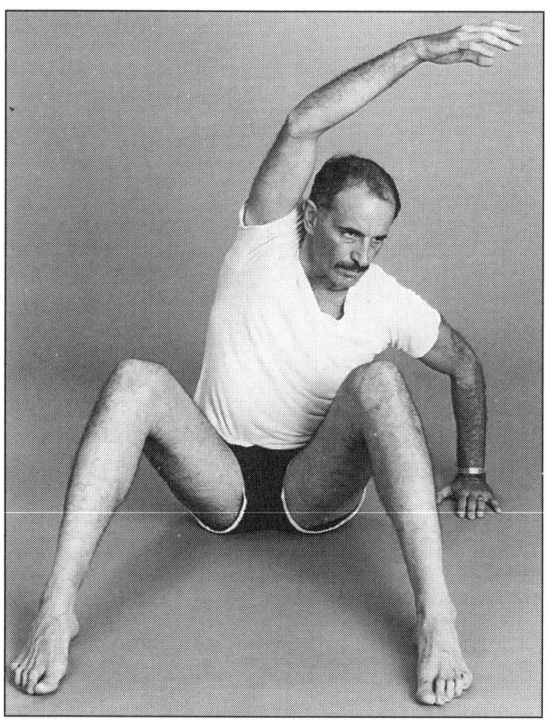

Den Rücken unten nicht krümmen. Wenn Sie den Nacken abstützen müssen, legen Sie den Arm über den Kopf und die Hand ans Ohr.

BAUCH

Wenn Sie lernen, Ihren Körper vollkommen unter Kontrolle zu bringen, werden Sie kaum wieder in Gefahr geraten, sich bei Übungen zu verletzen. Ein erster Schritt dabei ist, den unteren Rücken von jeglicher Anstrengung und Belastung zu befreien. Dabei lernen Sie, die Muskeln im oberen Rücken – über die Schultern und, fein abgestimmt, den Nacken – zu strecken. In kürzester Zeit können Sie die Muskelgruppen voneinander unterscheiden und die einen strecken, während Sie die anderen kontrahieren. Bei den folgenden Übungen wird der untere Rücken überhaupt nicht beansprucht. Er ist da, aber Sie brauchen ihn nicht, und sinkt einfach mit der Schwerkraft in den Boden. Seine Muskeln tun überhaupt nichts.

Die Übungen, bei denen man sich in den Sitz aufrichtet *(Sit-ups)*, werden gewöhnlich zur Stärkung der Unterleibsmuskulatur empfohlen. Mein Einwand dagegen ist, daß man dabei die Muskeln viel zu stark und schnell belastet und sich damit überanstrengt. Meine Erfahrung ist, daß der Rücken die Belastung übernimmt, sobald die Bauchmuskeln überfordert sind. Bei den üblichen *Sit-ups* leisten die Rückenmuskeln 60 bis 85 Prozent der Arbeit und die Bauchmuskeln nur sehr wenig. Wenn dann noch Gegengewichte an den Füßen hinzukommen, wird alles noch schlimmer.

Bei anderen dieser Übungen muß man sich aufrunden oder hochrollen. Auch wenn dies leichter zu wiederholende Bewegungen sind (man muß sich nicht ganz aufsetzen), bringen sie bei nachlässiger Ausführung den unteren Rücken unter Druck. Wenn man sich aus liegender Position um mehr als 30 Grad aufrichtet, werden die Rückenmuskeln belastet – auch wenn der Nacken und die Schultern rund sind. Bei den folgenden Übungen für den Bauch können Sie sich nicht einmal um 15 Grad vom Boden aufrichten. In der von mir empfohlenen runden Haltung sinkt der Rücken automatisch in den Boden und soll sich nur noch entspannen. Sie können nur die Bauchmuskeln anheben, und dazu müssen sie extrem stark sein. Damit sie erst einmal Kraft gewinnen, wird der Oberkörper am Anfang nie weiter als bis zu den Schulterblättern angehoben, und die Bewegungen sind extrem gering. Sobald die Bauchmuskeln kräftiger sind und Sie den oberen Rücken besser strecken, können Sie auch den Oberkörper ohne Rückenbelastung besser runden. Es ist ein entscheidender Unterschied zwischen Callanetics und den anderen Übungsmethoden, daß sie die Bauchmuskulatur kräftigen, aber den unteren Rücken schonen.

Am wichtigsten ist, daß Sie nichts überstürzen. Konzentrieren Sie sich darauf, den Rücken zu entspannen, und genießen Sie dieses wunderbare Gefühl. Die meisten Menschen setzen bei Bauchübungen ihren Rücken einem ungeheuren Druck aus und verspannen alle Muskeln, um sie überhaupt ausführen zu können.

Wahrscheinlich hat man Ihnen erzählt, daß Sie schon vor Beginn einer Bauchübung die Muskeln anspannen müßten, sonst würden sie schlaff und der Bauch trete vor. Was für ein Unsinn! Die Muskeln kontrahieren automatisch, wenn Sie sie anziehen, je nach Beanspruchung – wenn Sie einen Bleistift aufheben weniger als bei einer Hantel. Wenn Sie mehr als die notwendige Kraft aufwenden, entsteht nur neue Verspannung. Bei Callanetics ist kein großer Kraftaufwand nötig. Führen Sie einfach die Übung aus – und die Muskeln tun das, was ihnen möglich ist. Eben darum soll man Callanetics langsam, sanft und sensibel üben. Wenn Sie richtig entspannt sind, kann gar kein Druck im unteren Rücken entstehen. Bei jeder Art von Training, vom Stretching bis zum Leistungssport, können Sie durch einfaches Relaxing Ihre Ausdauer verdoppeln.

Als ich bei den amerikanischen Streitkräften in Europa Callanetics unterrichtete, war es das größte Problem, diesen sportlich durchtrainierten Männern klarzumachen, was *Relaxing* überhaupt ist. Sie hatten nie gelernt, ihre Muskeln zu entspannen. Ihre ganze Anstrengung galt dem Trainieren von Oberkörper und Beinen, der Bereich dazwischen jedoch war – wie bei den meisten Männern – tabu. Die Ärzte im Krankenhaus sagten mir, daß sie am häufigsten über Rückenbeschwerden klagten.

Ich wundere mich nur, daß nicht die ganze amerikanische Armee im Streckverband liegt. Ich weiß, welcher Mißbrauch mit dem Rücken getrieben wird – aber die Bewegungsstarre dieser Soldaten hat mich schockiert. Als sie begriffen, daß das keine Hänschen-klein-Methode war, haben sie sich verzweifelt bemüht – aber vergeblich! Sie versuchten Bauchübungen, aber sie brachten damit nur den unteren Rücken unter unglaublichen Druck. Und sie waren absolut verblüfft über die Kraft und Spannung meines Körpers – dabei war ich nur halb so groß und doppelt so alt wie sie. Aber die Erklärung ist einfach: Ich habe gelernt, mich zu entspannen und gleichzeitig die Muskeln zu straffen, so daß ich meine Bewegungen kontrolliere und nicht sie mich.

Hinweis: Bei den vorbereitenden Übungen müssen Sie ein Gefühl dafür bekommen, wie Ihr Rücken in den Boden »schmilzt«. Tun müssen Sie gar nichts – das übernimmt die Schwerkraft für Sie.

Warnung: In den ersten drei Monaten der Schwangerschaft darf man nur die Übungen zur Vorbereitung und der Stufe I ausführen nach Konsultation des Arztes. Bei den Stufen II und III ist die Wirkung viel zu intensiv.

ERSTE PHASE

Hinweis: In der Startposition soll der Abstand zwischen Füßen und Po bequem sein. Je näher die Füße zum Po rücken, desto schwerer wird die Übung und größer die Gefahr, Druck auf den unteren Rücken zu bringen. Und es kommt nicht darauf an, den Rumpf in die Höhe zu bringen, sondern ihn rundzubiegen.

Zur Vorbereitung I

1. Sie liegen auf dem Boden, die Knie angewinkelt, die Füße hüftbreit etwa 30 Zentimeter vom Po am Boden. Der Nacken ist entspannt, das Kinn zurückgenommen.

2. Heben Sie langsam das linke Knie zur Brust, greifen Sie mit beiden Händen unter das Knie, und ziehen Sie es dreifach verlangsamt zur Brust. Kopf und Schultern liegen entspannt, während Sie jetzt bis 15 zählen. Dann das Bein langsam absetzen.

3. Mit dem rechten Bein wiederholen und bis 15 zählen.

4. Das rechte Bein bleibt oben, und Sie ziehen auch das linke Bein an. Ziehen Sie beide Beine mit den Händen zur Brust, die Ellbogen neben dem Körper, und dann bis 15 zählen.

5. Die gebeugten Beine nacheinander wieder auf den Boden bringen.

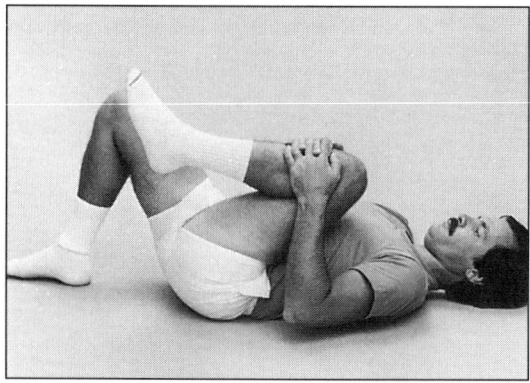

Zur Vorbereitung II

1. Sie liegen auf dem Boden, die Knie angewinkelt, die Füße hüftbreit etwa 30 Zentimeter vom Po am Boden. Der Nacken ist entspannt, das Kinn zurückgenommen.

2. Führen Sie die Beine nacheinander in Schulterbreite zur Brust.

3. Fassen Sie mit den Händen unter die Knie, und ziehen Sie sie zur Brust. Führen Sie beide Beine sanft auswärts, bis Sie die Streckung in den Innenschenkeln spüren. Beine und Füße sind locker, Kopf und Schultern ruhen entspannt auf dem Boden, die Ellbogen neben dem Körper. Bis 15 zählen.

4. Zum Schluß legen Sie die Hände außen an die Knie, drücken sie zur Mitte und setzen die Beine dann ebenso sanft nacheinander zu Boden.

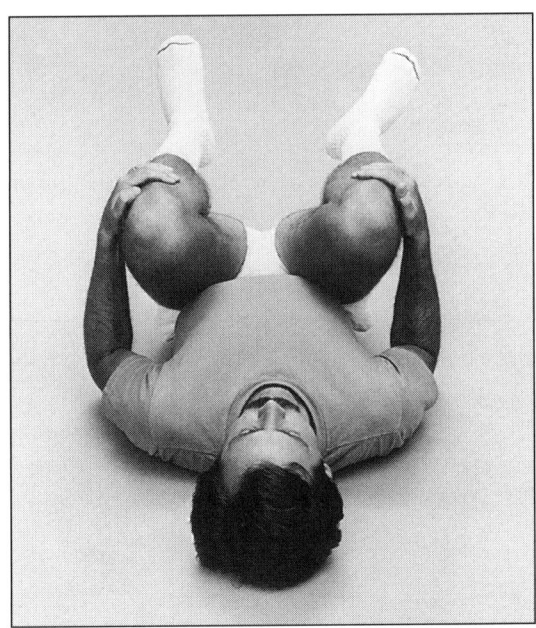

Stufe I

1. Sie liegen auf dem Boden, die Knie gebeugt, die Füße hüftbreit etwa 30 Zentimeter vom Po am Boden. Heben Sie die Beine nacheinander zur Brust.

2. Legen Sie die Hände unter die Knie, heben Sie sanft den Kopf und rollen den Oberkörper mit der Stirn zu den Knien. Die Nase zeigt zum Brustkorb; Sie zählen bis 5.

3. Den Oberkörper sacht um Millimeter vor- und zurückbewegen, 5mal. Sie halten sich weiter an den Beinen, senken den Oberkörper langsam Wirbel für Wirbel zurück zum Boden und machen eine Atempause. Dann wiederholen Sie diese Übung noch 3mal.

4. Langsam die Beine aufsetzen und in die Ausgangsposition kommen.

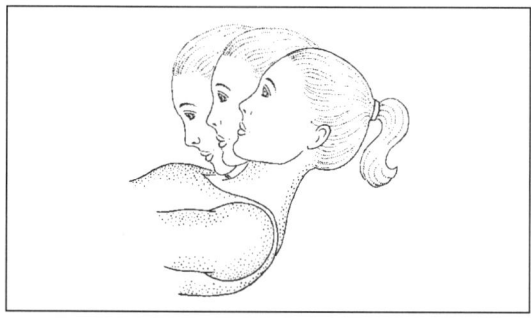

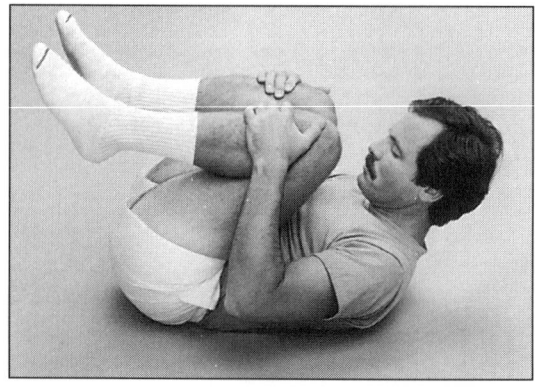

Stufe II

Hinweis: Diese Stufe ist erst an der Reihe, wenn Sie die vorigen Übungen spielend beherrschen. Dies ist kein Wettrennen!

1. Sie liegen auf dem Boden, die Knie gebeugt, die Füße hüftbreit etwa 30 Zentimeter vom Po auf dem Boden. Der Kopf bleibt liegen, wenn Sie jetzt zu den Innenschenkeln fassen und die Ellbogen nach außen winkeln.

2. Rollen Sie Kopf und Schultern mit dem Oberkörper auf und rund zu den Schenkeln hin. Ruhig atmen und bis 5 zählen. Dann bewegen Sie sanft den Oberkörper um Millimeter vor und zurück, 10mal.

3. Wirbel für Wirbel zurück auf den Boden. Das Ganze bis zu 4mal wiederholen.

Die üblichen Fehler
- Zuerst den Kopf heben, anstatt ihn in einer Bewegung mit den Schultern rund zu machen
- Nur den Kopf vor- und zurückbewegen
- Bauch- und Pomuskeln gewaltsam anspannen
- Die Entspannung des ganzen Körpers vergessen

Der Griff zu den Schenkeln klappt ohne Anheben des Kopfes!

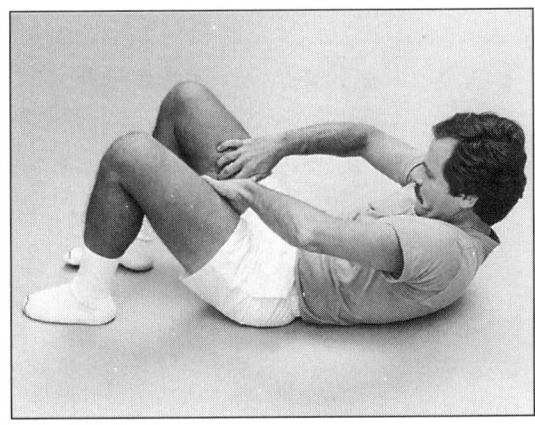

Variante I

Diese Übung ist für Menschen mit empfindlichem Nacken. Durch das Stützkissen erfordert sie weniger Mühe. Ein einfaches Kissen faltet man zum Keil.

1. Sie legen sich auf ein Keilkissen, so daß Kopf und Rücken oben gerade und bequem abgestützt sind, beugen die Knie und halten die Füße hüftbreit 30–40 Zentimeter vom Po flach auf dem Boden.

2. Sie greifen zu den Innenschenkeln, winkeln die Ellbogen ab und runden Kopf, Nacken und Oberkörper mit der Nasenspitze langsam zum Brustkorb hin.

3. Dann langsam den Oberkörper um Millimeter vor- und zurückbewegen, 5mal. Langsam Wirbel für Wirbel zurück zum Boden und durchatmen. Bis zu 3mal wiederholen.

Variante II

Bei jeder der folgenden Bauchübungen kann man auch den Kopf in die gefalteten Hände legen – aber dabei die Ellbogen zur Seite strecken, sonst werden die Nackenmuskeln zu sehr gespannt. Sie stützen damit den Nacken und vermeiden seine Belastung. Der Kopf kommt dabei nur wenig nach vorn – erst später, sobald der Rücken gestreckt ist.

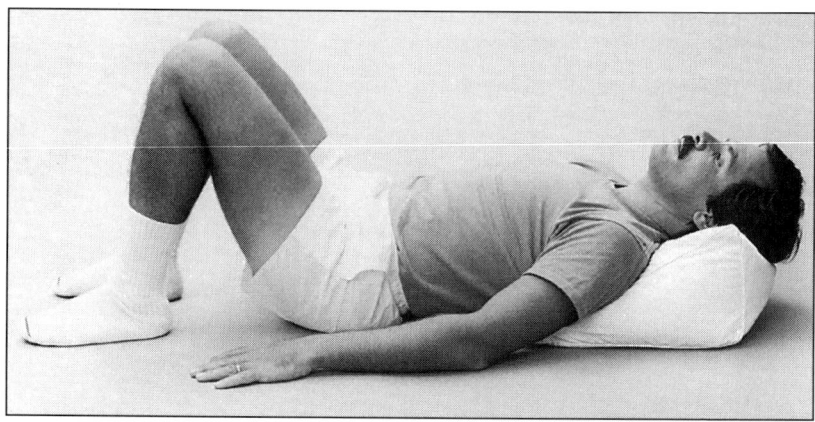

Stufe III

1. Sie liegen auf dem Boden, die Knie angewinkelt, die Füße hüftbreit etwa 30 Zentimeter vor dem Po. Greifen Sie sanft zu den Innenschenkeln, und strecken Sie die Ellbogen seitwärts.

2. Runden Sie Kopf und Oberkörper zur Brust wie in Stufe I. Die Hände lösen und die Arme längs des Körpers zu den Beinen strecken. Den Oberkörper sacht um Millimeter vor- und zurückbewegen, 15mal (und später mehr).

3. Wirbel für Wirbel wieder zu Boden sinken.

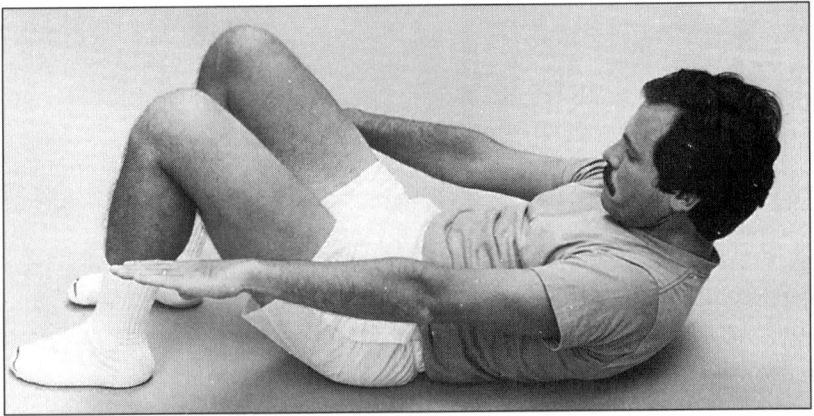

Wenn Sie ein Zucken durch den Körper verspüren, ist das ein deutliches Signal, daß die Muskeln müde werden und den unteren Rücken zur Hilfe nehmen. Korrigieren Sie das, oder machen Sie eine Pause; lassen Sie sich Wirbel für Wirbel zu Boden gleiten. Den Oberkörper werden Sie hier nicht so weit heben können wie in Stufe II, weil Sie sich nicht mehr festhalten.
Am Anfang werden Sie die Wirkung auch nur unter der Brust spüren und denken, der Bauch arbeite nicht mit. Doch je mehr man sich zwischen den Schulterblättern streckt, desto mehr kann man den Rücken runden. Dadurch werden die Bauchmuskeln tiefer gestreckt und der untere Rücken geschützt. Das werden Sie dann auch im Unterleib spüren.

Hinweis: Auf dieser Stufe schleichen sich neue Fehler ein:
▪ man strafft den Po
▪ man zieht den Bauch ein
▪ man bewegt den Körper hin und her
▪ man verkrampft oder schaukelt den Körper

Callanetics

Diese Übungen schließen die Anfangsphase ab. Man baut durch sie eine unglaubliche Kraft im Unterleib auf und kann sicher sein, den Rücken nicht länger unangemessen zu belasten. Ihr Körper sollte schwerelos werden wie eine Feder im Wind. In diesem Stadium wird der Oberkörper ganz rund, die Nase weist tief zu den Rippen, und unterer Rücken, Beine und Füße sind vollkommen entspannt.

1. Sie liegen mit angewinkelten Knien und den Füßen hüftbreit 30 Zentimeter vor dem Po flach am Boden.

2. Der Kopf liegt auf, Sie greifen fest zu den Innenschenkeln, die Ellbogen weit seitwärts gestreckt.

3. Drücken Sie die Ellbogen hoch zur Decke, bis Sie die Streckung zwischen den Schulterblättern fühlen. Dann rollen Sie Kopf, Schultern und Oberkörper auf und mit der Nase tief zum Brustkorb ein. Durch den Schenkelgriff werden die Schulterblätter durch Hochrecken der Ellbogen noch weiter gedehnt.

4. Dann lösen Sie die Hände und strecken die Arme 15–30 Zentimeter über dem Boden ganz nach vorn.

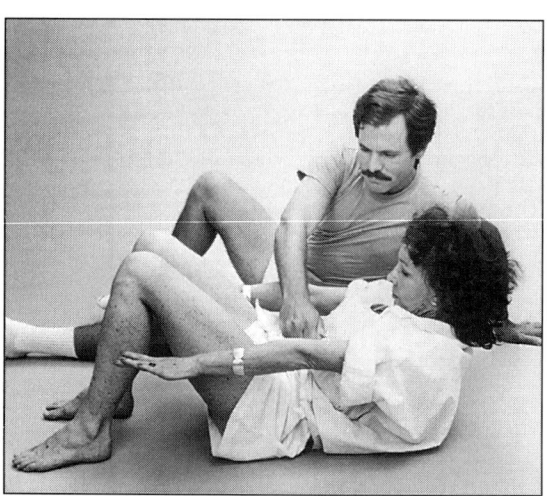

5. Sanft den Oberkörper um Millimeter vor- und zurückbewegen, so oft Sie es schaffen. Dann Wirbel für Wirbel, dreifach verlangsamt, zurücksenken. Solche Atempausen sind immer erlaubt. Anschließend beginnen Sie von neuem mit Kopf, Schultern und Oberkörper als einer runden Einheit.

Hinweis: Dies ist eine Vielzweckübung. Sie schützt den Rücken und macht den Bauch schlank und straff, streckt die Wirbelsäule, nimmt die Versteifung aus Rücken und Nacken und trägt so erheblich zur Haltungsverbesserung bei. Sie sollten sich nicht übernehmen – aber auch nicht zu früh aufhören. Meine gesunden Schülerinnen starten mit 20 bis 100 Wiederholungen, natürlich mit Atempausen.

Variante: Man kann dabei auch die Beine auf eine Sitzfläche – Sessel, Sofa oder Bett – legen.

Warnung: Sie sollten die Kontraktion der Muskulatur im Unterleib – vom Brust- bis zum Schambein – fühlen; ebenso, wie sich die Muskeln im Nacken, zwischen den Schultern und am Rücken dehnen und lockern. Aber nur dort! Sobald Sie irgendeine Anstrengung oder Verspannung im unteren Rücken fühlen, müssen Sie sich Wirbel für Wirbel und langsam zu Boden rollen und die leichteren Übungen wieder aufnehmen. Vergessen Sie nie: Je besser man den Oberkörper einrollt, desto weniger Druck entsteht im unteren Rücken!

Man darf niemals den Kopf allein anheben. Es besteht dann die Gefahr, daß man den ganzen Rumpf aus dem unteren Rücken hochzieht, anstatt nur den Oberkörper auf- und einzurollen. Die Ausgangsposition ist sehr wichtig, denn sie soll vermeiden, daß man die Bewegung aus dem unteren Rücken aufbaut. Sobald Sie dort, in Po oder Bauch eine Anspannung spüren, verlagern Sie den Körper ein wenig nach hinten und heben die Füße um Zentimeter an; dann spüren Sie den Unterschied und den Fehler. Und ruckeln Sie nicht mit Nacken, Armen und Händen hin und her.

Variante III

1. Sie liegen vor einem Stuhl und legen die angewinkelten Beine auf den Sitz (ganz dicht davor, dann ist der Rücken besser geschützt). Die Hände können Sie nach Belieben innen oder außen an die Schenkel oder hinter den Kopf legen.

2. Heben Sie Kopf und Schultern rund mit der Nase zum Brustkorb und zählen Sie so bis 10. Dann bewegen Sie den gerundeten Oberkörper um Millimeter auf und ab, 10mal. Steigern Sie sich allmählich auf 20mal und mehr.

3. Den Körper Wirbel für Wirbel zurücksenken, dann die Beine herabnehmen.

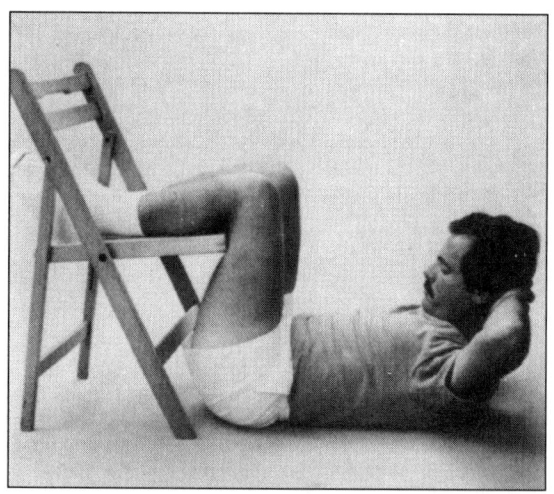

Variante IV

1. Sie liegen mit angewinkelten Knien und den Füßen hüftbreit etwa 30 Zentimeter vom Po flach am Boden. Fassen Sie zu den Innenschenkeln, und recken Sie die Ellbogen zur Seite.

2. Wie bei den Callanetics runden Sie den Oberkörper mit der Nase zum Brustkorb, lösen die Hände und führen die Knie auseinander. Strecken Sie die Arme dazwischen nach vorn, und bewegen Sie den Oberkörper um Millimeter vor und zurück, 10mal. Danach eine Atempause; 4mal wiederholen.

3. Den Oberkörper Wirbel für Wirbel zurücksenken.

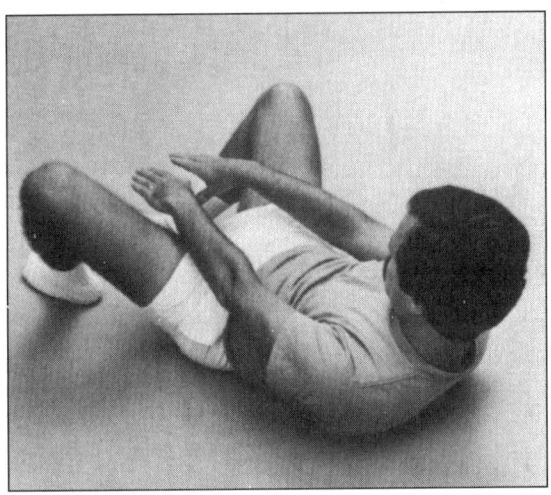

Variante V

1. Sie liegen mit angewinkelten Knien und den Füßen hüftbreit 30 Zentimeter vom Po am Boden, die Arme neben dem Körper.

2. Sie kreuzen das linke Bein über das rechte und legen seine Fessel oberhalb des Knies auf. Wie in Stufe II runden Sie dann den Oberkörper zur Brust, heben die Arme um einige Zentimeter an und bewegen den Oberkörper um Millimeter vor und zurück, 10mal. Danach eine Atempause und 4 Wiederholungen.

3. Wirbel für Wirbel zum Boden zurücksenken.

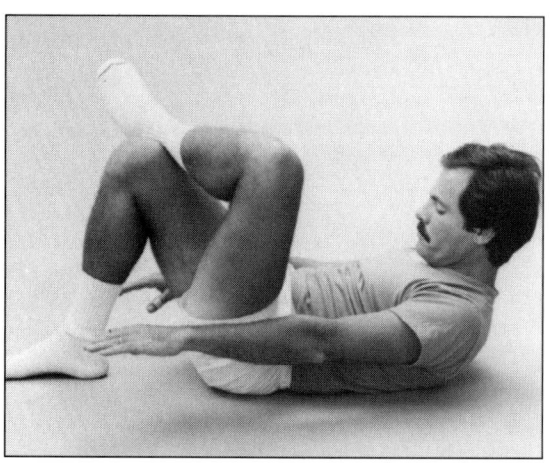

Variante VI

Diese Übung sorgt für ein bißchen Abwechslung und arbeitet die Muskeln durch, die diagonal von den Rippen zum Schambein hin verlaufen.

1. Sie starten wieder liegend mit angezogenen Knien und runden den Oberkörper wie bei den Callanetics. Dann strecken Sie Arme und Oberkörper diagonal nach links und zählen bis 10.

2. Wenn Sie sich kräftig genug fühlen, bewegen Sie den Körper diagonal um Millimeter vor und zurück, 5- bis 10mal. Dann Wirbel für Wirbel zurück zum Boden, eine Atempause einlegen und das Ganze 3mal wiederholen.

3. Dieselbe Übung nach rechts.

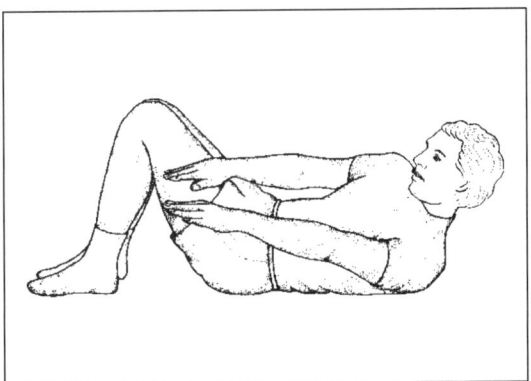

ZWEITE PHASE

Stufe I

1. Sie liegen mit angewinkelten Knien und den Füßen hüftbreit 30 Zentimeter vor dem Po am Boden.

2. Sie ziehen das linke Bein parallel zum Boden zur Brust, fassen mit beiden Händen hinter den Schenkel und recken die Ellbogen hoch zu den Seiten.

3. Langsam Kopf und Schultern mit der Nase zur Brust runden. Die Ellbogen noch weiter zur Seite nehmen und bis 5 oder 10 zählen.

4. Dann den Körper um Millimeter zum Knie und zurück bewegen, 5mal. Langsam zu Boden senken, Atem holen und 3mal wiederholen.

5. Mit dem rechten Bein dasselbe wiederholen.

6. Zurück zur Ausgangsposition.

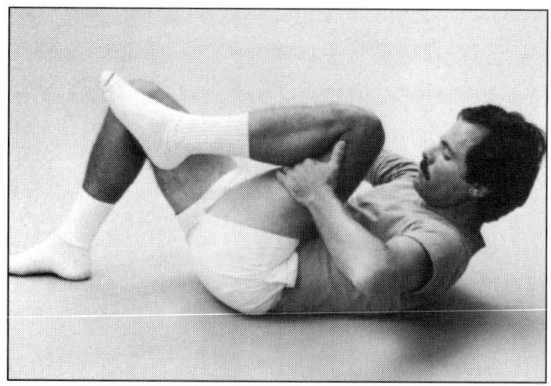

Stufe II

1. Sie liegen mit angezogenen Knien und den Füßen hüftbreit 30 Zentimeter vor dem Po am Boden.

2. Sie heben das linke Bein gestreckter als vorhin ungefähr 60–70 Zentimeter hoch über das rechte Knie, fassen mit beiden Händen hinter den linken Schenkel und strecken die Ellbogen weit zu den Seiten.

3. Dreifach verlangsamt werden dann Kopf und Schultern mit der Nase zur Brust gerundet. Die Ellbogen noch weiter zur Seite; bis 20 zählen.

4. Bewegen Sie den Oberkörper sanft um Millimeter zum linken Knie und zurück, 5mal. Langsam zu Boden senken, Atem holen und 5mal wiederholen.

5. Mit dem rechten Bein dasselbe wiederholen.

6. Wirbel für Wirbel zurück zur Ausgangsposition.

Für ein gutes Stretching zwischen den Schulterblättern muß man die Ellbogen möglichst weit zur Seite nehmen. Sie können dann den Körper besser zum Brustkorb rollen und damit die Bauchmuskeln stärker kontrahieren. Außerdem merken Sie schneller, wenn Druck auf den unteren Rücken entsteht.

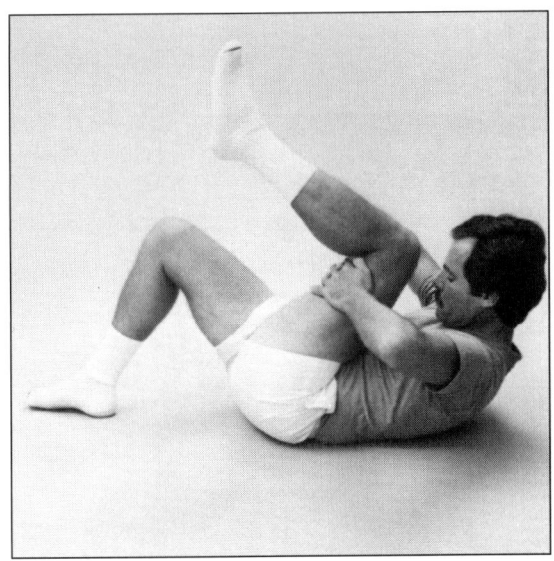

Stufe III

1. Sie liegen mit angewinkelten Knien und den Füßen hüftbreit 30 Zentimeter vom Po am Boden.

2. Heben Sie das linke Bein noch höher als in Stufe II lotrecht zum Körper, mit den Zehen Richtung Decke. Das Bein nicht gewaltsam strecken und samt den Zehen entspannen.

3. Fassen Sie mit beiden Händen hinter den linken Schenkel, und strecken Sie die Ellbogen weit nach außen.

4. Runden Sie Kopf und Oberkörper langsam mit der Nase zum linken Knie. Strecken Sie jetzt die Arme 30 Zentimeter hoch an den Seiten aus; oder halten Sie weiter den Beingriff, falls Ihre Muskeln noch zu schwach sind.

5. Dann wird der Oberkörper sacht um Millimeter zum Knie hin- und zurückbewegt, 20- bis 50mal.

6. Lassen Sie den Körper dreifach verlangsamt und Wirbel für Wirbel zu Boden sinken. Das Knie beugen und sanft den Fuß aufsetzen. Danach rechts wiederholen.

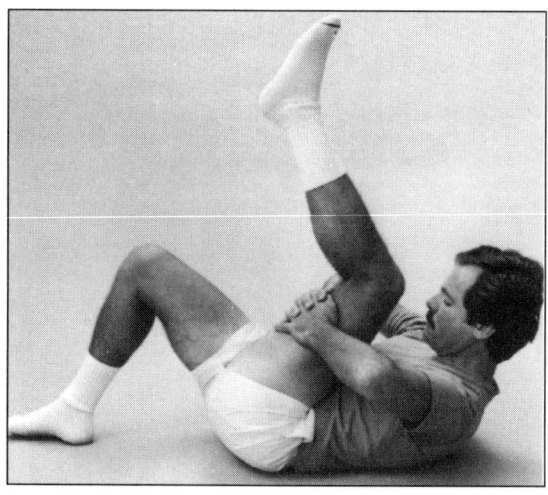

Hinweis: Beim Umfassen des Schenkels können Sie fühlen, im welchem Maß die Muskeln zwischen den Schulterblättern gestreckt sind. Diese Streckung ist für Menschen mit Rückenproblemen besonders wichtig; denn je mehr der obere Rücken und die Wirbelsäule gestreckt sind, desto besser können Sie den Buckel rund machen, und dann arbeiten die Bauchmuskeln tiefer und stärker. Dadurch wird der Rücken gestützt.

Callanetics

Hinweis: Diese Übung ist erst an der Reihe, wenn Sie die Callanetics der ersten Phase (S.184ff.) beherrschen. Tragen Sie dabei keine Schuhe, das Gewicht ist zu groß.

Bei dieser Übung spitzen Sie zwar die Zehen, aber ganz entspannt. Das erhobene Bein dürfen Sie erst absenken, wenn Sie genügend Kraft haben; je tiefer es zu Boden kommt, desto mehr straffen sich die Muskeln, und das bringt Druck auf den unteren Rücken. Falls Ihre Bauchmuskulatur für diese Position nicht stark genug ist, können Sie auch den Schenkelgriff beibehalten und die Ellbogen weit nach außen strecken. Das erhobene Bein sollte nicht zu nahe an das Gesicht gebracht werden, da Sie sonst die Schultern nicht lockern und sich nicht richtig rund machen können. Also: Halten Sie das Bein hoch und den Oberkörper total rund! Achten Sie auf die Entspannung, und nehmen Sie jeden Druck aus dem Rücken.

1. Sie liegen mit angewinkelten Knien und den Füßen hüftbreit 30 Zentimeter vor dem Po am Boden.

2. Heben Sie das linke Bein gestreckt und lotrecht zum Körper, mit den Zehen zur Decke. Beine und Zehen entspannen.

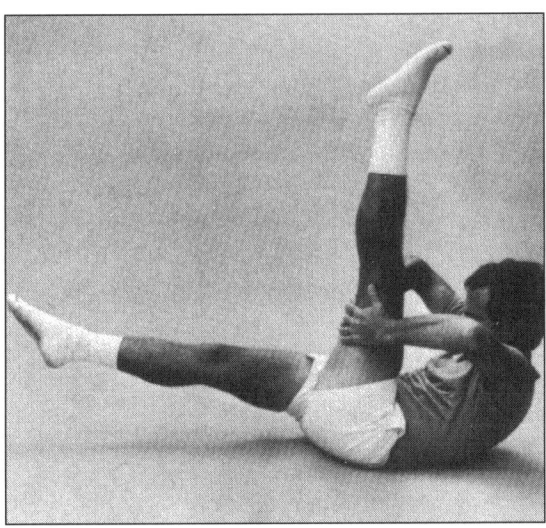

3. Sie fassen mit den Händen hinter den linken Schenkel und richten die Ellbogen erst weit nach außen und dann ebenso hoch – sie können jetzt schon zur Decke weisen.

4. Runden Sie Kopf und Oberkörper langsam mit der Nase zum Brustkorb. Strecken Sie dann sanft das rechte Bein auf dem Boden aus – oder heben Sie es ausgestreckt um etwa 10 Zentimeter an, oder lassen Sie es noch gebeugt, ganz nach Kondition. Lösen Sie jetzt die Arme, und strecken Sie sie in 30 Zentimeter Höhe nach vorn.

5. Bewegen Sie den Oberkörper sanft um Millimeter zum Brustkorb und zurück, 20- bis 50mal.

6. Senken Sie den Körper dreifach verlangsamt Wirbel für Wirbel zurück. Das erhobene Bein beugen und langsam zur Startposition kommen. Danach rechts wiederholen.

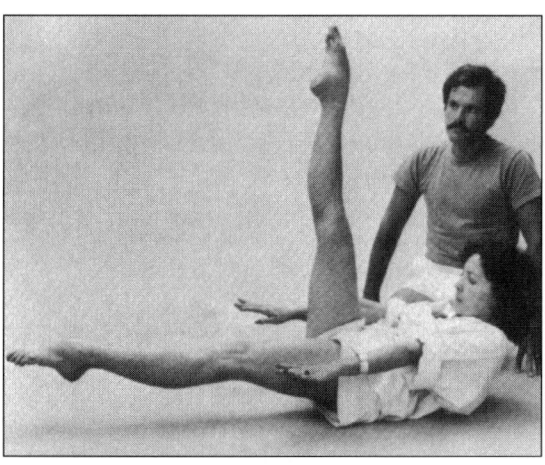

Keinesfalls
▨ den Körper hin und her schaukeln
▨ mit dem Kopf hochzucken
▨ den Körper zur Decke richten
▨ nur Hände und Arme bewegen

194

Hüfte, Po und Außenschenkel

Drei Muskeln bilden das Gesäß, und der größte von ihnen, *Gluteus maximus*, ist einer der stärksten und größten des Körpers überhaupt. Für mich zählen sie – neben Nacken und Unterarmen – auch zu den am meisten vernachlässigten. Wenn ich in Magazinen blättere und Videos betrachte, bin ich immer wieder verblüfft, was dort zur Straffung des Pos empfohlen wird.

Diese Übungen bringen fast jeden anderen Muskel in Bewegung, aber höchst selten einen des Pos. Noch ärgerlicher ist, daß viele dieser Übungen den unteren Rücken belasten. Wenn ich all diesen Anweisungen folgen würde, müßte man meinen Körper wahrscheinlich für Wochen in einen Streckverband legen – und da könnte man sich dann unter Schmerzen fragen, was in Teufels Namen dieses Zeug dem Hintern nutzen soll.

Für die negativen Auswirkungen der Schwerkraft gibt es kein besseres Beispiel als das menschliche Gesäß. Eine gute Übung sollte die Pobacken straffen und ihnen die Pfirsichrundung der Kinderjahre wiedergeben – auch noch mit Achtzig! Und sie muß die »Satteltaschen« außen an den Schenkeln abbauen. Auch heute noch besteht die Meinung, daß dies nur mit Hilfe des Chirurgen gelänge. Meine Erfahrung hat zweifelsfrei und mit sichtbaren Erfolgen bewiesen, daß dies mit Callanetics möglich ist. Und dabei ist auch noch für den Rücken gesorgt.

Die folgenden Übungen machen diese Wirkung erfahrbar; denn durch das Tiefentraining der Gesäßmuskulatur strecken Sie ständig Ihre Wirbelsäule.

Ich vermißte dieses angenehme Spannungsgefühl sehr, daß zum Vergnügen meiner Ballettjahre gehörte. Das Problem war für mich nur, wie man die Pomuskeln straffen konnte, ohne den Rücken zu belasten. Ich überlegte: Wenn ich die Muskeln um die Wirbelsäule stärkte, würden sie dann nicht die Arbeit des Rückens übernehmen? Bei meinen Übungen muß man sich ebenso auf die Körperhaltung wie auf die Bewegung konzentrieren, mit der die Beine zur Seite gehoben werden, um die Gesäßmuskeln zu trainieren und zu kräftigen; denn nach Umfang und Stärke können sie sehr viel mehr leisten, als nur Polsterung beim

Sitzen zu sein. Man kann ihre Kraft ebenso zur Unterstützung des unteren Rückens einsetzen.

Es gibt eine natürliche Tendenz, den Rücken einzuziehen, wenn man das Bein in bestimmten Positionen zur Seite oder nach hinten hebt. Das gilt besonders für Menschen mit Rückenverkrümmung (Lordose). Man glaubt, daß man noch andere Muskeln braucht, um das Gewicht des Beins zu bewegen, das anfangs zentnerschwer erscheint. Wenn Sie jedoch in erster Linie die Gesäßmuskeln einsetzen, übernehmen diese einen Großteil der Arbeit. Den Rücken benötigt man dazu überhaupt nicht. Und bald schon wird sich das Bein leicht wie eine Feder anfühlen.

Wenn Sie die Kraft Ihrer Pomuskeln entwickeln, wird sich ein überraschendes, längst vergessenes Körpergefühl einstellen, und Sie finden zurück zu dem leichten, energiegeladenen Schritt Ihrer Kinderzeit. Sie werden auch spüren, wie angenehm und entlastend es ist, wenn der untere Rücken richtig gestützt wird. Der Unterschied ist riesig und fällt am meisten auf, wenn man viele Treppen steigen, lange Zeit sitzen oder kilometerweit gehen muß.

Noch einmal möchte ich Sie daran erinnern, daß der ganze Körper total entspannt sein muß. Ihr Bein wird nicht durch die eigene Kraft angehoben und bewegt, es tut überhaupt nichts – Ihre Pomuskeln leisten diese Arbeit.

Hüfte, Po und Außenschenkel

Hinweis: Es ist völlig in Ordnung, wenn Ihnen anfangs nur ein oder zwei Wiederholungen gelingen. Wechseln Sie einfach die Seiten, und beim nächstenmal werden Sie sich schon steigern.

Warnung: Tragen Sie keine Schuhe, auch nicht die leichtesten – sie sind immer noch zu schwer.

Stufe I

1. Sie liegen auf der linken Seite, der Kopf ruht auf dem gebeugten linken Arm. Den Rücken runden und die Beine zur U-Form anziehen. Dann legen Sie das rechte Bein hinter das linke oder Knie an Knie darauf.

2. Heben Sie das rechte Bein um knapp fünf Zentimeter an, und bewegen Sie sein Knie – nur das Knie! – um Millimeter zurück und vor, 5mal. Dann eine Atempause und 5mal wiederholen.

3. Danach rollen Sie sich mit gebeugten Knien hinüber auf die Gegenseite in dieselbe Position und üben ebenso mit dem linken Knie.

Hinweis: Wenn Ihnen die Position irgendwie unangenehm ist, können Sie die Lage leicht verändern – manchmal sind Millimeter entscheidend. Je mehr Sie sich einer fetalen Lage nähern, desto besser wird die Streckung der Wirbelsäule.

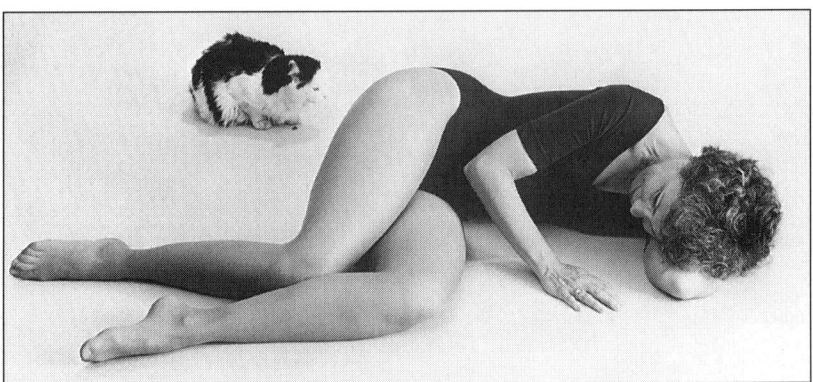

Stufe II

1. Sie sitzen mit gebeugten Beinen auf der linken Pobacke und stützen sich auf den linken Unterarm. Machen Sie den Rücken ein bißchen rund, und legen Sie das angewinkelte rechte Bein mit dem Knie 10–15 Zentimeter hinter den linken Fuß. Sie können sich mit der rechten Hand vorn abstützen.

2. Heben Sie das rechte Knie knapp fünf Zentimeter an, und bewegen Sie es sanft um Millimeter zurück und vor, 10mal. Dann eine Atempause und 10mal wiederholen.

3. Dann rollen Sie sich wie vorhin mit gebeugten Knien auf die Gegenseite und wiederholen dort die Übung.

Hinweis: Auf dieser Stufe neigt man dazu, den Rücken unten einzuziehen – das müssen Sie sofort korrigieren. Sie lernen dabei wieder, die Bewegung zu kontrollieren, statt sich ihr zu unterwerfen. Wenn es Ihnen schwerfällt, straffen Sie den Po, kippen das Becken zur Welle und machen den Rücken rund. Das streckt die Wirbelsäule. Am Anfang ist die Koordination schwierig – aber Geduld und Übung machen den Meister.

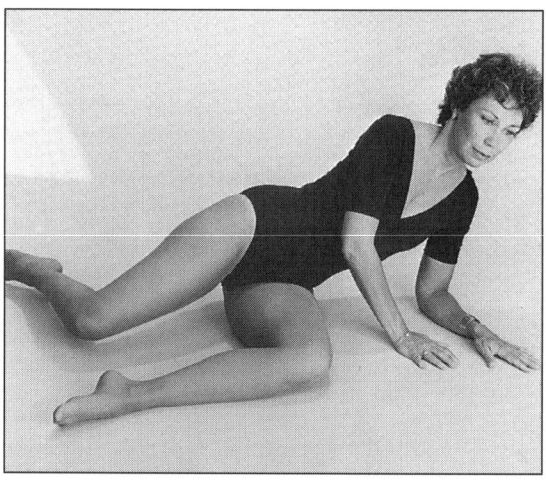

Die üblichen Fehler
- den Rücken unten einwölben
- den Rumpf vordrücken
- den Bauch herausstrecken
- Beine, Füße, Nacken und Schultern verspannen
- das Atmen vergessen
- das Lächeln vergessen

Stufe III

Hinweis: Das ist ein Training für die folgenden Callanetics-Übungen.

1. Sie sitzen mit angewinkelten Beinen auf dem Boden, das linke ungefähr 40 Zentimeter vor dem Körper, das rechte mit dem Knie hinter dem linken Fuß. Kopf und Körper weisen nach links und werden mit gestreckten Armen beidseits des linken Beins gestützt. Ist der untere Rücken zu wenig gestreckt, dann rutschen Sie mit den Händen etwas weiter vor.

2. Den Rücken können Sie rund machen. Dann heben Sie das rechte Knie knapp fünf Zentimeter an und be-wegen es um Millimeter zurück und vor, 20mal.

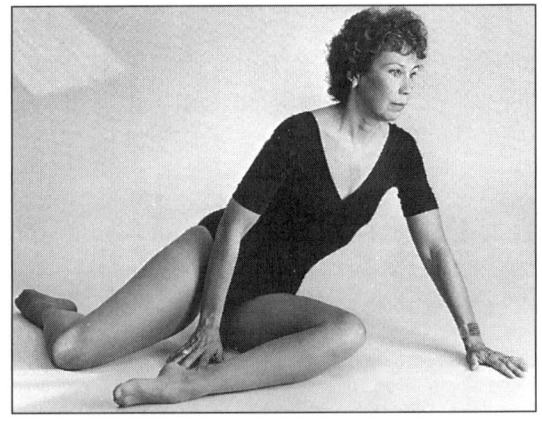

3. Rutschen Sie mit den Händen zurück, bis Sie aufrecht sitzen, und wiederholen Sie dasselbe auf der andere Seite.

Variante: Benutzen Sie einen Schemel (15 bis 25 Zentimeter hoch), und legen Sie den Unterarm darauf, die Hände übereinander. Das ist besonders geeignet für Leute mit verspannten Schultern und Nacken, weil es den Druck nimmt und das Relaxing erleichtert.

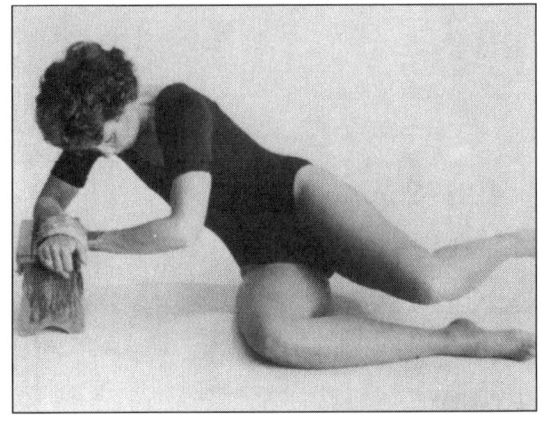

199

Callanetics

Wichtiger Hinweis: Wenn Ihre Gesäßmuskeln noch ein bißchen schwach für diese Übung sind, Sie sich vorneigen oder das Kreuz einziehen, dann beugen Sie sich direkt zur Gegenseite, bis der Rücken unten gestreckt ist. Reicht das nicht aus, dann straffen Sie noch den Po und kippen das Becken zur Welle. Oder Sie machen einfach einen Buckel; das rechte Knie bewegt sich dann etwas nach vorn. Leicht ist das nicht: Sie erwecken Muskeln zum Leben, die die längste Zeit geschlafen haben.

1. Sie sitzen auf der linken Pobacke vor einem Sessel, Sofa oder stabilen Möbel. Das linke Bein ruht angewinkelt mit der Ferse 20–25 Zentimeter vor Ihrer Körpermitte am Boden; das rechte Bein ist angewinkelt, mit dem Knie in Höhe der Hüfte – oder ein bißchen davor – zur Seite gestreckt, seine Fußspitze zeigt locker nach hinten. Mit der linken Hand halten Sie sich an der Möbelkante fest, die rechte wird auf die Hüfte gestützt.

2. Rollen Sie die rechte Hüfte mit der Hand nach vorn, bis beide Hüften parallel stehen. (Der Fuß hebt sich von selbst, sonst helfen Sie mit der Hand nach.)

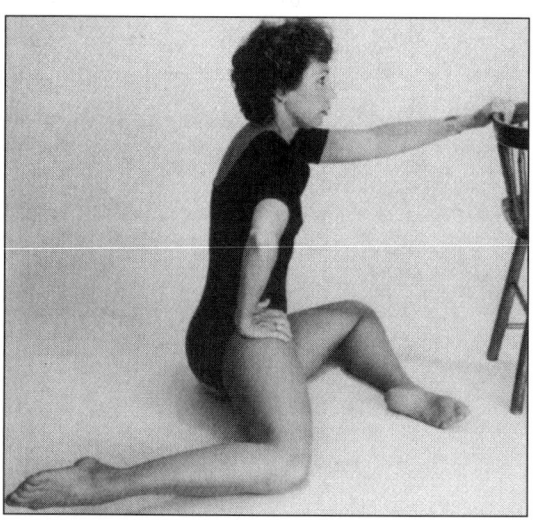

3. Jetzt legen Sie auch die rechte Hand auf die Kante und heben das rechte Knie in Hüftlinie um Zentimeter an. Dann bewegen Sie es um einen Zentimeter zurück und vor, 20- bis 100mal.

4. Absetzen und auf der anderen Seite wiederholen.

STRETCHING

Als andere kleine Mädchen davon träumten, von einem Prinzen wach-geküßt zu werden, schwärmte ich für alte Ritterfilme und wünschte mir, der Schurke zu sein, der auf der Folterbank gestreckt wird. Ich stellte es mir herrlich für mein Rückgrat vor, so richtig langgezogen zu werden.

Die meisten Menschen strecken die Muskeln lieber, als sie anzuspan-nen – das Gefühl ist angenehmer. Aber man kann das eine nicht ohne das andere haben, beides bedingt sich gegenseitig.

Stretching gibt Ihnen Gelegenheit, nicht nur die Muskeln, Sehnen und Bänder zu dehnen, sondern auch all die Emotionen zu entladen, die Sie unter Druck bringen und an der Entspannung hindern. Wohlbe-finden beginnt damit, alles Negative abzuschütteln, und deshalb entfal-ten sich jetzt die Kräfte zur Selbstheilung. Loslassen – das bedeutet Entspannung für Körper, Geist und Seele.

Entspannung ist eine der wunderbaren Wirkungen des Stretching. Doch ich habe festgestellt, daß das leichter gesagt als getan ist. Wenn ich neuen Schülern sage, sie sollen sich entspannen, dann verfallen sie in eine Haltung, die nur ihnen selbst relaxed erscheint. Von den ge-streckten Zehen bis zum verkrampften Kinn sehen sie aus, als würden sie gleich an die vorderste Front geschickt.

Stretching ist für die meisten Menschen ungewohnt. Wenn Sie in Aerobic-Übungen Ihren Körper geschüttelt und geschaukelt haben, müssen Sie jetzt lernen, daß Stretching viel Feingefühl erfordert. Es gehört zu den Hauptzielen jeder vernünftigen Übungsmethode, daß Sie Ihre Bewegungen unter Kontrolle haben, sich nicht verletzen und Ihren Rücken schützen und lockern.

Sie müssen ein Gefühl entwickeln für diese winzigen, weichen und sanften Bewegungen: das Kennzeichen von Callanetics.

Die folgenden Übungen habe ich aus meinem normalen Ein-Stun-den-Programm ausgewählt. Sie streckten alle Muskeln, die Sie bisher vielleicht angespannt haben, und geben dem Rücken Festigkeit und Entlastung. Und vergessen Sie nicht: Stretching allein baut die Muskeln nicht auf, Entspannung ist ebenso wichtig.

Kniesehnen

Stufe I

Hinweis: Bei Ischiasbeschwerden kann man die beiden Übungen auf Seite 57f. durch diese ersetzen.

1. Sie liegen auf dem Rücken; die Knie gebeugt, die Füße 30 Zentimeter vor dem Po am Boden, die Arme am Körper ausgestreckt.

2. Bringen Sie langsam das rechte Knie zur Brust, halten Sie den Fuß locker. Greifen Sie mit den Händen hinter den Schenkel, strecken Sie das Bein, und bewegen Sie es sanft zum Kopf, bis Sie die Streckung in den Kniesehnen spüren. Bis 10 oder 15 zählen. Sie können auch das Bein nach 10 um Millimeter zurück und vor bewegen, 5- bis 10mal.

3. Das Bein langsam zurück in die Startposition; dasselbe mit dem anderen Bein, insgesamt 3 Folgen.

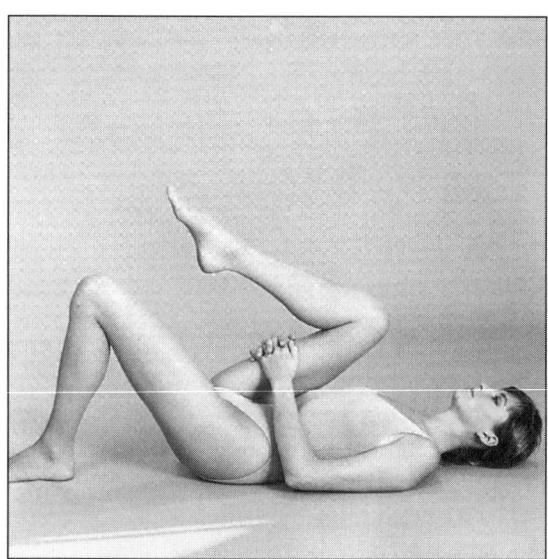

Stufe II

1. Sie liegen auf dem Rücken, Knie gebeugt, Füße 30 Zentimeter vor dem Po, Arme am Körper gestreckt.

2. Heben Sie die Knie nacheinander zur Brust, und entspannen Sie die Füße. Mit beiden Händen hinter Waden oder Schenkel fassen. Dann strecken Sie die Beine so weit wie möglich und bewegen sie sanft zum Kopf, bis Sie die Streckung in den Kniesehnen spüren. Bis 10 oder 15 zählen. Sie können auch nach 10 die Knie um Millimeter zum Kopf hin und her bewegen, 5- bis 10mal.

3. Die Beine nacheinander absetzen und 3mal wiederholen.

Hinweis: Vielleicht können Sie die Beine hier und bei den beiden nächsten Übungen schon gut strecken – aber erzwingen Sie nichts!

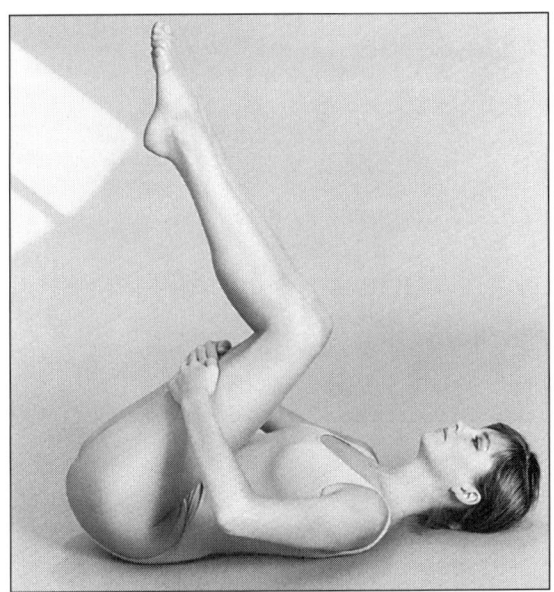

Stufe III

1. Sie liegen auf dem Rücken, Knie gebeugt, Füße 30 Zentimeter vor dem Po, Arme am Körper gestreckt.

2. Sie bringen nacheinander die Knie zur Brust und greifen hinter Waden oder Schenkel. Heben Sie die Beine zur Decke, aber ohne zu forcieren, und biegen Sie die Füße zum Kopf. Dann fassen Sie nacheinander die Zehen und strecken die Beine noch weiter. Bis 10 oder 20 zählen. Nach dem drittenmal strecken Sie die Beine mit winzigen Bewegungen noch ein bißchen mehr, hin und her.

3. Die Knie zurück zur Brust und die Fesseln für eine Atempause übereinander kreuzen. Dann noch 3mal wiederholen.

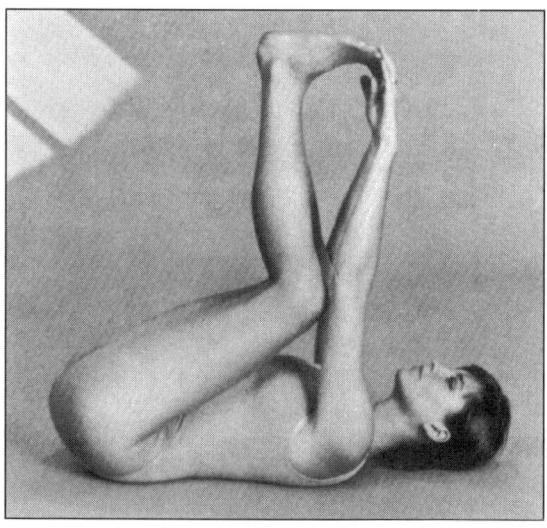

Callanetics

1. Sie liegen auf dem Rücken, Knie gebeugt, Füße 30 Zentimeter vor dem Po, Arme am Körper gestreckt.

2. Führen Sie das rechte Knie so nah wie möglich zum Kopf. Greifen Sie hinter Wade oder Schenkel, und recken Sie die Ellbogen nach außen. Heben Sie das rechte Bein zur Decke, und strecken Sie es ganz weit. Ziehen Sie das Bein ohne Gewalt und sanft zum Kopf.

3. Gelingt Ihnen das leicht, dann lassen Sie auch noch das linke Bein gestreckt zu Boden gleiten. Sie zählen bis 10 oder 15. Sie können auch nach 10 das Bein sanft um Millimeter vor- und zurückbewegen, 5- bis 10mal.

4. Sie ziehen das linke Bein wieder an und setzen den Fuß 30 Zentimeter vor den Po. Sie lösen die Arme, setzen das rechte Bein wieder auf und wiederholen auf der anderen Seite; insgesamt 3 Folgen.

Hinweis: Durch das nach außen Abwinkeln der Ellbogen strecken Sie den Bereich zwischen Schulterblättern und Nacken, und durch das Strecken eines Beins am Boden werden Vorderschenkel und der schwer zu erreichende Lendenmuskel (Psoas) gestreckt. Wenn Sie die Zehen des erhobenen Fußes zum Kopf biegen, strecken Sie auch die Waden. Und beim Hochbringen des einen Beins, bevor Sie das andere strecken, entsteht eine Beckenwelle, die den unteren Rücken schützt; denn wenn Sie zuerst das Bein am Boden strecken, belastet das anfangs noch den Rücken.

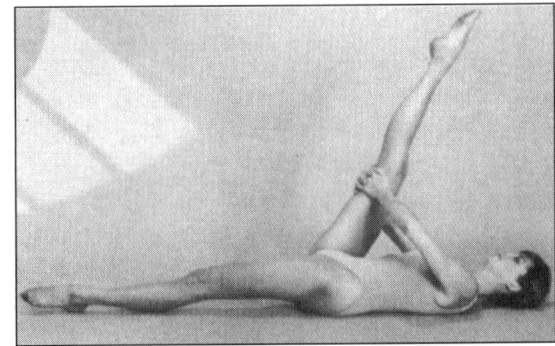

Vorderschenkel

Hinweis: Es scheint zwar, als belaste diese Übung die Knie, doch sie kräftigt sie. Sie dürfen nur nicht sitzenbleiben, sondern müssen sich gleich von den Fersen heben, das nimmt den Druck.

1. Sie sitzen mit fast geschlossenen Knien auf den Fersen und stützen sich hinter dem Rücken auf die Hände. Den Po straffen und das Becken zur Welle rollen.

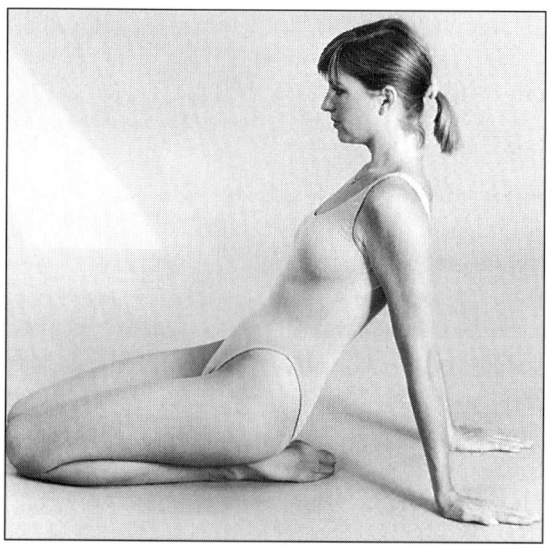

Hinweis: Es ist ganz angenehm, sich ein Tuch oder Polster unter Knie und Fersen zu legen.

Männer können oft nicht auf den Fersen sitzen: Hocken Sie sich auf die Fußspitzen, oder drehen Sie die Füße ein.

Die üblichen Fehler
- den Nacken verkrampfen (lassen Sie den Kopf nach hinten fallen)
- den Rücken überdehnen
- die Schultern hochziehen
- den Körper verspannen

Nach einiger Übung können Sie sich mit der Beckenwelle noch höher heben, ohne den Rücken einzuwölben.

2. Sobald Sie die Streckung in den Vorderschenkeln spüren, kippen Sie das Becken noch etwas und heben den Po von den Fersen, am Anfang genügen zwei Zentimeter. Noch mehr kippen, den Nacken entspannen, den Rücken nicht einziehen. Dann zählen Sie bis 10 oder 15 und bewegen sich um Millimeter auf und ab, 10mal.

3. Die Pomuskeln entspannen und sanft zurück in den Fersensitz gleiten.

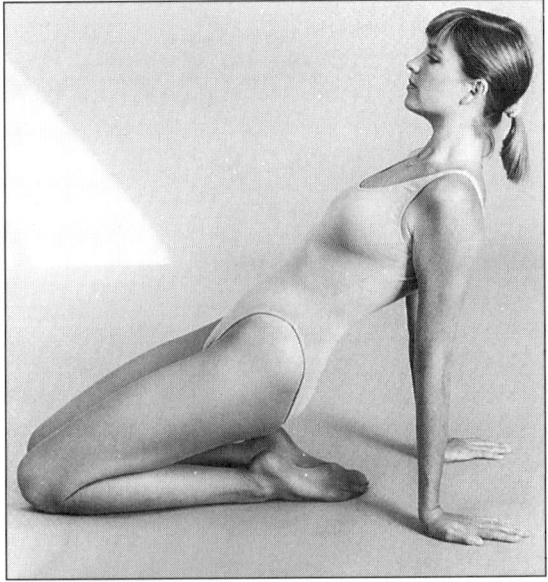

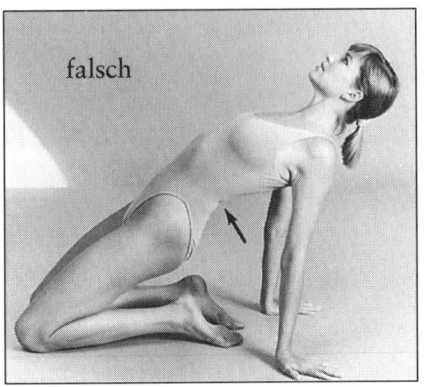

falsch

Alternative I

Hinweis: Diese Alternativen sind für Menschen geeignet, für die der Fersensitz oder die Armstütze hinten beschwerlich ist.

1. Sie liegen auf der linken Seite und beugen beide Knie und den linken Ellbogen. Den Kopf legen Sie auf den linken Unterarm.

2. Sie heben den rechten Fuß ein Stück an, führen ihn hinter den Rücken und fassen ihn mit der rechten Hand. Dann ziehen Sie das Bein an, bis Sie die Streckung im Oberschenkel fühlen (aber nicht bis zum Po!). Jetzt kippen Sie das Becken – je mehr, desto besser – und zählen bis 15 oder 20. Das Bein um Millimeter vor und zurück bewegen, 5mal.

3. Zurück zur Ausgangsposition; dasselbe auf der anderen Seite üben.

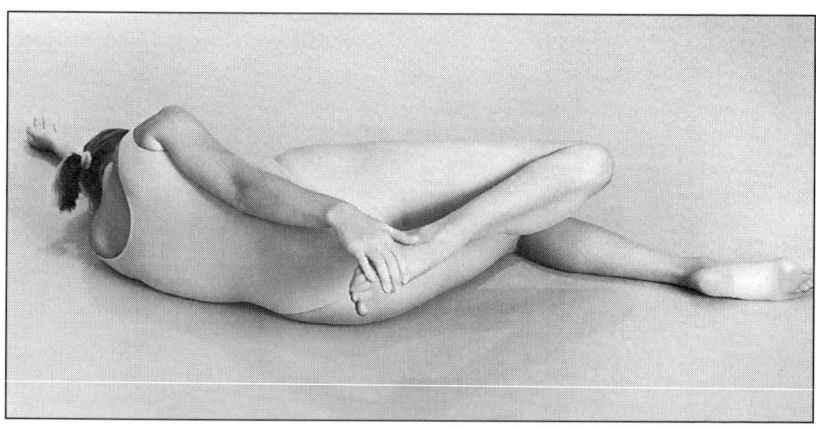

Den Rücken oben runden, dann wird auch der Oberkörper gestreckt.

Alternative II

1. Sie liegen auf dem Boden, mit den Füßen 30 Zentimeter vom Po.

2. Fassen Sie mit den Händen zu den Fesseln, rollen Sie zur Becken-welle, und heben Sie den Po um etwa fünf Zentimeter an. Bis 10 oder 15 zählen. Dann um Millimeter auf und ab bewegen, 5mal.

Nicht den Rücken einwölben oder den Bauch heraus-strecken.

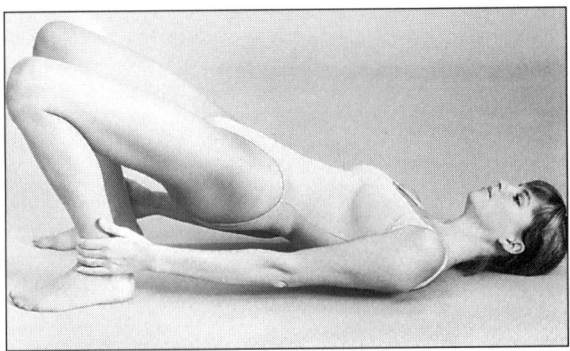

Der ganze Rücken

Das ist mein Lieblings-Stretching. Ich konnte damit meine Hüften wieder gerade ausrichten und übe es noch heute bei jeder Gelegenheit, nach dem Aufwachen und vor dem Einschlafen.

1. Sie liegen mit angewinkelten Knien und den Füßen hüftbreit 30–40 Zentimeter vor dem Po am Boden. Die Arme liegen in Schulterhöhe rechtwinklig mit dem Handrücken auf. Die Nackenmuskeln müssen Sie ganz flach an den Boden drücken.

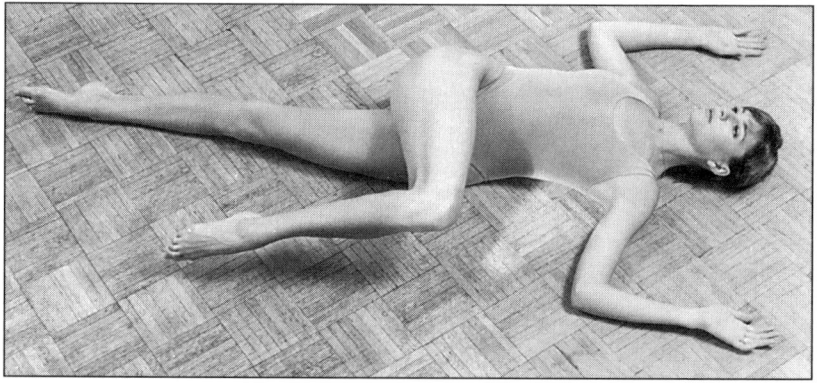

2. Beugen Sie das rechte Knie zur Brust, strecken Sie das linke Bein aus, und legen Sie das rechte Knie über das linke Bein zur Seite. Die Schwerkraft drückt es nah zu Boden, die Zehen berühren ihn fast. Sonst halten Sie das Bein entspannt erhoben; am Ende wird es ganz aufliegen. Schulter und Ellbogen rechts müssen auf dem Boden bleiben, das ist wichtig für die Streckung im unteren Rücken. Zählen Sie bis 15 oder 60. Sie können auch nach 10 das Knie um Millimeter zum Boden und zurückbewegen, bis zu 60mal.

3. Dreifach verlangsamt bringen Sie dann das gebeugte Knie wieder zur Mitte, setzen den Fuß auf und ziehen auch das linke Bein an. Danach strecken Sie das rechte Bein und wiederholen das Ganze nach rechts.

Hinweis: Das streckt auch den Po!

Die Beckenrotation

Nachdem Sie mit der Beckenwelle wohlvertraut sind, können Sie sich jetzt auch an die Beckenrotationen wagen: Sie erfordern mehr Koordination, Kontrolle und Kraft.

Aber das lohnt sich! Sie heben – buchstäblich – und halten das Körpergewicht gegen die Schwerkraft allein mit den Beinmuskeln. Sie strecken den ganzen Rücken, und die gesamte Muskulatur des Beckens wird intensiv bearbeitet. Die Beckenwelle ist eine Bewegung in eine Richtung – die Rotationen führen in mehrere Richtungen. Dieser Zuwachs an Beweglichkeit ist besonders wohltuend bei Rückenbeschwerden. Und wir haben hier das Paradebeispiel für Übungen, mit deren Hilfe man alle Spannungen und die mit diesem Bereich verbundenen Verklemmungen »losläßt«. Wenn Sie diese Bewegungen richtig beherrschen, haben Sie über Ihren unteren Rücken eine optimale Kontrolle.

Hinweis: Fällt Ihnen das Knien schwer, dann können Sie die Bewegungen auch stehend mit leicht gebeugten Knien durchführen. Es dauert dann ein bißchen länger, bis sie die Erfolge fühlen und sehen.

Stufe I

1. Sie knien hüftbreit auf einem leichten Polster an einem Stuhl oder stabilen Möbel und halten sich mit den Händen an der Kante fest. Nacken und Körper entspannen.

2. Bewegen Sie sanft und dreifach verlangsamt die rechte Hüfte ganz weit nach rechts, dann ebenso langsam weit nach links – und zurück zur Mitte. Arbeiten Sie nach Ihrem Tempo; 5 bis 10 Wiederholungen.

Hinweis: Lassen Sie sich genug Zeit, damit Sie fühlen können, was mit Ihrem Rücken vorgeht. Den ganzen Körper locker halten und nicht den Po herausstrecken.

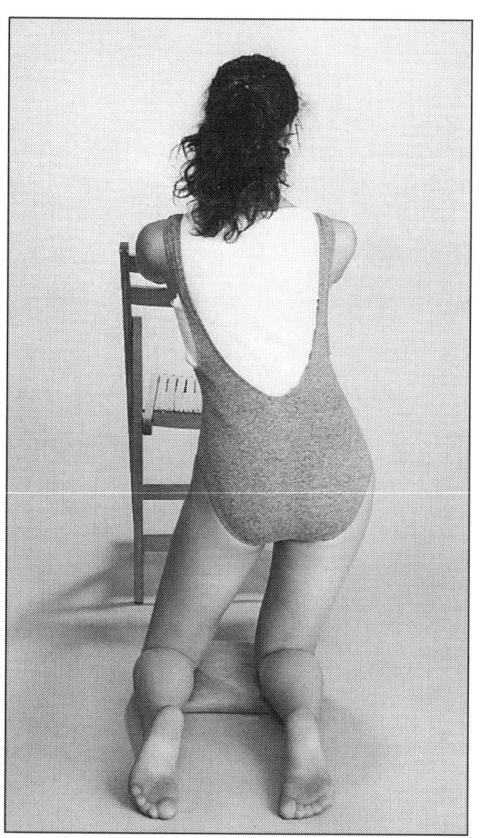

Stufe II

1. Sie knien wieder auf einem Polster hüftbreit vor einem stabilen Möbel und legen die Hände auf die Kante. Körper und Nacken entspannen.

2. Sanft und dreifach verlangsamt bewegen Sie die Hüfte so weit wie möglich nach rechts; dann rollen Sie das Becken vor und kippen es mit rundem Rücken zur Welle. Nun bewegen Sie die Hüfte ebenso weit nach links; dabei löst sich die Welle wieder. Zurück zur Mitte, und das Ganze wieder von vorn, 3mal.

3. Dann wechseln Sie die Richtung und wiederholen wieder 3mal – oder mehr.

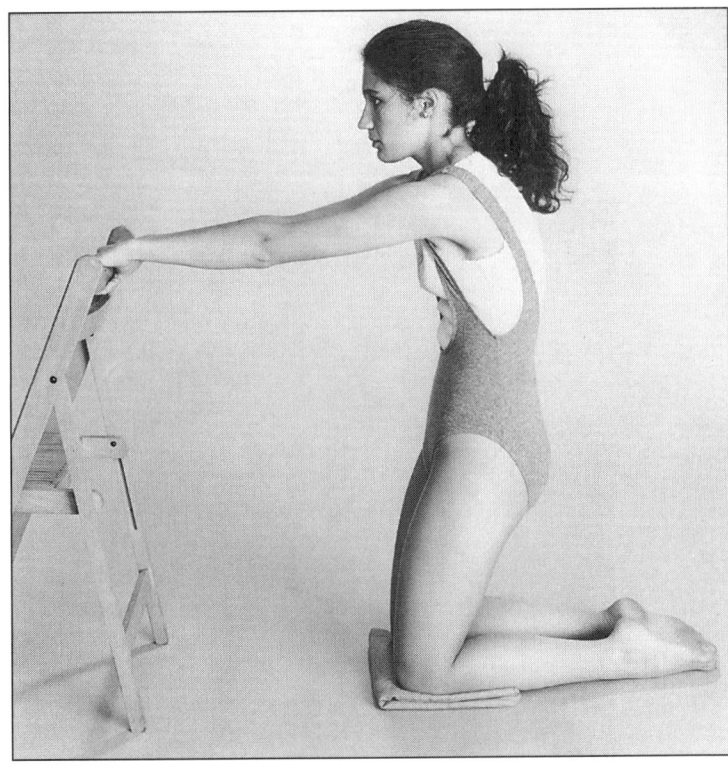

Nicht den Rücken einwölben.

Stufe III: Einübung

1. Sie knien hüftbreit auf dem Polster an dem Möbel und halten sich mit den Händen an der Kante fest. Der Rücken ist gerade.

2. Dreifach verlangsamt senken Sie den Po bis auf 15 Zentimeter zu den Fersen hinab. Der Rücken bleibt gerade und gestreckt, also nicht den Po herausstrecken!

3. Richten Sie sich halbwegs langsam in die Höhe – und wieder absenken. Das wiederholen Sie 3- bis 10mal.

Hinweis: Sobald die Oberschenkelmuskeln kräftig genug sind, Ihren Körper gegen die Schwerkraft zu halten, sind Sie reif für Stufe III.

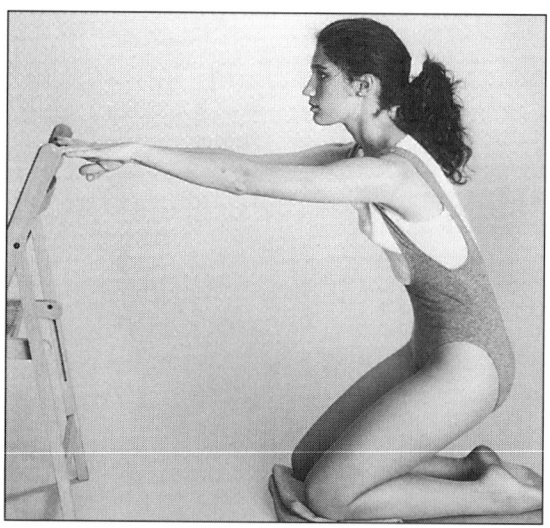

Stufe III

1. Sie knien hüftbreit auf dem Polster an dem Möbel und halten sich mit den Händen an der Kante. Der Rücken ist gerade.

2. Dreifach verlangsamt senken Sie den Po um drei Viertel zu den Fersen. Nicht den Po herausstrecken und den Rücken wölben!

3. Sanft und langsam bewegen Sie die Hüfte ganz weit nach rechts, rollen das Becken vor, kippen es zur Welle und machen den Rücken rund. Dann bewegen Sie die Hüfte ebenso weit nach links; dabei löst sich die Welle auf. Zurück zur Mitte und erneut nach rechts, 5mal. Dann wechseln Sie die Richtung und wiederholen das Ganze 5mal – oder mehr.

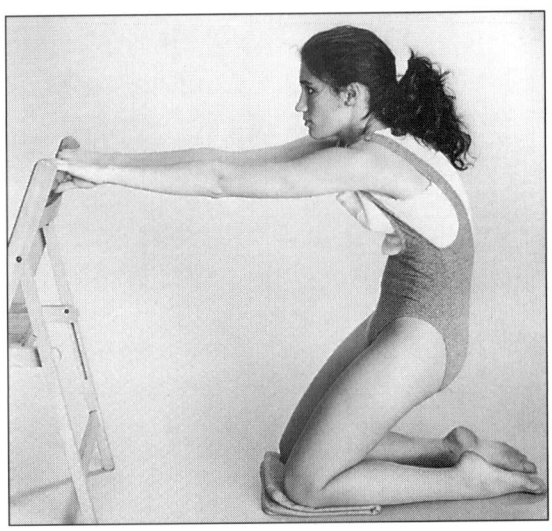

Callanetics

Hinweis: Wahrscheinlich haben Sie Ihre Muskeln niemals auf diese Weise eingesetzt, darum wird die Übung anfangs unbehaglich sein. Doch Sie werden staunen, wie viele Muskeln Sie haben: Die Beckenrotationen bringen fast alle in Bewegung. Seien Sie also sanft mit sich

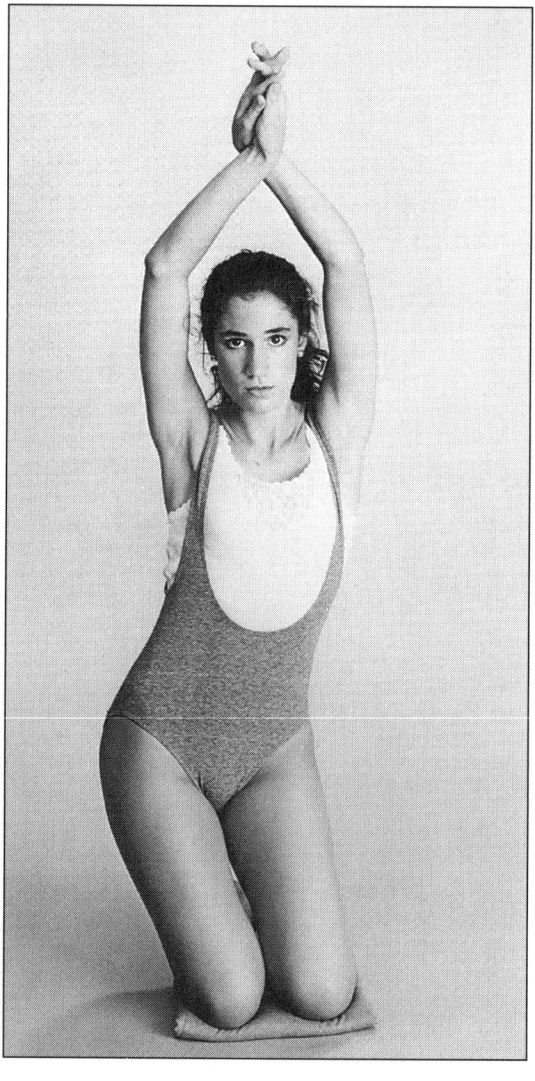

Versuchen Sie nicht, zuviel zu tun! Wichtig ist nur, daß Sie sich nicht dauernd auf und ab bewegen. Bei dieser Höhe sind die Schenkelmuskeln ständig gestrafft. Sie müssen sich das wie Gewichtheben vorstellen; aber Sie stemmen keine Hanteln, sondern den eigenen Körper und haben dadurch mehr Kontrolle und Sicherheit.

und geduldig. Jede kleine Bewegung baut Kraft und Ausdauer auf und zeigt Ihnen, wie Sie Ihren Rücken schützen und schonen.

1. Sie sitzen auf den Fersen; den Rücken gerade, die Knie geschlossen, die Augen geradeaus. Strecken Sie die Arme über den Kopf, verschränken Sie die Hände, und strecken Sie Oberkörper und Nacken fünf Zentimeter länger – bis Sie es unten im Rücken spüren.

2. Wenn die Strek-kung höher nicht mehr geht, heben Sie sich 15 Zentimeter von den Fersen. Bewegen Sie die Hüfte ganz weit nach rechts. Schieben Sie das Becken vor; die Welle folgt automatisch.
3. Rollen Sie das Becken noch höher zum Nabel – der Körper hebt sich leicht. Bewegen Sie die Hüfte langsam weit nach links, dann wieder weit nach rechts – und so weiter, bis zu 10mal. Atempausen sind erlaubt. Dann die Richtung wechseln und wieder 10mal. Nicht den Po herausstrecken und den Rücken einziehen!

Innenschenkel

Man könnte annehmen, daß ich nach elf Jahren Wanderschaft rund um den Globus die festesten Innenschenkel der Welt gehabt hätte. Keine Spur davon. Als ich mit zweiunddreißig Jahren am Ende meiner Reise stand, war mir, als hätte ich jede Verbindung mit ihnen verloren. Sie waren schwammig, das Fleisch hing schlaff herab und schwappte häßlich beim Gehen. Traurig erinnerte ich mich, wie straff und schön die Innenschenkel zu meiner Ballettzeit gewesen waren, und suchte einen Weg, dieses Aussehen wieder zu erlangen – wenigstens teilweise. So kam ich auf diese Übung. Zu meiner Überraschung stellte ich fest, daß sie nicht nur meine Innenschenkel erheblich straffte, sondern auch meinem unteren Rücken nutzte. Da wurde mir klar, wie ungeheuer wichtig die Kraft der Innenschenkel für den unteren Rücken ist. Der Körper ist eine Einheit. Man muß all seine Muskeln stärken, besonders wenn sie – wie die Innenschenkel – mit dem Beckenbereich verbunden sind.

Meine Übung ist so einfach, daß Sie ihr am Anfang kaum Wirkung zutrauen werden. Und doch ist sie so effektiv, daß Sie keine andere brauchen, um die Schenkel wieder zu einem straffen Teil schlanker Beine zu machen.

Im Alter von fünfzig Jahren sind meine Schenkel wieder so fest und glatt, daß ich voller Stolz Shorts trage – und keine orthopädischen Strümpfe.

Innenschenkel

Hinweis: Diese Übung ist so einfach, daß es keine Stufenfolge gibt. Sie brauchen dazu einen Stuhl oder ein anderes stabiles Möbelstück, dessen Beine oder Sockel – einen Abstand von 30–80 Zentimeter haben.

1. Sie sitzen mit ausgestreckten Beinen und entspannten Knien vor einem Stuhl und legen die Fußwölbungen an die Stuhlbeine. Die Sitzhaltung ist aufrecht, der Kopf zur Decke gestreckt, Augen geradeaus. Nun lassen Sie die Schultern ein bißchen hängen und machen den unteren Rücken rund, die Arme halten Sie locker an den Seiten mit den Handflächen am Boden.

2. Pressen Sie die Stuhlbeine, so fest Sie nur können, mit den Füßen zusammen. Es soll ein kontinuierlicher Druck sein – nicht pressen und nachlassen. Zählen Sie bis 10 oder länger – und dann loslassen.

Jetzt rate ich zu hängenden Schultern, obwohl ich sonst so fanatisch auf aufrechter Haltung bestehe! Das hat einen einfachen Grund. Beim aufrechten Sitzen neigt man bei dieser Übung dazu, den unteren Rücken zu verspannen, weil andere Muskeln die Arbeit der noch schwach entwickelten übernehmen. Damit das nicht im unteren Rücken passiert, lassen Sie sich zunächst etwas einsacken. Sobald die Innenschenkel kräftiger werden, richten Sie sich automatisch auf.

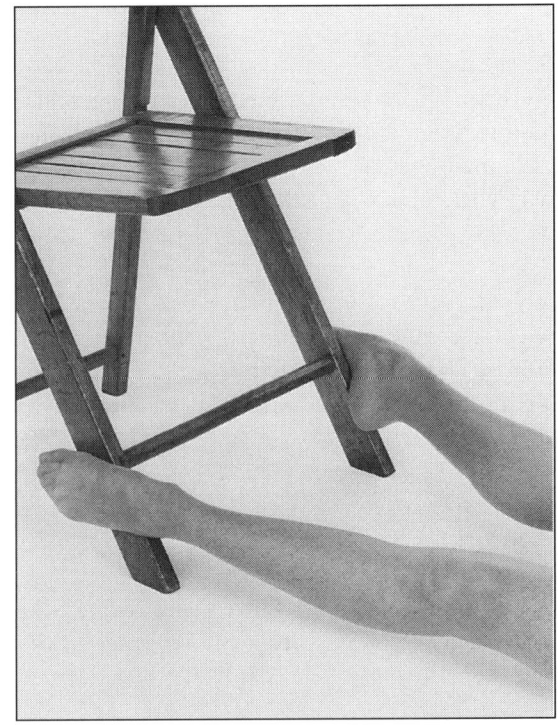

Hinweis: Zuerst werden Sie die Kontraktion innen über den Knien spüren. Sie steigt dann allmählich höher, bis Sie die ganze Kraft Ihrer Innenschenkel spüren. Ihre Beine liegen zu Anfang auf dem Boden, aber mit der Zeit sollten Sie sie zentimeterweise anheben; die Muskeln arbeiten dann intensiver. Bei Startschwierigkeiten oder nach Rückenbeschwerden können Sie die Knie ein wenig beugen. Sobald die Innenschenkel kräftiger werden, lassen sich die Beine mühelos strecken, und Sie sitzen aufrechter.

8
Was Sie besser bleibenlassen

Wenn die Leute wüßten, welche Übungen sie besser unterließen, und sich mehr ihrer eigenen Grenzen bewußt wären, könnten sie sich eine Menge Zeit, Geld, Mühe und Schmerzen ersparen. Es schockiert mich immer wieder, welche ärztlich verordneten Übungsprogramme meine Kursanfänger mir vorlegen. Simple Strichzeichnungen, ganz offensichtlich massenhaft kopiert, sollen ein »individuelles« Heilverfahren darstellen. Man könnte darüber lachen, wenn es nicht so ernst wäre. Diese Methoden sind so »individuell«, daß zwei Schülerinnen mit zwei völlig verschiedenen medizinischen Diagnosen mir dieselben gestrichelten Übungsanleitungen vorlegten – und sie kamen vom selben Doktor!

Kein Mensch kann vom Wert solcher Übungen mehr überzeugt sein als ich, aber sie dürfen nicht Selbstzweck sein. Manche sind unnütz und einfach Zeitverschwendung, andere nur für durchtrainierte Athleten geeignet. Übungen müssen Ihrem persönlichen Profil angepaßt sein: Veranlagung, Alter, Kondition, Gelenkigkeit. Wenn man die Dreißig erreicht hat (andere meinen die Vierzig), spielt das Alter für die Übungsweise eine Rolle: Wie lange Sie brauchen, um in Kondition zu kommen, wie schnell Sie sie wieder einbüßen. Ohne Übung verliert man sie innerhalb von ein bis zwei Wochen; und wenn man nicht daran gewöhnt ist, muß man langsamer und behutsamer vorgehen.

Anlage und Fähigkeiten des Körpers sind nicht bei allen Menschen gleich, und darüber sollten wir auch froh sein. Denn dann würden wir ja alle gleich aussehen, uns auf gleiche Weise bewegen – eine geklonte Welt! Natürlich gefiele es mir, wenn wir alle eine wunderschöne Körperhaltung und eine perfekt ausgearbeitete Muskulatur besäßen und uns großartig fühlten. Aber diese Vision hat einen Haken: Es wäre äußerst langweilig, in einer Welt ohne Unterschiede zu leben. Viele Körperprogramme, die in Büchern, Illustrierten und Fitneßclubs propagiert werden, sehen allerdings ganz nach einer solchen Welt aus: dieselbe Übung für jeden und jede.

Viel schlimmer ist es freilich, daß manche dieser populären Fitneßübungen absolut gefährlich sind und Muskeln, Gelenke und Bänder enorm belasten und zu Schmerzen, Verstauchungen und Verletzungen führen. Der untere Rücken ist bei derartig falschen Übungen besonders anfällig; sie können chronische Beschwerden sowohl auslösen als auch verschlimmern. Die steigende Zahl von Verletzungen durch Jogging oder Aerobics hat die Aufmerksamkeit auf die Gefahr gewisser Übungen gelenkt, und ich kann nur hoffen, daß jeder kritisch genug ist, das zu erkennen.

Schmerz ist ein Schlüsselbegriff. Wenn man sich ohne Kondition an bestimmte Übungen wagt, sind sie natürlich beschwerlich. Aber manche Übung kann auch ohne Ansehen von Kondition und Praxis Schmerzen bereiten und ist für Sie wahrscheinlich ungeeignet, zieht oder zerrt an der falschen Stelle. Die Gelenke – in Nacken, Knien, Ellbogen und Rücken – reagieren dabei besonders empfindlich – und egal, ob es sich um Kontraktionen oder Stretching handelt, lassen Sie es sein.

Ein Erbe früherer Zeiten und leider immer noch populär sind Übungen, bei denen man hüpft, wippt, die Knie blockiert und den Rücken einzieht. Sie haben sich längst als riskant erwiesen; auch eine Streckübung, an sich harmlos, kann dann zur Gefahr werden.

In diesem Kapitel werde ich die Übungen nennen, die ich für die schlimmsten halte. Ich folge dabei den Körperbereichen, denen sie angeblich nützen; vorweg aber einige allgemeine Kriterien:

▨ Wölben Sie den Rücken nicht (einziehen); schon gar nicht bei Bandscheibenproblemen! Es ist etwas anderes, wenn es sich um eine ausdrückliche ärztliche Anweisung handelt, Teil eines Hochleistungstrainings oder als Therapie zum Ausgleich einer Rückgratversteifung verordnet ist, bei der eine Überdehnung von Nutzen sein kann. Ich spreche hier von Übungsmethoden, die eine wiederholte und dauernde Rückenwölbung verlangen.

▨ Wenn Sie ein Bein hochlegen müssen, sollten Sie sich immer fragen: Ist das im Augenblick nicht zu hoch für mich? Fangen Sie niedrig an, und steigern Sie sich allmählich; und helfen Sie nicht mit den Händen nach, denn dann überschreiten Sie nur Ihre augenblickliche Kapazität.

▨ Wenn Sie sich vornüber beugen: immer nur aus den Hüften, nie aus der Taille!

▨ Niemals dürfen Sie die Knie blockieren.

▨ Vermeiden Sie jedes Hüpfen, Wippen und Rucken.

▨ Bei keiner Bewegung darf Druck auf Knie, Ellbogen, Nacken und Rücken entstehen.

KNIESEHNEN

Rumpfbeuge (stehend) Eine wohlbekannte Streckübung, die allgemein zur Auflockerung empfohlen wird; doch sie ist zu Recht umstritten. Theoretisch ist sie ganz vorzüglich, wenn jemand genügend gelenkig ist. Aber in der Realität ist das eine ganz andere Sache. Viele Menschen – auch wenn sie ganz fit erscheinen – haben verspannte Kniesehnen und werden dennoch daran gemessen, ob sie die Zehenspitzen erreichen können. Das ist ganz albern. Manchen Menschen verhilft kein Stretching zu solcher Flexibilität. Wenn sie dennoch die Zehen erreichen wollen, überdehnen sie, wodurch die Bänder dann ihre Elastizität und die Gelenke ihre Stabilität verlieren können. Außerdem blockieren sie gewöhnlich die Knie und wippen auch noch, weil es ihnen vermeintlich hilft. Das Resultat sind dann gezerrte Muskeln und Sehnen und überdehnte Bänder

Wie ich schon häufig sagte, Wippen hat den gegenteiligen Effekt von Stretching!

Das Hauptproblem ist, daß man bei dieser Übung den unteren Rücken verletzen kann, weil man sich aus dem falschen Punkt bewegt. Bei korrekter Ausführung beugt man sich aus den Hüften heraus: Das Hüftgelenk ist der Punkt, an dem Rumpf und Beine sich treffen, und es liegt erheblich tiefer, als Sie denken. Viele vermu-

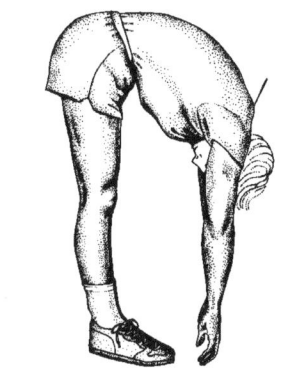

UNBEDINGT VERMEIDEN!

ten es irgendwo nahe der Taille – also beugen sie sich aus der Taille heraus, üben enormen Druck auf den unteren Rücken aus und belasten den Ischiasnerv. Dieses Risiko ist den Nutzen für die Kniesehnen nicht wert.

Bei der Rumpfbeuge zu den Zehen sollten Sie die Knie locker halten, bei verspannten Sehnen sie sogar beugen; sich aus den Hüften beugen und den Rumpf langsam Wirbel für Wirbel so weit senken, wie es *ohne* Forcieren gelingt; und die Beine ganz allmählich mit lockeren Knien bequem strecken, ohne daß es den Rücken anstrengt. Zum Abschluß beugen Sie wieder die Knie, straffen den Po, kippen das Becken zur Welle und richten sich sehr langsam Wirbel für Wirbel wieder auf. Wenn Sie jedes Risiko vermeiden wollen, setzen Sie sich auf einen Stuhl, beugen beide Knie und senken den Rumpf ganz sacht und langsam aus den Hüften zum Boden (siehe S. 121f.).

Rumpfbeuge (sitzend) Wenn Sie bei ausgestreckten Beinen die Zehen erreichen wollen, entstehen wieder ähnliche Schwierigkeiten; denn normalerweise sind die Kniesehnen nur wenig gestreckt, und darum übernimmt wieder der Rücken die Arbeit. Besonders gefährlich wird es, wenn man diese Übung mit einem Partner ausführt und dieser einen zu weit nach vorn zieht.

»Hürdenstreckung« Dabei sitzt man auf dem Boden; ein Bein ist nach vorn ausgestreckt, das andere liegt im Knie gebeugt am oder unter dem Schenkel nach hinten – das Körpergewicht liegt auf dem Knie. Das ist eine extreme und unnatürliche Position, die das Knie zu stark belastet. Darum ist diese Übung schädlich und abzulehnen.

Spreizübungen Davon gibt es verschiedene Spielarten, aber ich akzeptiere sie höchstens für trainierte Athleten. Bei einer Übung spreizt man die Beine so weit wie möglich zu den Seiten und beugt den Oberkörper vor, um den Boden mit den Händen zu berühren: Das überanstrengt die Knie ebenso wie die Leisten. Noch schlimmer wird es, wenn man dann auch noch ein Knie zum Boden hin beugt – eine hervorragende Möglichkeit, die Balance zu verlieren. Das gleiche gilt, wenn man sich auf ein gebeugtes Bein hockt und das andere Bein gerade nach hinten streckt oder sich auf ein Bein kniet und das andere nach hinten oder zur Seite streckt.

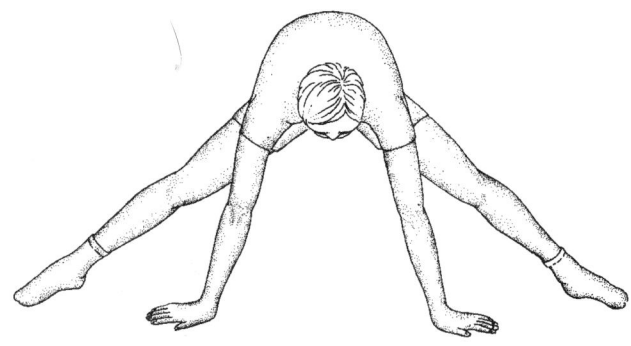

UNBEDINGT VERMEIDEN!

VORDERSCHENKEL

Tiefe Kniebeugen Leichte Kniebeugen sind in Ordnung und kräftigen die Muskeln des Vorderschenkels. Bei tiefen Kniebeugen soll man aber meist auf den Zehen stehen und die Knie gerade halten, und da entsteht das Problem. Wenn man in dieser Position tiefer als 15 Zentimeter geht, belastet man die Knie mit dem ganzen Körpergewicht. Ein solches Beugen, Hocken, Watscheln, Hüpfen (die Kosaken!) dehnt und gefährdet die Kniebänder, preßt die Kniescheibe zusammen und wirkt sich negativ auf die Gelenkstrukturen aus. Es gehört verboten! Die sichere Alternative ist, sich an einer Stütze festzuhalten, die Knie zur Seite zu nehmen und auf den Spitzen stehend den Po nicht tiefer als in Kniehöhe zu senken.

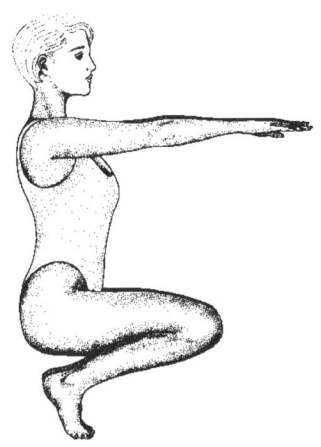

UNBEDINGT VERMEIDEN!

Schenkelstreckung Bei einer sehr verbreiteten Übung liegt man auf dem Rücken, beugt die Knie und legt die Füße neben den Po. Dabei überanstrengt man nicht nur die Knie, sondern zieht in der Regel auch gewaltig den Rücken ein!

Umgekehrt ist die Übung genauso schlimm: Man liegt auf dem Bauch, streckt die Füße zum Po, zieht mit den Händen daran und spannt den Oberkörper zum Bogen. Das heißt dann Schenkelstreckung und strafft die Schenkelmuskeln tatsächlich. Der richtige Namen dafür sollte allerdings »Zerstörung der Kniegelenke« lauten. Zur Überdehnung der Kniebänder kommt noch die Mißhandlung des Rückens, weil die Wirbelgelenke und Bandscheiben gequetscht und die Nerven eingeklemmt werden. Machen Sie das besser so, wie ich es auf Seite 208ff. beschreibe.

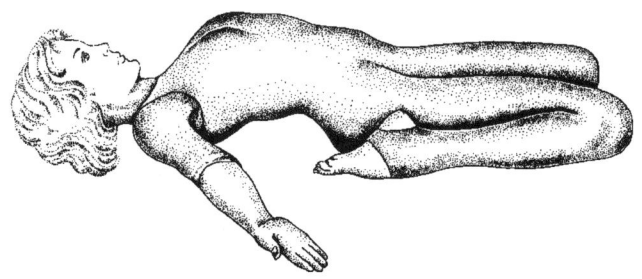

UNBEDINGT VERMEIDEN!

WIRBELSÄULE

Es gibt Übungen, die den unteren Rücken ganz besonders belasten: sich aus dem Liegen mit gestreckten Beinen zum Sitz aufrichten oder beide Beine anheben, und der »Schwan«, bei dem man auf dem Bauch balanciert und Arme und Beine nach hinten in die Höhe streckt – mit gekrümmtem Rücken!

Überdehnungsübungen Mit diesen Streckungen will man der eingefallenen Haltung durch Überdehnung (Einkrümmung) des unteren Rückens entgegenwirken. Ein Beispiel: Man liegt auf dem Bauch und krümmt den Oberkörper aus dem Rücken hoch. Nach meiner Überzeugung ist das schädlich und gefährlich für den Rücken. Ein gewisses Maß an Überdehnung ist normal und läßt sich im täglichen Bewegungsablauf nicht vermeiden. Aber die regelmäßige Einkrümmung kann zur Abnutzung der Bandscheiben führen (besonders am vierten und fünften Lendenwirbel) und quetscht die Gelenke zusammen.

Rückenbeugen Dieses Hintüberneigen sollte man den Akrobaten überlassen. Es ist mit allen denkbaren Risiken behaftet – man verliert die Balance, verletzt sich die Handgelenke und verzerrt den Rücken.

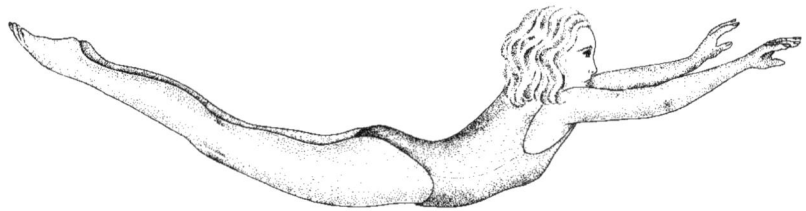

UNBEDINGT VERMEIDEN!

NACKEN UND SCHULTERN

Schulterstand Dafür gibt es viele Bezeichnungen und Abwandlungen – von »Radfahren« bis zum Yoga. Die Übung kann sich wunderbar anfühlen, weil sie den oberen Rücken streckt; aber das kann man sicherer erreichen. Jede Übung, bei der das Körpergewicht höher als auf den Schulterblättern ruht, kann dem Nacken schaden. Bis dahin ist es in Ordnung, die Wirbel sind stark genug, aber die darüberliegenden können das Gewicht nur schwer halten. Auch wenn man den Rumpf mit den Händen abstützt, verklemmt diese Position die zarteren Nackenmuskeln und bringt sie unter zu hohen Druck. Und außerdem streckt sie die Nackenmuskeln zu stark und zu schnell.

Das Ganze wird noch schlimmer, wenn man dabei den Rücken rund macht. Dann wird nicht nur der Nacken belastet, sondern auch noch das Rückenmark und der Brustkorb zusammengedrückt und das Atmen erschwert. Allzu eifrige Yoga-Schüler könnten sich damit Halswirbelschäden zuziehen.

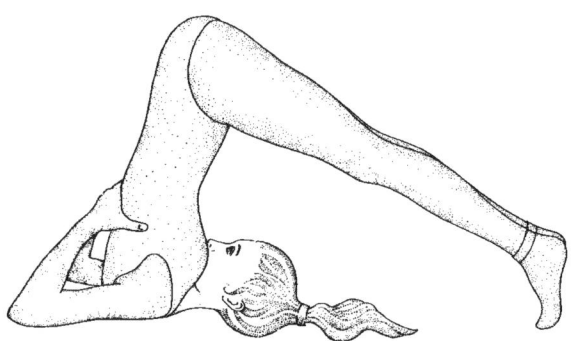

UNBEDINGT VERMEIDEN!
Wenn die Beine auf diese Weise gestreckt sind, fordert man die Probleme heraus!

Kopfstand Dafür gibt es eigentlich nur eine Lösung: ein Loch im Boden für den Kopf! Dann könnte man den Kopf tiefer halten als die Hände und die Halswirbel vom Gewicht befreien. Sicher ist bei ausreichendem Training ein korrekter Kopfstand möglich – aber die meisten Menschen balancieren ihr ganzes Gewicht auf den armen Halswirbeln. Und außerdem verliert man leicht die Balance und riskiert die dümmsten Verletzungen.

Nackenrollen Bei vielen Nackenübungen soll man den Kopf komplett im Kreis drehen: von vorn zur Seite, nach hinten und wieder über die Seite nach vorn. Ein Kopf wiegt ungefähr fünf Kilogramm. Wenn man sein Eigengewicht in den Nacken fallen läßt, übt das einen enormen Druck auf die Bandscheiben aus; dies kann zu einer Fehlstellung der Halswirbel und zur Schrumpfung der Zwischenräume führen.

Die Folge sind Nackenschmerzen, die bis zu tauben (eingeklemmten) Nerven reichen können.

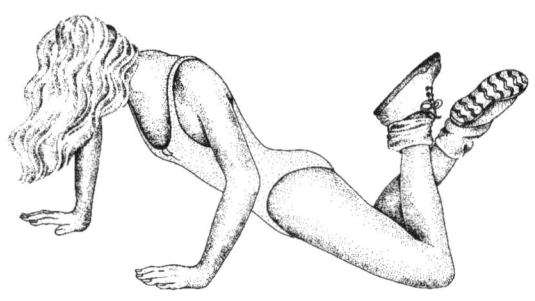

UNBEDINGT VERMEIDEN!

Liegestütz Diese Übung soll für die Muskulatur von Schultern, Brust und Oberarmen gut sein; Frauen rät man, die Beine gekreuzt abzuwinkeln. Mein Einwand ist, daß dabei zu viel Druck im unteren Rücken entsteht. Wenn die Muskeln in der Schulterpartie, den Oberarmen und Handgelenken nicht richtig entwickelt sind, hängt das ganze Körpergewicht im unteren Rücken!

TAILLE

Taillenschwünge Die so beliebten und manchmal echt verrückten Taillenschwünge haben böse Folgen für den Rücken. Ob man kreiselt oder twistet – die Wirbel kreisen, und dabei werden die Bandscheiben, Muskeln und Bänder im unteren Rücken beansprucht. Wenn Sie bei diesen Verdrehungen auch noch wippen und aufs Tempo drücken, beschwören Sie Muskelzerrungen und Rückenschmerzen herauf und verlieren das Gleichgewicht. Das ist besonders gefährlich, weil dabei der untere Rücken das ganze Gewicht des Oberkörpers auffangen muß. Darum sollten Sie diese Übung besonders bei Rückenproblemen ganz sein lassen. Sie versäumen nichts, denn eine schmalere Taille bekommt man durch diese Übungen auch nicht.

Taillenbeugung Die größte Gefahr bei dieser Übung ist, daß der untere Rücken überhaupt keine Stütze hat und das Körpergewicht tragen muß: Er wird zum Angelpunkt.

Wenn diese Übung schon sein muß, dann stützen Sie die Hand auf das Hüftgelenk (siehe S. 169ff.); und stellen Sie die Beine nicht zu

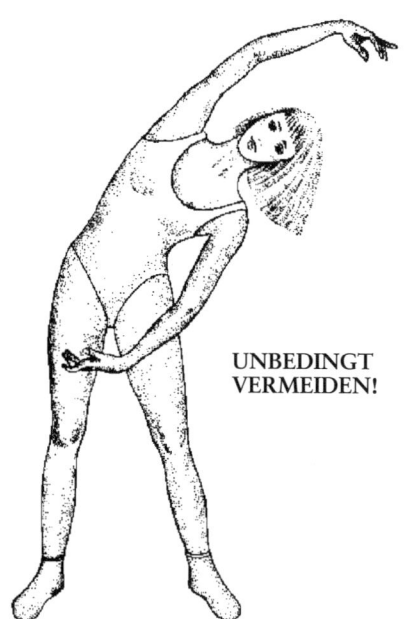

UNBEDINGT
VERMEIDEN!

weit auseinander, sonst blockieren Sie die Knie. Trotzdem werden Sie – ohne gekipptes Becken! – bei jeder Seitenneigung den Rücken nach innen wölben. Und weil man bei dieser Übung – für eine schmalere Taille! – ja einigen Eifer entwickelt, riskiert man leicht Muskel- und Bänderzerrungen. Von Requisiten wie Tüchern oder Wasserbällen zwischen den Händen rate ich vollends ab: Sie gefährden das Gleichgewicht, und man zieht den Rücken ein, um nicht vornüber zu kippen.

BAUCH

Sit-ups Das Aufsetzen aus liegender Position wird leider immer noch am häufigsten empfohlen, um einen flachen Bauch zu bekommen. Kräftige Bauchmuskeln hält man für das beste Gegenmittel bei Rückenproblemen. Aber die meisten Sit-ups haben den gegenteiligen Effekt: Sie strengen den Rücken nur an. Es ist ganz gleich, wie einfalls- und abwechslungsreich sie sind, mit oder ohne Stütze, hochsetzen, rollen oder winden – sie bringen zu viel Druck auf den Rücken, wenn sie die Schulterblätter mehr als dreißig Grad vom Boden heben. Durch die schnelle Ausführung wird alles noch schlimmer: Man krümmt den Rücken, setzt die Hüftmuskeln ein, strafft die Beinmuskeln, balanciert auf dem Steißbein, verspannt den Nacken. Kurzum, man benutzt alle möglichen Muskeln, nur nicht die des Bauchs – und dem nützen diese ganz und gar nichts.

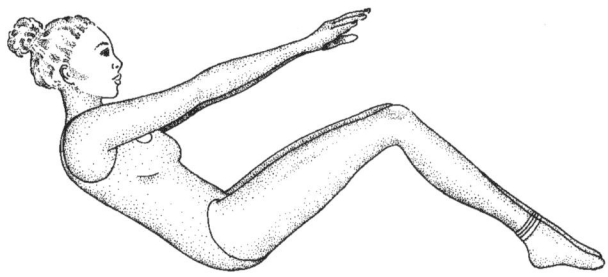

UNBEDINGT VERMEIDEN!

231

Beine heben Auch auf diese Art Bauchstraffung können Sie verzichten – wie auf jede Übung, bei der Sie mit Kopf und Schultern flach auf dem Boden liegend beide Beine gestreckt hoch und niederführen sollen. Es gibt viele Variationen davon: auf dem Rücken, auf der Seite, halb im Sitzen oder in einem Stuhl. Doch jede belastet ganz entschieden den unteren Rücken – und Sie heben vierzig Prozent Ihres Körpergewichts! Bei dem abgebildeten Beispiel sollen Sie den unteren Rücken flach auf dem Boden halten – aber das ist für die meisten fast unmöglich. An einem gewissen Punkt streiken die Bauchmuskeln, die Beugemuskeln der Hüfte kommen zum Einsatz, das Becken dreht sich vor, und der Rücken wölbt sich nach innen!

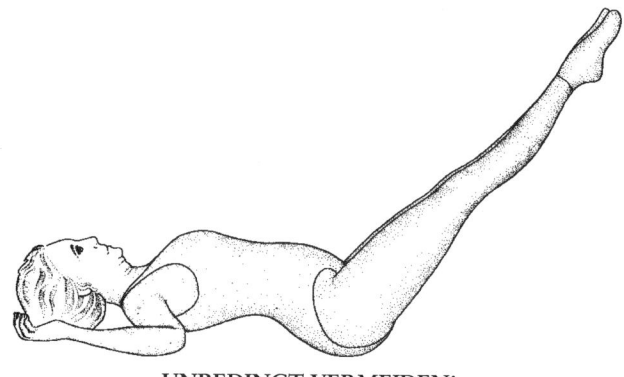

UNBEDINGT VERMEIDEN!

Gesäß

Beinstöße Ihr gemeinsames Kennzeichen ist, daß man sich auf allen vieren befindet und dann mit einem erhobenen Bein nach hinten oder zur Seite stößt. Viele Fitneßtrainer meinen, diese Übungen seien vor allem gut zur Straffung des Pos – andere sagen für die Beine oder Hüften. Wie immer, ich halte sie für wenig wirkungsvoll und vor allem für gefährlich. Es ist kaum zu glauben, daß man so etwas heute noch empfiehlt! Da wird doch tatsächlich verlangt, daß man das Bein über die Hüfthöhe stößt – und wenn Sie das tun, überdehnen sich die Muskeln, das Becken dreht sich, und man verkrümmt unvermeidlich den

Rücken! Und außerdem müssen Sie ständig um Ihr Gleichgewicht bangen. Diese Übung setzt Knie und Handgelenke stark unter Druck: und die heftige, wippende Ausführung – am Ende noch mit Fußgewichten! – verstärkt die Belastung des unteren Rückens und die Verletzungsgefahr. Wenn Sie die Übung aber korrekt ausführen, mit niedrig gehaltenem Bein – dann hilft sie dem Po überhaupt nichts. Warum also sollten Sie sich damit abquälen?

Beckenstütze Diese Übung ist so ähnlich wie die Brücke auf Seite 36 und hat mit Postraffung überhaupt nichts zu tun! Bei dieser Beckenstütze liegt man mit angezogenen Knien flach auf dem Rücken und drückt mit Händen und Füßen den Körper so hoch wie möglich. Das Anziehen der Gesäßbacken soll sie straffen und formen. Wie immer Sie das auch anstellen – es erfüllt keinerlei Zweck. Sie verkrümmen höchstens den Rücken. Wenn man den Po auf diese Weise hochschiebt, überdehnt man den Rücken, drückt die Bauchmuskeln heraus und überlastet Nacken und Schultern. Es ist paradox: In dieser Position ist es noch schwieriger, die Pomuskeln zusammenzuziehen – und genau das sollen Sie tun. Probieren Sie es nur einmal aus!

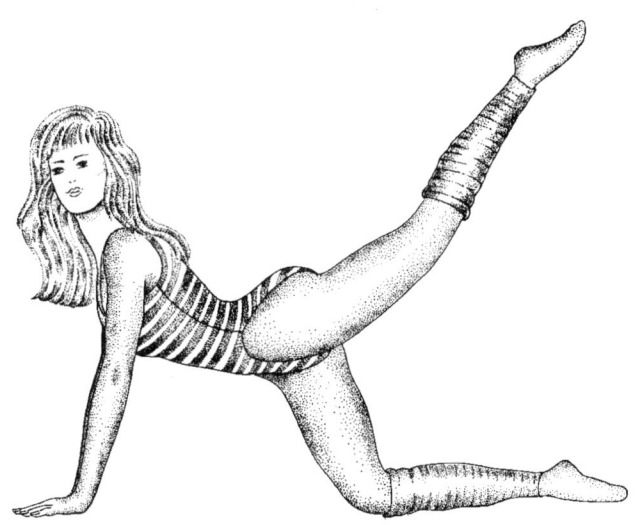

UNBEDINGT VERMEIDEN!

GERÄTE UND GEWICHTE

Bei jeder Art Gerätetraining wird der Druck auf den Rücken zum Problem. Die meisten Maschinen sind nicht individuell auf Ihre Kräfte und Fähigkeiten ausgerichtet, und wenn Sie solch schwere Gewichte stemmen und Ihre Muskeln nicht stark genug sind, nehmen Sie den unteren Rücken zur Hilfe. Das gilt besonders für Übungen, bei denen man mit beiden Beinen ein Gewicht anhebt; aber auch bei einem Bein wird der untere Rücken mit einbezogen.

Zum beliebten Gerätetraining gehören auch Übungen, bei denen man stehend oder sitzend mit den Armen über dem Kopf eine Stange oder Griffe umfaßt und gegen ihren Widerstand (Gewichte, Federzüge) herabzieht. Sie entwickeln die Muskeln von Schultern, Brust und oberem Rücken. Doch auch das kann zu einer unangemessenen Anstrengung führen, denn die meisten Menschen haben die Neigung, bei wachsender Belastung den Rücken einzuziehen und auch noch ihre Nackenmuskeln zu Hilfe zu nehmen. Ich bin auch gegen die Verwendung von Gewichten beim Üben – schon ein Kilogewicht an den Füßen setzt den Rücken zu sehr unter Druck.

9
Die Helfer des Menschen

Wäre es nicht wunderbar, ein Buch aufzuschlagen und darin alles zu lesen, was man nicht nur über den Rücken insgesamt, sondern über den eigenen Rücken wissen muß? Das Problem ist nur, daß es dieses Buch nicht gibt und auch nicht zwei Praktiker – seien es Ärzte oder im Körpertraining Erfahrene –, die in allem übereinstimmen.

Durch alle Rückengeschichten, die mir von meinen »Patienten« erzählt wurden, zieht sich eine gemeinsame Klage: Die Zahl der Ratschläge und Methoden, die sie ausprobierten, war schier unbegrenzt. Offenbar klammern sich Rückenleidende an alle Mittel und Ratschläge, die Ihnen angeboten werden. Ich habe Menschen erlebt, die innerhalb von zwei Wochen mehr als neun verschiedene »Helfer« aufgesucht haben – Ärzte, Masseure, Fitneßtrainer etc.

Einige Gründe für einen Arztbesuch
- Ausgeprägte Schwäche in einem oder beiden Beinen
- Schmerzen in Rücken oder Beinen, die trotz Behandlung oder länger als vier Wochen anhalten
- Fieber (ohne Erkältung) in Verbindung mit Rücken- oder Beinschmerzen
- Gewichtsverlust und/oder andere Körperschmerzen
- Schmerzen oder Schwellungen in den Gelenken
- Beschwerden beim Harnlassen
- Taubheit oder Prickeln in Armen, Beinen, Fingern oder Zehen

Weil niemand alle Antworten parat hat, liegt die Entscheidung am Ende bei Ihnen. Wenn Sie Glück haben, finden Sie gleich die richtige Person oder Methode; wenn nicht, müssen Sie sich weiter umsehen.

Die »Chemie« zwischen Ihnen und dem Therapeuten muß stimmen, psychisch wie physisch, besonders wenn die Behandlung körperlichen Kontakt erfordert. Manchmal ist eine Kombination von Methoden hilfreich. Und natürlich gibt es Symptome, bei denen Sie einen Arzt aufsuchen müssen.

Doch für welche Behandlungsweise Sie sich auch entscheiden – ich bin fest überzeugt davon, daß ein angemessenes Übungsprogramm dazugehört. Die Wahl des richtigen Lehrers ist eine verantwortungsvolle Aufgabe. Auch wenn Ihr Arzt oder ein anderer Therapeut solche Übungen empfiehlt, liegt die Auswahl der Methode bei Ihnen. Stürzen Sie sich nicht auf ein Programm, das Sie gerade für amüsant oder modisch halten. Viele Kursleiter meinen, sie müßten ihre Schüler vor allem unterhalten, damit sie sich nicht langweilen und aufgeben. An ihre Sicherheit denken sie nicht. Seien Sie also vorsichtig – sich zu verletzen ist gar nicht lustig.

Schauen Sie sich um nach einem Studio mit gutem Ruf und nach Lehrern, die eine jahrelange Erfahrung und Kenntnisse in Anatomie, Physiologie, Bewegungslehre aufweisen und Begeisterung für ihren Beruf besitzen. Ein guter Lehrer kennt das richtige Tempo für seine Gruppe und hat ein Auge auch auf den einzelnen. Die erste Stunde ist wichtig: Stellen Sie Fragen, beobachten Sie die Gruppe, und tasten Sie sich im Hintergrund an die Bewegungen heran. Achten Sie auch darauf, ob der (oder die) Lehrer(in) die Schüler(innen) auch einzeln beobachtet und korrigiert und die Anweisungen klar, detailliert und anschaulich gibt – nicht von der Sorte wie »Yeah, Baby, go, go, go ...« Wenn das Programm Ihnen helfen soll, müssen Sie es erst einmal kritisch prüfen. Dieses Buch will Ihnen dabei helfen.

Mein Paradebeispiel stammt aus einer größeren Stadt. Da wurden die Gruppen zu groß für das kleine Studio, und die Kursleiterin (18 Jahre alt) führte ihre Kunden (einige davon hätten ihre Eltern oder Großeltern sein können) hinaus auf die Straße und ließ sie in Aerobic-Schuhen über den Beton laufen und springen. Sie fand das so komisch, daß sie sie auch noch anfeuerte: »Los, los, nicht so langsam ...« Einige kamen nicht mehr mit, suchten nach einer Bank und ließen 'sich schließlich auf das Pflaster fallen, um Luft zu schnappen. Die junge Dame beachtete dies gar nicht und jagte sie wieder hoch, bar jeglichen Verständnisses für Altersprobleme.

Im Fitneßgeschäft ist unqualifizierter Unterricht ein Kardinalproblem. Im kalifornischen San Diego wurden 135 Aerobic-Lehrer/innen überprüft: Lediglich 22 Prozent verfügten über eine qualifizierte Ausbildung, und 76 Prozent dieser Kursleiter hatten dabei selbst Verletzungen davongetragen! Noch schlimmer war, daß sie nicht einmal die simpelsten Sicherheitsvorkehrungen kannten. Dies wurde durch die

Tatsache belegt, daß sich fast die Hälfte ihrer Schüler/innen in den Kursen irgendwann verletzt hatte.

Aerobic-Zertifikate und ähnliches kann man für fünfzig bis hundert D-Mark per Mailorder erhalten. Ich habe diverse Angebote, die mir eine Lehrbescheinigung nach einem Zwei-Stunden-Kurs offerierten, und der Gipfel war ein Unterrichtsdiplom für eine halbe Stunde. Mehr als 25 000 Menschen weisen sich in den USA mit solchen Diplomen als »qualifizierte« Lehrer aus. Und es gibt noch tollere: Man erhält sie ohne jede Voraussetzung, wenn man nur ein Videoband bestellt und bezahlt.

Aber man muß gar nicht in andere Programme investieren, jeder kann sein eigenes Studio eröffnen. Man braucht nur ein paar Broschüren und Diplome drucken zu lassen, Namen aus dem Telefonbuch zu picken, Briefmarken zu kaufen – und schon ist es vollbracht! Schnelles Geld!

Natürlich gilt das nicht für alle Aerobic-Lehrer und -Studios sowie ähnliche Einrichtungen; einige von ihnen sind äußerst seriös. Und letztlich liegt es nur an Ihrem Urteil und Eindruck, was am besten für Sie ist.

Auf keinen Fall aber darf man den dummen Spruch akzeptieren: Wer fit sein will, muß auch Verletzungen hinnehmen. Jeder sagt das, von den professionellen bis zu den nur begeisterten Sportlern. Aber das hat doch eine fatale Ähnlichkeit mit der Mentalität: Ohne Leiden kein Erfolg! Man kann Verletzungen verhindern, wenn man sich jeder Übungsmethode oder Sportart (außer Kampfsport) langsam und behutsam nähert und die Fähigkeiten des eigenen Körpers beachtet.

Das Problem ist, daß es zu viele Mißverständnisse über den Begriff Fitneß gibt. Er ist kein Synonym für Gesundheit. Sie können Kraft besitzen und die schwierigsten Bewegungen beherrschen und dennoch nicht »gesund« im Sinne Ihres Kreislauf- oder Nervensystems sein. Das Gegenteil ist ebenso möglich: Sie sind gesund, aber Sie bringen Ihr Bein nicht hoch.

Diese Fitneßmanie bringt eine Menge überflüssiger Verletzungen hervor – Sehnenscheidenentzündungen, Bänderzerrungen, Streßfrakturen, Verletzungen der Gelenke und der Wirbelsäule, um nur einige zu nennen.

Sogar die sanfte Aerobic-Methode, die das heftige Wippen und Hüpfen ersetzen sollte, hat ihre eigenen Verletzungsmuster: Durch die lebhaften Arm- und Schulterbewegungen hat sich die Verletzungsgefahr vom unteren auf den Oberkörper verlagert. (Abgesehen davon ist diese sanfte Methode für ältere und eingerostete Menschen ein guter Start; sie tut dem Rücken nicht weh, trägt aber auch kaum zur Verbesserung der Figur bei.)

Ich stelle Aerobic so heraus, weil es wie ein Tornado durch die Gesellschaft fegte und der letzte Spleen einer fitneßverrückten Welt geworden ist.

Nach meiner Überzeugung gehören regelmäßige Körperübungen zum täglichen Leben, um die Gesundheit zu bewahren und physischen Problemen vorzubeugen. Ich kann nicht sagen, daß ich das Üben liebe, aber ich bin jedesmal begeistert, wenn ich so schnell und schmerzlos seine Erfolge erlebe. Unterhalten werden muß ich dabei nicht. Ich will mich nur gut fühlen und gut aussehen, fit und gesund sein und mich gerade aufgerichtet bewegen können.

Orthopäden sucht man im allgemeinen zuerst auf, wenn man Probleme mit dem Rücken hat. Wie die meisten Ärzte setzen sie auf die konventionelle Medizin. Manche verlassen sich ganz auf die Röntgendiagnose, aber viele Rückenbeschwerden werden dort nicht sichtbar. Orthopäden sind nützlich, wenn Rückenschmerzen mechanische Ursachen haben oder durch Tumore oder Infektionen ausgelöst werden. Wenn der Orthopäde auch Chirurg ist, wird er eher operieren, als andere Behandlungsmethoden anwenden.

Hausärzte praktizieren Allgemeinmedizin und sind wohl der logische erste Ansprechpartner. Je nach Befund wird er Sie selbst behandeln oder an einen Facharzt überweisen.

Osteopathen haben eine ähnliche Ausbildung wie andere Ärzte, doch ihr Ansatz ist anders. Die Osteopathie geht von der Bedeutung des muskulären Skelettsystems für die Gesundheit aus. Obgleich Osteopathen auch mit Medikamenten und manchmal chirurgisch vorgehen, besteht ihr Behandlungssystem primär in der manuellen Therapie von Knochen und Muskeln, ähnlich der Chiropraktik.

Physiatrie: Das ist ein ziemlich neues Fachgebiet, und Sie werden nicht leicht einen solchen Spezialisten finden. Für den Rückenpatienten bieten Physiater eine ideale Kombination von physikalischer Therapie,

Bewegungstherapie und konventioneller Medizin. Sie sind ausgebildete Ärzte, aber auch mit natürlichen Praktiken wie Übungen, Wärme-, Kälte-, Wasser-, Ultraschall- und Elektrotherapien vertraut. Eher als Medikamente verschreiben sie bestimmte Übungen. Chirurgisch arbeiten sie nicht, aber häufig mit Injektionen zur Entspannung verspannter oder verkrampfter Muskeln. Eine Umfrage unter Rückenleidenden ergab vor einigen Jahren, daß die physiatrische Behandlung bei der kurz- wie langfristigen Besserung die besten Resultate aufwies.

Sportmediziner: Dieses neue Fachgebiet ist wahrscheinlich die direkte Antwort auf den Fitneß-(und Verletzungs-)Boom der letzten Jahre. Sie behandeln Sportverletzungen bei Profis wie bei Amateuren und setzen auf Körperübungen, Krafttraining und physikalische Therapie.

Ich halte es für eine Schande, daß auch heute noch so viele Athleten nichts gegen ihre Rückenschmerzen tun. Irgendwie halten sie einen schlimmen Rücken wohl für den Preis sportlicher Leistung.

Akupunkteure findet man auch unter Ärzten. Die Akupunktur ist eine alte chinesische Wissenschaft, die von den Energielinien (Meridianen) des Körpers ausgeht. An bestimmten Punkten der Meridiane werden dünne Nadeln eingestochen, um bestimmte Körperteile zu behandeln.

Akupunktur wird nicht nur zur Behandlung von Rückenbeschwerden eingesetzt. Da die Meridiane alle Körperfunktionen beeinflussen, gibt es eine große Anwendungsvielfalt – etwa, um Menschen vom Rauchen zu befreien oder zur Betäubung beim Zahnarzt.

Chiropraktiker bedienen sich der manuellen Behandlung der Wirbelsäule gegen Rückenschmerzen. Die Chiropraktik beruht auf dem Grundsatz, daß das Hirnnervensystem die Energie überträgt, die alle Körperfunktionen kontrolliert. Die Behandlung der Wirbelsäule durch gezielte Bewegungen korrigiert Verrenkungen (Fehlstellungen der Wirbel) und kann einem breiten Spektrum von Schmerzen und Symptomen vorbeugen und begegnen. Chiropraktiker benutzen weder Medikamente, noch führen sie operative Eingriffe durch, sondern wenden Hilfsmittel wie elektrische Muskelstimulation, Ultraschall-, Wärme- und Streckbehandlung und Röntgendiagnose an. Ihre Ausbildung ist auf Wirbelsäule und Gelenke konzentriert, und die Erfolge sind sehr überzeugend.

Meine erste Bekanntschaft mit Chiropraktik vollzog sich unter dramatischen Umständen: während meines ersten und schlimmsten Rückenanfalls. Ich war so bewegungsunfähig, daß ich mich nicht einmal aufs Bett legen konnte, und schaffte es gerade, mich davorzuknien und Kopf und Körper draufzulegen. Es passierte während einer Privatstunde, und meine Schülerin war sehr erschrocken. Sie rief die Nothilfe, und während wir warteten, versuchte sie auch ihren Chiropraktiker zu erreichen, der dann auch sofort kam. Er bearbeitete meinen Rücken etwa zehn bis fünfzehn Minuten lang, so daß ich mit seiner Hilfe wenigstens aufstehen konnte.

Manche Menschen sind noch immer sehr mißtrauisch gegenüber Chiropraktikern und fürchten, verletzt zu werden. Wie bei jeder Behandlung müssen Sie jemanden finden, dem Sie vertrauen. Ich habe immer nur gute Erfahrungen gemacht.

Physiotherapie (physikalische Therapie): Häufig verweisen die Ärzte ihre Patienten an einen Physiotherapeuten mit medizinischer Ausbildung. Diese Fachärzte behandeln Rückenbeschwerden und verwandte Leiden durch manipulative Therapie der Gelenke und Gewebe, mit Wärme, Kälte, Übungen, Entspannung, Massage, Bewegungs- und Hydrotherapie und setzen auch Impulsstrom (TENS), Ultraschall und diathermische Mittel ein. Sie korrigieren Haltungsmängel und spielen in der Rehabilitation von Behinderten eine wichtige Rolle.

Beschäftigungstherapie: Auch diese Therapeuten sind medizinisch ausgebildet und in der Rehabilitation Behinderter tätig. Sie helfen den Menschen durch Selbsthilfe und eine entsprechende Organisation ihrer Arbeit, mit phsyischen oder mentalen Behinderungen umzugehen und sich im täglichen Leben darauf einzustellen.

Massage: Überall in Indien habe ich gesehen, wie die Frauen ihre Wäsche, ihre Kinder und sich selbst in den Flüssen wuschen, und es hat mich fasziniert, wieviel Spaß sie dabei hatten. Anschließend setzten sie sich ans Ufer und streichelten ihre Kinder – oft stundenlang. Sie begannen mit der Massage an den Füßen – Zehen, Sohle, Rist, Gelenke und so hinauf bis zu den Haaren. Auch die Nase wurde nicht vergessen.

Die Kleinen schienen jede Minute davon zu genießen, sie strahlten und »schnurrten«, und ich habe sie ein wenig beneidet. Diese Kinder würden beschützt heranwachsen, denn Sanftheit und Liebe waren ihre ersten Erfahrungen. Das ist für mich neben dem therapeutischen ein entscheidender Wert der Massage.

Massage lindert Muskelschmerzen, lockert die Sehnen und entspannt den ganzen Körper. Der Massagedruck hängt vom einzelnen ab – ich mag intensive Massagen, anderen bekommt das nicht so gut. Massage taugt aber nicht nur zur Entspannung gesunder Menschen. Masseure müssen approbiert sein wie Ärzte oder Krankenschwestern. Die *medizinische* Massage hilft bei vielen Leiden, zum Beispiel Ischias, Wirbelsäulenverkrümmung (Skoliose und Lordose) und Schleimbeutelentzündung (Bursitis). Drei Viertel der Patienten am Swedish Massage Institute in New York werden gegen Rückenbeschwerden behandelt. Schwedische Massage und Shiatsu sind die häufigsten Techniken.

Bei der Schwedischen Massage wird mit den Händen der ganze Körper durch eine Vielzahl von Griffen bearbeitet. Bei Shiatsu, der japanischen Akupressur, wird mit den Daumen an bestimmten Körperpunkten Druck ausgeübt, die den Meridianen der Akupunktur entsprechen. Manchmal benutzt man dazu auch die Füße – ein Gefühl für den Rücken, das schwer zu beschreiben ist.

Die *Fußreflexzonenmassage* geht davon aus, daß die Körpernerven mit bestimmten Zonen der Fußsohlen in Verbindung stehen – Organe, Drüsen etc. – und man Krankheiten und Schmerzen deshalb durch entsprechenden Fingerdruck behandeln kann.

Kinesiotherapie: Bei dieser medizinischen Technik werden Kraft und Flexibilität der Muskeln getestet und eine Kombination von Handgriffen, Übungen und Massage zur Befreiung von Schmerzen und Besserung der Gesundheit eingesetzt. Bisweilen üben Chiropraktiker diese Technik aus.

Übungsprogramme: Welchen Beistand Sie auch immer suchen – ein gutes Übungsprogramm ist gut für Ihre Gesundheit im allgemeinen und Ihren Rücken im besonderen. Es gibt sicher mehr Programme, als Sie jemals ausprobieren können. Vergleichen Sie dazu die Einführung dieses Kapitels.

Bewegungstherapie: Die Therapeuten dieser Methode beschäftigen sich mit der bewußteren Wahrnehmung von Bewegungsabläufen. Sie lehren, wie man den Körper sinnvoller einsetzen kann, um Schmerzen oder Bewegungseinschränkungen zu verhindern.

Feldenkrais- und *Alexander-Technik:* Beide Körperarbeitsmethoden konzentrieren sich auf das bewußte Erleben von Bewegung, durch das man sich zu besserer Haltung, gesundem Stehen, Sitzen und Liegen erzieht – Hilfe zur Selbsthilfe.

Tai Chi: Dieses sanfte und anmutige Übungssystem ist in China vor Jahrhunderten entstanden; es besteht aus sehr ruhigen Bewegungsabläufen und verlangt tiefe Konzentration. Tai Chi ist eine wirkungsvolle Übung gegen Streß – eine Hauptursache von Rückenschmerzen –, erhöht das Körperbewußtsein und fördert Entspannung und bessere Haltung. Am wichtigsten scheint mir besonders für ältere Menschen die eindrucksvolle Weise, in der es gleichermaßen den Körper zum Gleichgewicht und die Seele zum Frieden führt.

Jeden Morgen bei Sonnenaufgang sah ich in Hongkong von meiner kargen Unterkunft aus, wie eine Gruppe alter Menschen diese anmutigen und sanften Bewegungen übte. Monatelang konnte ich diese langsamen, fließenden Bewegungen von perfekter Harmonie und Balance beobachten.

Jahre später in New York begleitete ich eine Freundin zu einem ganz geheimnisvollen Kurs, und sie erzählte mir von einer »neuen« Methode namens Tai Chi! Doch es gab sie schon, als man Amerika noch nicht entdeckt hatte. Als ich dann die Übungen selbst aufnahm, pulsierte eine warmer Strom durch meinen Körper, und ich fühlte mich ganz außerordentlich wohl.

Yoga: Diese uralte indische Körperübung schließt einige der besten Dehnungen ein. Wenn ich keine anderen Aufgaben im Leben hätte, würde ich täglich einige Stunden mit Yoga verbringen.

Yoga kombiniert Bewegung, Meditation und Entspannung und ist für die Seele so wertvoll wie für den Körper. Rückenleidende sollten mit ihrem Lehrer zusammen ein eigenes Programm ausarbeiten. Es ist gut, wenn er selbst leidvolle Erfahrungen auf diesem Gebiet gemacht hat, denn manche Yoga-Stellungen belasten Rücken und Nacken unglaublich (siehe S. 228f.) und können auf Dauer den Bandscheiben schaden.

Wenn Sie lediglich für Ihre Figur etwas tun wollen, ist Yoga nicht besonders effektiv, aber zum Stretching und Entspannen der Muskeln und für die innere Ruhe bestens geeignet.

Rückenschulen: Das sind ziemlich neue Einrichtungen, mit denen auf die zunehmende Rückenplage geantwortet wird. Sie offerieren den Patienten individuelle Programme und arbeiten mit einzelnen oder Gruppen mit ausgebildeten Kräften. Physiotherapeuten und Kliniken bieten solche Kurse an.

Schmerzkliniken: Sie wurden für alle Arten von Schmerzen eingerichtet und bieten Hilfe, wie man mit Schmerzen umgeht – nicht unbedingt, wie man sie beseitigen kann.

10
Die geistigen Kräfte

»Grenzen existieren nur in unserer Vorstellung.«

HARRY HOUDINI

Es ist heute kaum mehr umstritten, daß Körper und Geist eine Einheit bilden. Manche Menschen haben die Gabe, ihren Körper durch den Geist zu kontrollieren; andere müssen es mühselig erlernen, und manche lernen es nie.

Ob das nun wissenschaftlich erwiesen ist oder nicht: Der Geist hat so viel Macht über den Körper, daß er ihn von Schmerzen befreien und von Leiden heilen kann. Das Gegenteil ist aber leider häufiger: Er kann Schmerzen und Leiden schaffen. Nicht wenige sehr angesehene Ärzte sind fest davon überzeugt, daß die meisten Rückenschmerzen – und andere – durch geistige Kräfte ausgelöst und deshalb durch sie auch wieder ausgeschaltet werden können. Ich selbst habe in meinem Unterricht Schülerinnen mit körperlichen Beschwerden erlebt, die sie selbst unterbewußt hervorgerufen hatten. Ich kam zu dieser Einsicht, weil sich die Probleme lösten, sobald ich ermutigend, teilnehmend und positiv auf sie einging.

Entspannung und Visualisierung bieten Zugang zum Unterbewußten. Meditation ist eine Art des Entspannens; sie baut Streß ab und beruhigt den Geist, dessen Kräfte dann den Körper besänftigen und heilen. Es ist bekannt, daß Meditation vegetativ gesteuerte Funktionen wie den Blutdruck kontrollieren kann; auch bei streßabhängigen Rückenproblemen können Meditationstechniken von Wert sein. Dazu bedarf es keiner komplizierten oder mystischen Vorbereitungen. Es genügt, die Tür zu schließen, sich aufrecht hinzusetzen, die Augen zu schließen, sich ganz auf die vollständige Entspannung des Körpers zu konzentrieren und jede Störung auszuschalten. In diesem Zustand können Sie die geistige Kraft Ihrer Vorstellung zur Wirkung bringen, zum Beispiel zur Heilung Ihres Rückens.

Vor Jahren habe ich ein Buch entdeckt, das mir geholfen hat, Wohlbefinden zu »visualisieren«. Was man sich kurz vor dem Einschlafen vorstellt, ist sehr wichtig. Der Autor entwickelte die Theorie, daß das Unterbewußtsein im Schlaf diese Gedanken aufgreift und ins Bewußtsein transportiert: »Nacht für Nacht sollte man mit dem Gefühl einschlafen, das zu sein und zu haben, was man sich wünscht. Schlafen Sie niemals entmutigt, unzufrieden oder mit einem Gefühl des Versagens ein.«

Es gibt positive und negative Vorstellungen. Wenn Sie vor dem Einschlafen denken: »Mein Leben ist ruiniert, ich bin völlig am Ende und kann meine Familie nicht unterhalten«, dann werden Sie sich am nächsten Morgen auch so fühlen. Sie sind schon »erledigt«, ehe der Tag beginnt, und eine Kettenreaktion setzt ein: Weil Sie schon entmutigt sind, sehen Sie alles negativ und handeln wie unter einem Alpdruck. Einstellungen verstärken eine Situation in positiver oder negativer Weise. Angenommen, Sie verspüren einen leichten Schmerz und bekommen Angst, dann wird er innerhalb kurzer Zeit intensiver – und Sie werden noch ängstlicher. Das kann sich zu einem endlosen Zyklus auswachsen, der nur zu durchbrechen ist, wenn Sie sich den Zusammenhang zwischen Bewußtsein, Unterbewußtsein und Körper bewußtmachen.

Die gute Nachricht ist, daß dies auch umgekehrt mit positiven Emotionen stattfindet. Wenn Sie schöne Musik hören, sich das Rauschen des Meeres oder der Bäume im Wind vergegenwärtigen und sich glücklich fühlen, befreit von allen physischen Lasten, dann werden Sie wahrscheinlich am Morgen frohgelaunt erwachen und sich beschwingt und voller Tatendrang fühlen.

Die Macht des Unterbewußten ist sehr groß. Ein Arzt erzählte mir von einem Patienten, bei dessen Operation, die unter Vollnarkose stattfand, sich die behandelnden Ärzte über einen anderen Fall unterhielten. Der Mann genas; doch zwei Monate später entwickelte er genau dieselben Symptome wie jener Patient, über den die Ärzte gesprochen hatten. Das ist ein dramatisches Beispiel für die Macht des Unterbewußten. Eine Freundin von mir hörte so viele dieser Beispiele, daß sie beschloß, sie für wahr zu halten. Vor einem kleineren Eingriff heftete sie sich eine Notiz für den OP an ihren Kittel: »An mein Team: Bitte sprechen Sie während der Operation laut und deutlich mit mir und meinem Unterbewußtsein. Wir freuen uns darauf, zu hören, wie gut dank Ihrer Erfahrung und Tüchtigkeit alles klappt und wie gesund wir nun wieder sind. Herzlich, Lynn. PS.: Bis später.« Sie erzählte, daß das Team sich darüber richtig gefreut habe, und sie sei davon überzeugt, daß die Einbeziehung des Unterbewußtseins zu ihrer hervorragenden Erholung beitrug.

Nicht nur während des Schlafes hat unsere Gemütsverfassung einen solchen Einfluß auf den Körper. Auch während des Wachzustands senden wir Botschaften an den Körper, ohne es zu wissen. Unsere Körpersprache ist deutlicher als unsere Worte. Man erfährt viel über einen Menschen, wenn man seine Haltung, die Schultern oder die Art, wie er geht, beachtet. Wer meine Kurse besucht, muß einen langen Flur entlanggehen. In zehn Jahren habe ich gelernt, aus den Schritten meiner Schüler zu erkennen, in welcher emotionalen Verfassung sie sich befinden.

Überall auf der Welt habe ich gesehen, welche Macht die Imagination besitzt, von Wodu bis zum Barfußlaufen auf glühender Kohle. Sie ist in so vielen Kulturen ganz selbstverständlich – sie als mystischen Unsinn abzutun ist dumm. Im zentralafrikanischen Busch begleitete ich einen Freund, der sich im Auftrag der Regierung um die Versorgung der verschiedenen Stämme zu kümmern hatte. Er war mit den Häuptlingen vertraut, und man vertraute ihm und respektierte ihn. Sobald wir eine Siedlung erreichten, standen die Menschen Schlange, um ihm ihre Gebrechen – von Wurmkrankheit bis Zehenverstauchung – zu schildern und eine Arznei zu bekommen. Ich konnte nicht umhin, zu bemerken, daß alle Pillen gleich aussahen: selbe Form, selbe Farbe. Noch seltsamer aber war, daß alle sich sehr schnell viel besser fühlten. Vom Placeboeffekt hatte ich damals noch nichts gewußt, aber ich war sein Augenzeuge. Diese Menschen glaubten fest, daß das Medikament wirkte – und darum wirkte es auch, obwohl die Pille für alle die gleiche war.

Emotionen können sehr leicht physische Reaktionen auslösen, auch wenn man glaubt, sich völlig unter Kontrolle zu haben. Ich kann das aus eigener Erfahrung bestätigen. Wenn ich heimflog nach Savannah, traten ohne ersichtlichen Grund zwei Tage vorher immer Rückenanfälle auf. Das Flugzeug konnte ich nur mit einer Rückenstütze betreten, und die Krämpfe hielten während des ganzen Besuchs an. Es gab da nämlich eine bestimmte Frau zu Hause, mit der ich gar nicht gerne sprach, und wegen der Rückenschmerzen konnte ich es dann auch nicht. Schon auf dem Rückflug verschwanden die Schmerzen. Beim drittenmal analysierte ich die Situation und erkannte, daß ich diese

Anfälle selbst produzierte, weil ich zu feige war, diese Frau zu verletzen und ihr zu sagen, daß ich mit ihr nicht sprechen wollte.

Oder ich hatte eine Verabredung. Fünf Minuten vorher stellte ich fest, daß ich diesen Menschen absolut nicht treffen wollte. Doch ich brachte es nicht fertig, ihm das in aller Aufrichtigkeit zu sagen. Ich bekam einen Anfall und umging so die Begegnung und die Gefahr, für grob und taktlos gehalten zu werden. Mein Unterbewußtsein kooperierte perfekt mit meinem Bewußtsein: Es übertrug meine Überlegungen auf meinen Körper und gab mir eine Entschuldigung dafür, unaufrichtig zu sein. Ähnliche Situationen habe ich oft erlebt. Wenn ich jetzt ohne vernünftigen Grund körperliches Unbehagen spüre, frage ich mich: Warum? Und wenn es mit der Angst vor Begegnungen zu tun hat, nehme ich dieses Risiko an. Es ist besser als physischer Schmerz.

Wenn man Emotionen unterdrückt und nicht ausdrückt, suchen sie sich einen anderen Weg, und der geht über den Körper; sie schaffen die Voraussetzungen – und der Körper muß sie verarbeiten.

Streß belastet das Immunsystem, das den Körper gegen Krankheiten schützt. Streßgefühle greifen unweigerlich die schwächsten und anfälligsten Körperbereiche an; das haben mir meine Lehrjahre beigebracht. Bei mir ist das der untere Rücken, bei anderen der Magen, der Nacken oder der Kopf. Das geht noch weiter. Sie können sogar spezielle Schmerzbereiche haben: den oberen Rücken für Geldsorgen, den unteren für Beziehungsprobleme und so fort. Sie müssen das bei der nächsten Schmerzattacke selbst herausfinden: Was habe ich vor diesem Ausbruch gerade gedacht oder empfunden? Vergleichen Sie das mit dem letzten derartigen Anfall; gibt es da irgendeinen Zusammenhang? Wenn Sie sich das bewußtmachen, sind Sie vielleicht auf dem richtigen Weg, Rückfällen vorzubeugen und zu entdecken, daß Sie Ihr Verhalten ganz allgemein verändern können, damit Ihr Körper nicht ständig unter Ihrem Unterbewußtsein leiden muß.

Man kann den Gefühlen auf sehr konkrete Weise ihren Lauf lassen und den Streß konstruktiv umsetzen, bevor er sich destruktiv verfestigt: Weinen Sie – Weinen ist ein Geschenk für die Seele. Ich bin auch deshalb gern eine Frau, weil ich weinen darf; Männern erzählt man, das sei nicht männlich. Aber es ist befreiend, zu weinen oder Wut und Angst auszudrücken. Wenn man solche Gefühle mit sich herumschleppt, leidet man wie Atlas unter der Last der Welt. Machen Sie es wie Liza Minelli in ihrem Film *Cabaret:* Sie stellte sich unter eine

Brücke, als der Zug darüberdonnerte, und schrie aus vollem Hals, so daß der Lärm sie übertönte. Oder vertrauen Sie sich getrost Ihrem Kissen an: Weinen Sie hinein oder trommeln Sie darauf herum. Es reinigt Körper und Seele. Und schreien Sie aus ganzer Seele.

Man kann Streß auch als positiven Antrieb nutzen, um sich selbst aufzuladen. Für die Motivation ist er oft sehr wichtig. Viele Menschen können zum Beispiel eine Aufgabe nur erledigen, wenn sie unter Zeitdruck stehen. Der Unterschied zwischen positivem und negativem Streß besteht darin, daß letzterer zur Pein wird, die eine Störung hervorruft.

Streß wird durch viele Faktoren verursacht, nicht zuletzt durch Langeweile, die Ermüdung und Reizbarkeit zur Folge hat. Der Vorteil von Übungen ist, daß sie jeglichen Streß in nutzbare Energie verwandeln, durch die Sie Ihr Aussehen, Denken und Wohlbefinden verbessern. Und weil Sie sich selbst besser unter Kontrolle haben, können Sie den Streß abbauen. Doch das Körpertraining darf nicht zu vehement und anstrengend sein. Bewegen Sie sich so, wie Sie sich gut fühlen. Sie können flott loslegen oder so langsam üben wie in diesem Buch.

Und wenn Sie sich Ihrer geistigen Kräfte bewußt sind und sie einsetzen, leiten Sie damit den Prozeß Ihrer Selbstheilung ein.

11
Man ist nie zu jung oder zu alt

KINDER

Die ganze Fitneßbegeisterung heute scheint nur für Erwachsene, aber nicht für Kinder zu gelten. Die meisten Eltern sind besser in Form als ihre Kinder.

Ich halte das für kriminell; denn Eltern und Lehrer versäumen damit die beste Gelegenheit, lebenslang wichtige Gewohnheiten zu prägen.

Für Eltern beginnt sie, noch ehe ihr Baby laufen lernt. Mit den Schuhen fängt es an. Welchen vernünftigen Grund gibt es, zarte kleine Füße in diese harten, unbequemen Gebilde zu stecken, wenn sie noch nicht einmal laufen können? Solange ein Kind keine medizinischen Probleme hat, gibt es keine Rechtfertigung für diese Einschränkung früher Bewegungsentwicklung. Wenn man die Füße schon bedecken muß, dann genügen weiche, nachgiebige Schläppchen, die den Bewegungen von Zehen, Sohlen und Gelenken Raum geben. Es macht keinen Sinn, den Körper zu Dingen zu zwingen, zu denen er organisch noch gar nicht in der Lage ist. Ich verabscheue diese Babystiefel aus Plastik, mit denen Kleinkinder schon auf den Zehen laufen sollen, ehe sie gehen können. Außerdem behindern sie ihren natürlichen Drang zum Krabbeln. Krabbeln ist für Kleinkinder sehr wichtig, denn es entwickelt ihre Kräfte – besonders in den Schultern – ebenso wie ihr Raumgefühl. Ein anderes Problem sind diese übereifrigen Eltern, die ihre Krabbelkinder an den Armen hochziehen, um sie zum Laufen zu zwingen; ein Kind an den Armen hochzureißen oder umherzuschwenken kann sehr gefährlich sein, weil die Schultergelenke und Armmuskeln nicht stark genug sind, diesen Druck auszuhalten.

Auch zur Massage möchte ich noch etwas sagen, was ich schon am Beispiel der indischen Mütter erwähnte. Wenn es stimmt, daß sich der Tastsinn im Mutterleib zuerst – noch vor Sehvermögen und Gehör – entwickelt und beherrschend während der Geburt ist, dann ist es auch kein Wunder, daß Streicheln und Massieren so starke therapeutische Wirkung auf die Atmung, den Kreislauf und die Magen-Darm-Funktion ausüben – und auf die Bindung des Kindes an seine Eltern. Diese liebevolle Berührung beeinflußt sein ganzes weiteres Leben.

Eltern können fabelhafte Vorbilder sein – ihre Haltung und ihre Art, zu stehen, zu sitzen und zu gehen. Machen Sie ein Spiel daraus, korrigieren Sie sich gegenseitig: Das verstärkt die Aufmerksamkeit und Beachtung des Kindes (und Ihre eigene). Es eignet sich dann automatisch eine gute Haltung an. Sie können Ihrem Kind nicht früh genug zeigen, wie man aufrecht sitzt, statt mit hängenden Schultern, den Löffel zum Mund führt, statt den Kopf über den Teller hängt, oder Gegenstände mit gebeugten Knien aufhebt. All das schützt den Rücken.

Das Achten auf richtige Haltung stärkt das Körperbewußtsein Ihres Kindes, doch die Wirkung reicht weit darüber hinaus. Die Körperhaltung ist ein unmittelbares Signal, Erkennungsmerkmal, wie man sich fühlt und gegenüber anderen eingestellt ist. Ihre Tischsitten und Gebärden sind wie ein Paß für das weitere Leben: Wie Sie sich halten oder »verhalten«, kann entscheidend sein für den Job Ihres Lebens.

Die Schule spielt für die körperliche Entwicklung eines Kindes vom ersten Tag an eine große Rolle. Nur sehr schwer kann ein Kind über längere Zeit stillsitzen, es braucht stündliche Bewegung, Aktivität. Leichte Tai-Chi-Bewegungen, einfache Streckübungen oder ein paar lockere »Hampelmänner« neben dem Pult zwischendurch machen Spaß und verbessern nicht nur die Laune, sondern »erfrischen« auch den Geist. Eine Runde im Klassenzimmer mit einem Buch auf dem Kopf dauert nicht lange und ist gut für das Körpergefühl. Abwechslung und Initiative (der Lehrkräfte) tun not! Außerdem sollten schon die Erstkläßler etwas über ihre Organe und Skelettstrukturen lernen. Kindergärten und Vorschulen tun in dieser Beziehung mehr als die Schulen. Spiel, Bewegung, Theater, Singen, Rhythmik und Übungen gehören zu ihrem Programm – und in der Schule und mit zunehmendem Alter verkümmern diese Aktivitäten dann immer mehr.

Die größte Bewährungsprobe kommt, wenn die Kinder in den sogenannten Sportunterricht geraten. Für manche ist das fast ein Alptraum, weil er so langweilig, so geregelt und fern ihrer natürlichen Bewegungsfreude ist. Sie hängen herum und lernen eine Menge Spiele, die sie gar nicht interessieren; oder man drängt sie in Wettbewerbe oder athletische Karrieren, die sie gar nicht wollen. *Körpererziehung* kann mit ein bißchen Phantasie seitens der Schule zu einer aufregenden Sache werden, doch meist wird sie von den Schulen nur als unwillkommene Unterbrechung der Geistesbildung behandelt. Dabei haben Untersuchungen bewiesen, daß Kinder mit täglichem Bewegungsspielraum auch in engen Klassen mehr Unterrichtsleistung erbrachten als solche mit zwei oder drei wöchentlichen Sportstunden.

Früher hat man besonders bewegliche Kinder mit sogenannten »Gummigelenken« zu Ballett und akrobatischen Disziplinen ermuntert. Heute ist der Trend umgekehrt: Es wird ihnen davon abgeraten, weil das Verletzungsrisiko zu groß ist.

Das Fernsehen gehört zu den Hauptschuldigen des Bewegungsmangels. Zeit, die man besser einer Sportart oder körperlicher Tätigkeit widmen sollte, wird vor dem Bildschirm vergeudet. Das Ergebnis ist Faulheit, geistige Trägheit und potentielle Fettleibigkeit. Kindliche Fettsucht ist ein ernstes Problem und leider weit verbreitet. Studien zeigen, daß ein Viertel der amerikanischen Kinder zu dick sind und drei Viertel der fettleibigen Zehn- bis Dreizehnjährigen dicke Erwachsene werden. Es ist traurig, daß schon neunjährige Kinder auf Diät gesetzt werden müssen, aber interessant, daß nur 41 Prozent der Siebenjährigen dieses Potential entwickeln. Das heißt, je früher man die Kinder vom Bildschirm weglockt, desto besser für sie. Sommercamps für Kinder zur Gewichtsabnahme sind in den USA ein großes Geschäft; aber dort geraten sie wieder unter Druck und somit unter emotionalen und physischen Streß und entwickeln so neue Probleme – auch durch Übungen, die dem Rücken schaden.

Die körperlichen Probleme unserer Kinder und Jugendlichen haben ernste Folgen für künftige Generationen. Es ist höchste Zeit, daß sich Eltern, Lehrer und Schulbehörden an die Weisheit der klassischen Philosophie erinnern: Körper und Geist bilden eine Einheit.

ALTE MENSCHEN

Ganz gleich, wie alt man ist – es ist ein großartiges Gefühl zu wissen, daß man gut aussieht, sich lebendig fühlt und aktiv ist.

Mich hatte man einmal für eine nationale Werbekampagne an die Adresse meiner Altersgruppe in Erwägung gezogen: »Man wird Ihre Energie bewundern – wo Sie doch schon fünfzig sind!« Ein paar Wochen darauf kam ein überraschender Anruf: Sie wollten doch lieber auf mich verzichten, denn ich denke und verhalte mich so gar nicht »alt«, und die Leute würden mich nicht als gleichaltrig akzeptieren! Ich bin mir noch nicht sicher, was das heißen soll – aber auf jeden Fall ist es ein großartiges Kompliment.

Was heißt »alt«? Wann gehört man zum Klub der alten Menschen? Wenn es Spaß macht, bin ich dabei. Und was heißt jung? Ich möchte das nicht noch einmal durchmachen und wollte schon damals nicht zu diesem Verein gehören. Unsere Zuordnung zu bestimmten Gruppen verleiht diesen ein ganz ungehöriges Gewicht. Ich hörte einmal einen Mann über eine Bekannte sagen: »Sie wird alt – sie ist schon fünfundvierzig.« Er war fünfzehn Jahre jünger – aber er sah verlebt und älter aus als sie. Ich hätte ihm eine Ohrfeige geben mögen!

Je älter man wird, desto wichtiger ist es, etwas für seinen Körper zu tun. Abgesehen von dem offensichtlichen Nutzen gegen Osteoporose, reduzieren Körperübungen das Risiko von Fettleibigkeit, Bluthochdruck und Herzleiden. Sie vermitteln auch eine positive Lebenseinstellung: Bewegung ist heilsam. Im Alter nimmt die Flüssigkeit um die Bandscheiben ab – Übungen halten sie beweglich. Der Austrocknungsvorgang ist nicht auf die Wirbelsäule beschränkt; die Gelenke und Bänder besitzen weniger Flexibilität. Und Steifheit ist nicht nur eine Folge des Alterns, sie kann ebenso aus dem Mangel an Bewegung resultieren.

Anstatt solch natürliche Veränderung einfach hinzunehmen, kann man sie auch als Herausforderung sehen. Man muß nicht gleich Marathonläufe absolvieren, um körperlich aktiv zu werden. Beginnen Sie mit dem, was Ihnen gefällt und gelingt. Man muß bestimmte Grenzen akzeptieren, aber man darf sich von ihnen nicht unterkriegen lassen. Sie denken vielleicht, Sie müßten sich auf ein bißchen Gärtnern und Golfen beschränken. Aber das ist nicht wahr, Sie können sich auch Anspruchsvolleres zumuten, Stretching oder Steptanz zum Beispiel. Mei-

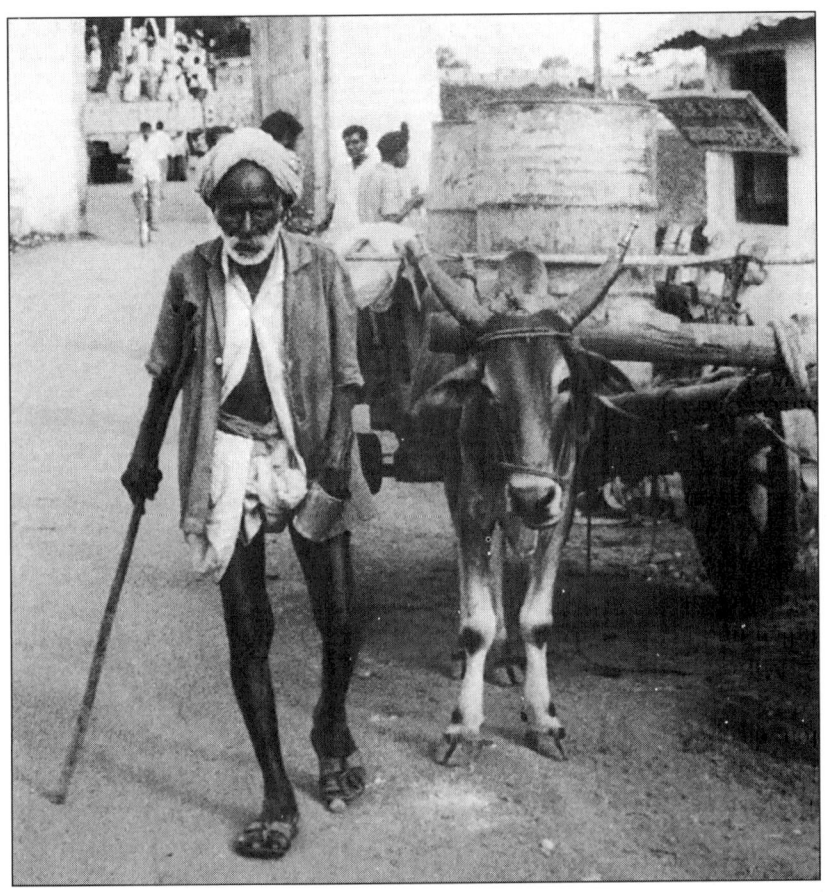

In fast allen Ländern ist mir aufgefallen, daß die Frauen in einem gewissen Alter eine gebeugte Haltung hatten, während die Männer viel aufrechter gingen. Ich habe es immer als selbstverständlich angesehen, daß der weibliche Körper sich mit dem Alter nach vorn neigt. Vielleicht liegt es daran, daß Esel und Frauen die schwersten Lasten zu tragen haben, vielleicht aber auch am häufigeren Auftreten von Osteoporose. Sehen Sie nur die anmutige Haltung dieses fast neunzigjährigen Greises!

ner Mutter sagte der Arzt, sie säße schon längst im Rollstuhl, wenn sie in ihren späten Jahren nicht mit Übungen begonnen hätte. Jetzt ist sie fast achtzig und erfüllt sich einen Jugendtraum: Steptanzen.

Man muß im Alter auf seine Übungen mehr achten, anstrengende können leichter schaden. Ohne professionelle Anleitung sollten Sie das Programm jüngerer Jahre nicht wiederaufnehmen und ihre Fähigkeiten erst einmal prüfen: Tasten Sie sich behutsam und langsam durch die Bewegungen. Denken Sie daran, daß Sie leichter schwindlig werden und das Gleichgewicht verlieren können. Vermeiden Sie Übungen, bei denen Sie den Kopf zurücklegen, die Augen schließen und zu rasch und heftig hüpfen müssen. Gehen Sie das Programm sanft, aber beharrlich an. Wenn Sie unregelmäßig üben, machen Sie keine Fortschritte und müssen dauernd von vorn beginnen. Vor allem, lassen Sie sich nicht entmutigen!

Suchen Sie sich Übungen aus, die auch Spaß machen – man muß sie nicht wie bittere Pillen schlucken. Sie geben Ihnen vielmehr die wunderbare Gelegenheit, mit Menschen jeden Alters zusammenzukommen – das hält jung. Man hat uns beigebracht, daß Erwachsene schwere Verantwortung tragen und nicht mehr spielen. Das Schöne am Alter ist, daß man diese Verantwortung abgeben und die gewonnene Freiheit nutzen kann, sich wieder ins Leben zu stürzen – und nicht nur auf sein Ende warten muß.

Ich bin es leid zu hören: »Ich bin zu alt dafür« oder »Es ist zu spät für mich«. Solange man sich bewegen kann, ist es nicht zu spät. Man liest immer häufiger von Männern und Frauen von achtzig, neunzig Jahren, die an Langstreckenläufen teilnehmen, in Sporthallen trainieren oder aufs Fahrrad steigen. Das Alter erlaubt auch Ihnen, die ausgefallensten Dinge zu tun. Man wird Sie vielleicht für exzentrisch halten – um so amüsanter! Tun Sie, was Ihnen gefällt. Sie haben ein ausgefülltes Leben hinter sich, auf das Sie stolz sein können. Machen Sie sich selbst ein schönes Geschenk: das herrliche Lebensgefühl, das man durch Bewegung gewinnt.

12
Eine kurze Lektion in Anatomie

In diesem Kapitel möchte ich Sie ein wenig mit der Anatomie des Rückens und mit einigen Begriffen vertraut machen, die in diesem Buch verwendet werden.

KNOCHEN

Die Knochen sind – zusammen mit den Muskeln und Bändern – das stützende Gerüst des Körpers und ermöglichen seine Bewegung. Wir besitzen 208 bis 214 Knochenteile; alle sind starr und unbiegsam.

Das Skelett ist das aus Knochen und Knorpeln bestehende Gerüst, auf dem unser Körpergewicht lastet. Es ermöglicht den Muskeln durch Hebel die Körperbewegungen; es stützt das umliegende Gewebe und schützt die Organe in Schädel, Thorax (Brustkorb) und Becken.

Die Wirbelsäule ist eine gekrümmte Knochensäule, die dem Rumpf Stabilität verleiht. Sie erlaubt Bewegungen in alle Richtungen, ist die zentrale Verbindung zwischen dem Schädel, dem Schultergürtel, dem Brustkorb und dem Becken. Eine wichtige Funktion ist das Auffangen von Stößen und Erschütterungen; sie dient als Befestigung zahlreicher Muskeln und Bänder und schützt das Rückenmark. Sie besteht aus 25 getrennten Wirbeln, zylinderförmigen Knochen, die aufeinanderliegen. Die Wirbel sind miteinander über fünf verschiedene Gelenkverbindungen durch Bänder und Muskeln verknüpft. Jeder Wirbel besitzt einen Knochenfortsatz, der mit denen angrenzender Wirbel koordiniert ist und den Ansatz für die Rückenmuskeln bildet; dadurch machen die Muskeln die Beugung und Drehung der Wirbelsäule möglich. Sie erlaubt vier Bewegungen:

1. Flexion (vorwärts beugen)
2. Extension oder Überstreckung (rückwärts beugen)
3. Laterale Flexion (seitwärts neigen)
4. Rotation (drehen)

Von der Seite betrachtet, hat die Wirbelsäule vier natürliche Krümmungen in den folgenden Abschnitten:

Halswirbelsäule: Sie besteht aus sieben Halswirbeln, die den Schädel tragen. Die ersten beiden (C1 und C2 oder Atlas und Axis) stützen und drehen den Kopf und geben ihm Bewegungsfreiheit.

Brustwirbelsäule: Sie besteht aus zwölf Brustwirbeln (T1–12), die mit zwölf Rippenpaaren verbunden sind. Diese bilden den Brustkorb und schützen Herz, Lungen und andere Organe. Die Brustwirbel sind relativ unbeweglich; ihre Hauptfunktion ist der Schutz lebenswichtiger Organe.

Lendenwirbelsäule: Sie besteht aus fünf Lendenwirbeln (L1–5) – der untere Rücken! Ein Großteil des Körpergewichts wirkt auf diesen Bereich. Hier hat der große Muskel Iliopsoas seinen Ursprung. Die drei letzten Lendenwirbel sind am anfälligsten für Verletzungen und bei Schmerzen im unteren Rücken gewöhnlich involviert.

Kreuzbein (Sacrum): Es ist das Bindeglied zwischen Wirbelsäule und Becken und entstand aus der Fusion von fünf Wirbeln; es ist unbeweglich, überträgt das Körpergewicht über das Becken auf die Hüftgelenke und bildet mit ihnen den Beckengürtel.

Steißbein: Das sind vier bis fünf zusammengewachsene Wirbel am Ende der Wirbelsäule. Zusammen mit dem Kreuzbein sind sie Überbleibsel des verkümmerten Schwanzes unserer Vorfahren. Die meisten der Beckenbänder sind hier befestigt.

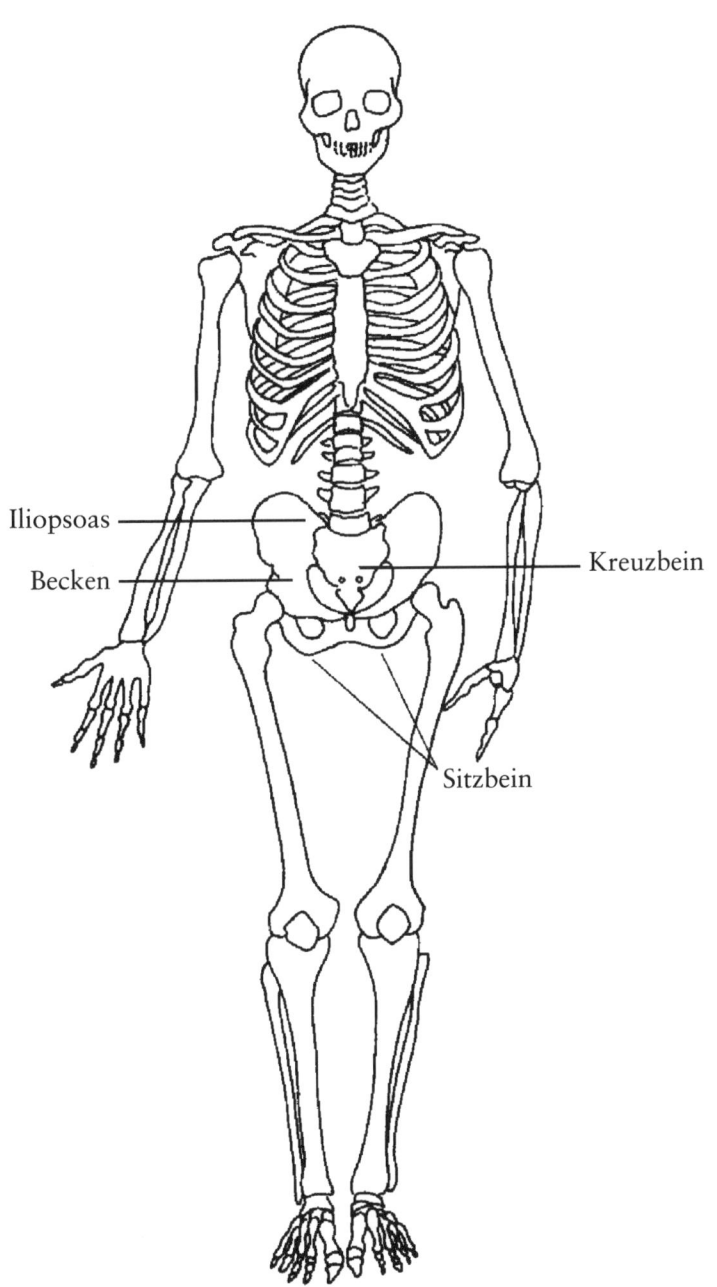

Iliopsoas

Becken

Kreuzbein

Sitzbein

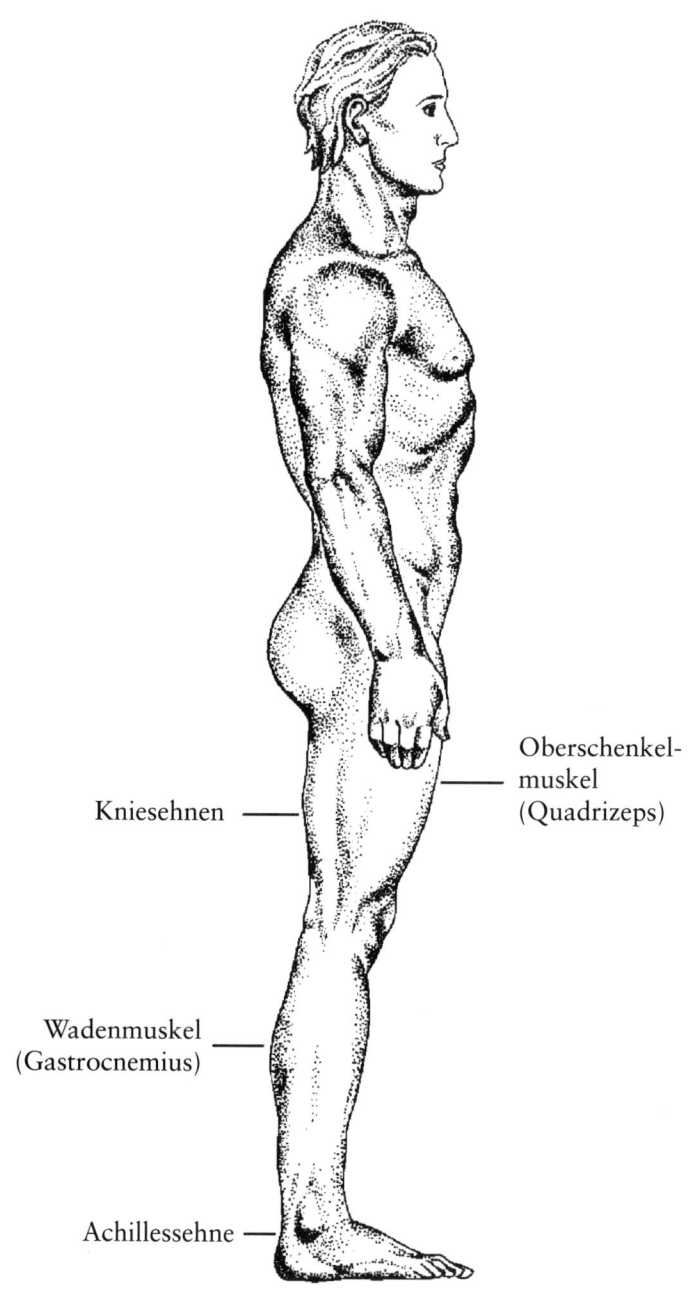

Kniesehnen ———

Oberschenkel-
muskel
(Quadrizeps)

Wadenmuskel
(Gastrocnemius) ———

Achillessehne ———

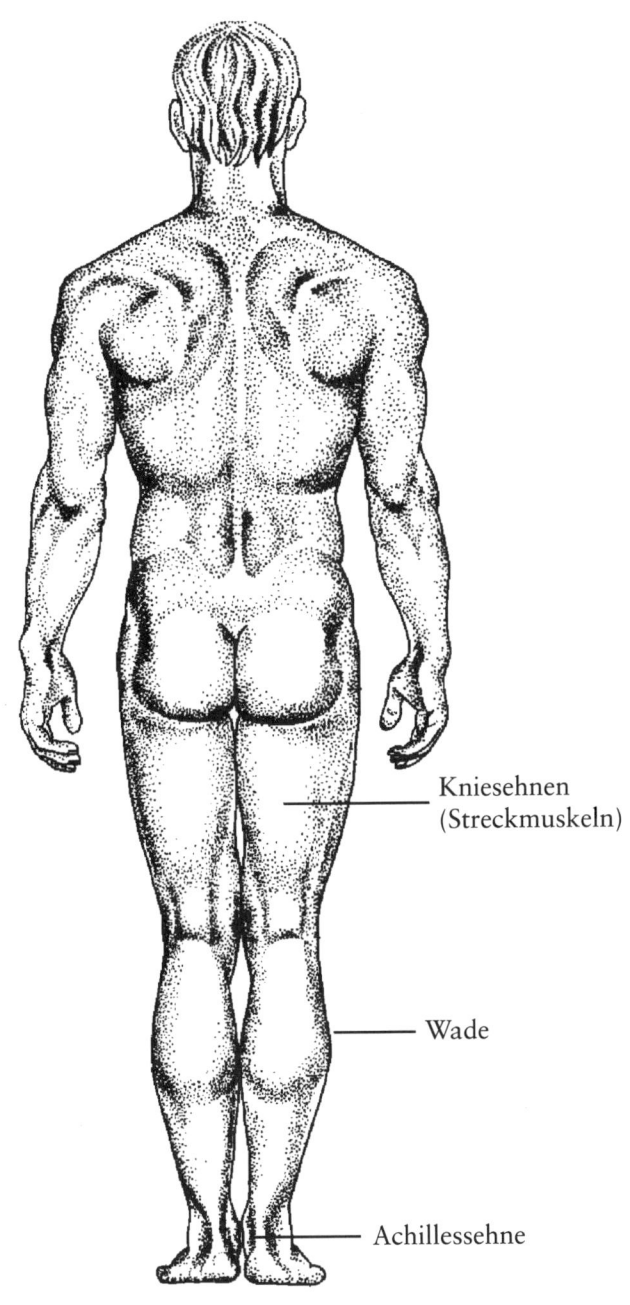

Kniesehnen
(Streckmuskeln)

Wade

Achillessehne

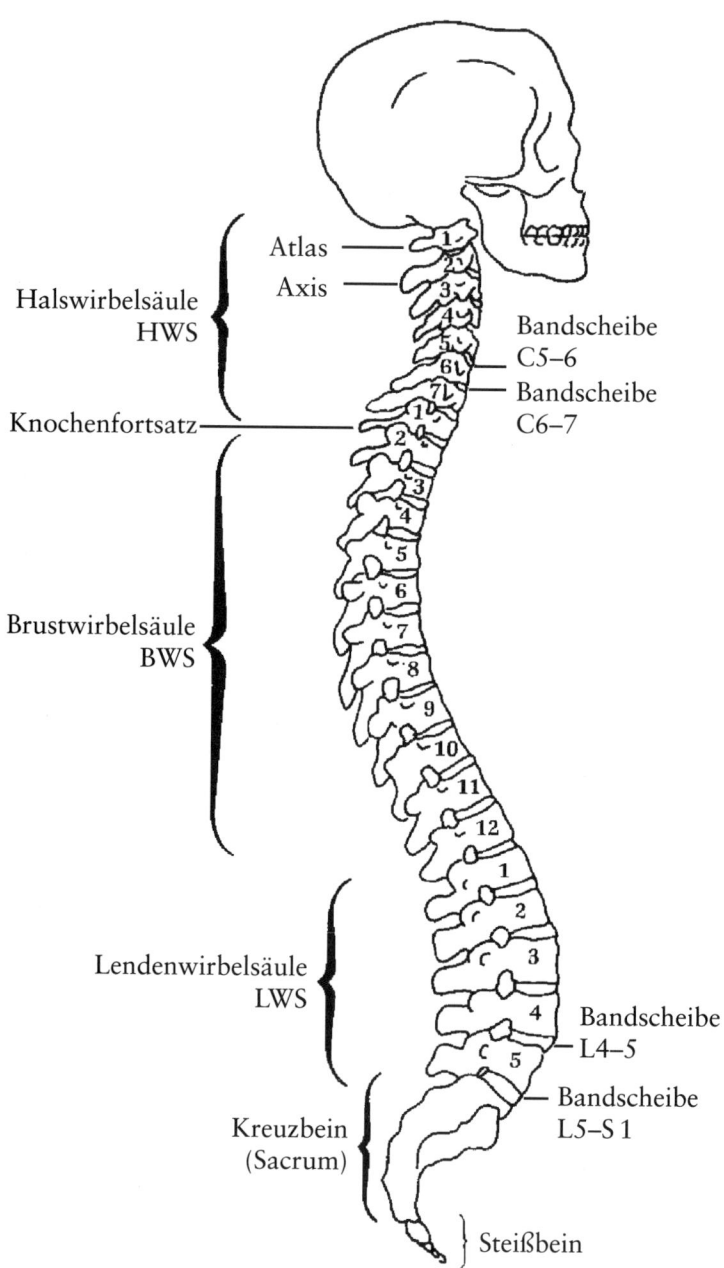

Halswirbelsäule
HWS

Atlas

Axis

Bandscheibe
C5–6

Bandscheibe
C6–7

Knochenfortsatz

Brustwirbelsäule
BWS

Lendenwirbelsäule
LWS

Bandscheibe
L4–5

Bandscheibe
L5–S 1

Kreuzbein
(Sacrum)

Steißbein

GELENKE

Gelenke sind die Verbindungsstellen von zwei Knochen. Es gibt verschiedene Arten von Körpergelenken, zu den häufigsten zählen Sattel-, Scharnier- und Kugelgelenke. Sie bestimmen Art und Ausmaß der Beweglichkeit eines Gliedes oder Körperteils.

Die Knochenenden sind mit einem widerstandsfähigen, durchscheinenden Stoff bedeckt. Dieser *hyoline* Knorpel ist von gummiartiger Konsistenz; er polstert die Gelenke und schützt sie gegen Druck, Stöße und Erschütterungen. Die Gelenke sind in eine Kapsel eingeschlossen, deren Innenhaut eine Schmierflüssigkeit absondert und dadurch Reibung und Verschleiß vermindert.

Der Spielraum eines Gelenks kann sehr groß oder sehr klein sein, das hängt ganz von seiner Art und der Beschaffenheit der Bänder ab sowie von der Kraft und Flexibilität der Muskeln. Druck und Belastung halten die Gelenke gesund, weil sie so mit Flüssigkeit versorgt werden – darum sind Tätigkeiten so wichtig, bei denen das Körpergewicht eingesetzt wird. Wenn Sie die Gelenke über dieses »normale« Maß hinaus belasten, können sich die Bänder überdehnen oder reißen.

Das Kniegelenk ist das komplizierteste und ein technisches Meisterwerk. Es muß sich beugen, gleiten und drehen – wie viele Scharniere können das?! Das Knie besteht aus zwei langen Knochen und der Kniescheibe, die durch einen starken Bandapparat geführt werden. Umgeben und geschützt wird es von drei Muskelgruppen: dem Quadrizeps (Vorderschenkel), den Kniesehnen (Hinterschenkel) und dem Gastrocnemius (Wade). Das Kniegelenk ist mit einem sehr starken Knorpel und Puffern (Menisken) ausgestattet; die Kniescheibe schützt das Gelenk von vorn und dient dem Quadrizeps zur Streckung des Knies.

Bei Sportverletzungen und anderen strapaziösen Aktivitäten ist das Knie am häufigsten betroffen, weil es ständig Belastungen und auch Mißbrauch ausgesetzt ist. Frauen sind hier noch anfälliger, weil durch ihre breiteren Hüften der Quadrizeps in einem ungünstigeren Winkel auf das Kniegelenk wirkt. Besonders strapaziös sind die tiefen Kniebeugen beim Gewichtheben und Kraftsport. Sie dürfen die Knie nie blockieren!

Meine Art Stretching ist für Knie und Beine sehr wohltuend – doch wenn Ihnen dabei irgend etwas weh tut, sollten Sie erst einmal Ihren Arzt konsultieren.

BANDSCHEIBEN

Zwischen den Wirbeln liegen die Bandscheiben. Sie dienen als Polster gegen jede Reibung und erhöhen die Beweglichkeit der Wirbelsäule. Ihr weicher Kern besteht aus einer gallertartigen, fast flüssigen Substanz, durch die Erschütterungen gedämpft werden und die Wirbelsäule ihre Flexibilität erhält. Dieser Kern ist von einem festen Faserknorpelring umgeben. Wenn die Flüssigkeit austrocknet, kann es zu Problemen wie Steifheit oder Bandscheibendegeneration kommen. Bewegung stimuliert die Erhaltung des Bandscheibengewebes; auch darum ist körperliche Aktivität so wichtig. Die Bandscheiben werden nach den Wirbeln bezeichnet, zwischen denen sie liegen, L4–5 und L5–S1 im unteren Rücken sind besonders durch Vorfall (Hernie) bedroht; C5–6 und C6–7 im Nacken ähnlich verletzlich.

NERVEN

Nervenbahnen haben auch im Rückenmark ihren Ursprung und verlaufen durch Öffnungen zwischen und hinter den Wirbeln. Erkrankte Bandscheiben oder fehlgestellte Wirbel können ihre Wurzeln unter Druck setzen (eingeklemmter Nerv) oder sie schmerzhaft dehnen. Der Ischiasnerv ist der längste des Körpers (zu Problemen in diesem Bereich siehe S. 267).

SEHNEN

Sehnen sind die dichten und zähen Enden der Muskeln, die sie mit dem Knochen verbinden. Sie sind elastischer als Bänder, können aber ebenfalls reißen. Sie brauchen regelmäßige Übung, um gesund zu bleiben, denn sie erhalten wenig direkte Blutversorgung. Wie wir wissen, ist Bewegung für die Verlangsamung der Alterungsvorgänge sehr wichtig. Die Kontraktion und Entspannung der Muskeln, Sehnen und Bänder und die Aktivierung der Gelenke versorgen die Gewebe verstärkt mit Nährstoffen, halten sie gesund und geschmeidig und verzögern so den Alterungsprozeß.

BÄNDER

Bänder sind dicke, dichte und zähe Fasern, die die Knochen verbinden und die Gelenke zusammenhalten. Sie sind dehnfähig, aber nicht sehr elastisch und haben mit der aktiven Bewegung der Glieder wenig zu tun. Gerissene Bänder müssen operiert werden, sonst bleibt das Gelenk instabil, und das kann zu weiteren Schäden führen. Eine andere Ursache für »wacklige« Gelenke ist die Überdehnung der Bänder. Da sie nicht sehr elastisch sind, können sie sich lockern und bilden sich nicht zu normaler Länge zurück. Wirbel, Kreuzbein und Becken werden durch ein Netzwerk von Bändern zusammengehalten.

MUSKELN

Im Körper gibt es mehr als vierhundert willkürliche Muskeln. Sie bestehen aus kontraktilen Fasern, die elastisch sind, sich dehnen und zusammenziehen können. Die Nervenbahnen gehen vom Gehirn aus und ziehen sich durch das Rückenmark zu den Muskeln. Die Muskeln funktionieren im allgemeinen nicht einzeln, sondern in Gruppen (als Agonisten und Antagonisten). Alle Muskeln sind, direkt oder indirekt, mit der Wirbelsäule verbunden; auch wenn sie nicht im Rücken liegen, können sie Rückenschmerzen beeinflussen.

Die folgenden Muskelgruppen wirken zusammen und sind für einen intakten Rücken und zur Stütze der Wirbelsäule notwendig.
1. Die Bauchmuskeln umschließen die Organe des Unterleibs und geben außerdem dem Rücken Halt.
2. Die Streckmuskeln der Wirbelsäule bestehen aus mehreren Schichten verschiedener Länge und halten den Rumpf aufrecht.
3. Die Seitenmuskeln tragen die Körperseiten und kontrollieren die seitlichen Bewegungen.
4. Die Hüftmuskeln bestimmen die Bewegung im Hüftgelenk und wirken damit auf das Becken und die Wirbelsäule. Besonders die Hüftstrecker beeinflussen die Krümmung der Lendenwirbelsäule und zusammen mit den Hüftbeugern die gesamte Körperhaltung.

13
Ursachen von Rückenschmerzen

In diesem Abschnitt will ich die häufigsten Ursachen von Rückenschmerzen umreißen, soweit sie nicht durch Infektionen, Frakturen oder Tumore ausgelöst sind. Über Streß und andere psychologische Faktoren lesen Sie bitte auf Seite 245ff. nach.

ISCHIAS

Das Ischiassyndrom ist eine Reizung des Ischiasnervs. Seine beiden Stränge sind die längsten und dicksten Nerven des Körpers, kommen aus dem Rückenmarkskanal der unteren Lendenwirbel und verlaufen auf der Rückseite der Beine bis zum Fuß. Wenn dieser Nerv eingeklemmt oder gereizt wird – zum Beispiel durch Bandscheibenvorfall, durch Übungen, Belastungen oder Streß –, strahlt der Schmerz im Rücken in eines oder beide Beine aus. Ischias kann auch durch Tumoren, Infektionen, Verletzungen, knochige Randzackenbildungen, Arthrose, Arthritis und sogar durch Muskelkrämpfe verursacht werden. Hüten Sie sich vor den Fußpedalen im Auto; die dauernde Pumpbewegung des Beins macht Ischiasbeschwerden noch schlimmer. Ebenso geht es mit gestreckten Beinhebungen, Rumpfbeugen zu den Zehen, langem Sitzen, Beineübereinanderschlagen – kurz: mit allem, was die Zirkulation in diesem Bereich behindert. Sogar Husten und Niesen können einen Ischiasanfall auslösen.

Die Behandlung akuter Ischiasanfälle hängt von den spezifischen Ursachen ab: Kältepackungen, eine Kombination von Kälte und Wärme, Entspannungsübungen, Ruhe oder auch medikamentöse Behandlung. Zur Vorbeugung empfiehlt sich die Streckung und Stärkung der Muskeln im unteren Rücken, um die Beweglichkeit und Stabilisierung der Wirbelsäule zu verbessern, dazu die Beachtung guter Körperhaltung, der Abbau von Streß und die Kontrolle des Körpergewichts.

BANDSCHEIBEN-PROBLEME

Bandscheibenprobleme stehen in der Liste der Rückenschmerzen ganz oben und äußern sich auf vielerlei Art. Die meisten werden durch den Verschleiß der Bandscheiben verursacht.

Bandscheibenvorfall ist der Umgangsbegriff für ein Leiden, das durch das Vorwölben oder Heraustreten des Scheibenkerns bedingt ist (Hernie oder Prolaps). Die Bandscheiben werden durch zwei Wirbel festgehalten, so daß sie eigentlich nicht »verrutschen« können. Doch in ihrem Innern besteht ein hoher Druck, durch den sie als »Stoßdämpfer« wirken können. Man muß sich das wie einen wassergefüllten Schlauch in einem Reifen vorstellen. Wenn sich nun der Faserring um diesen Kern abnutzt, dehnt sich die innere Substanz aus und verursacht eine Auswölbung, die dann auf den Nerv drücken kann und zu Beschwerden führt. Es hängt von der Lage des Vorfalls ab, welche Symptome auftreten: Krämpfe, Spasmen, Taubheit oder Prickeln, Muskelschwäche, auch Darm- und Blasenprobleme. Sie können plötzlich eintreten, aber die Ursache ist über längere Zeit entstanden. Eine anstrengende Bewegung beim Heben, beim Sport oder sogar ein simples Niesen kann sie zum Ausbruch bringen.

Es ist gewiß nicht überraschend, daß Bandscheibenprobleme altersbedingt sind. Bis zum Alter von fünfundzwanzig Jahren resultieren die meisten Rückenschäden aus Sportverletzungen, auch wenn sie die Bandscheiben betreffen. Mit zunehmendem Alter jedoch werden Verschleiß und Streß zu den Hauptfaktoren, und die Bandscheiben sind Indikatoren dieser leidigen Entwicklung.

Am anfälligsten für diese herniatischen Prozesse sind die beiden letzten Bandscheiben der Lendenwirbel – sowie der Halswirbelsäule (siehe S. 259ff.). Bei den Lendenwirbeln ist die Verletzlichkeit durch die Angrenzung des Kreuzbeins bedingt, dessen Wirbel miteinander verwachsen und ohne Bewegung und Dämpfung sind. Weil es Stöße und Erschütterungen nicht absorbiert, wird der ganze Druck auf die Lendenwirbel gelenkt. Das ist besonders schlimm, weil wir unser ganzes Gewicht im unteren Rückenabschnitt tragen und uns auch noch aus dem Rücken anstatt aus der Hüfte bücken.

Zur Behandlung werden meist Ruhe, stärkende Übungen für die Bauchmuskulatur, physiotherapeutische Maßnahmen, Lockerungsübungen für das Becken und Rückenstützen verordnet. Sorgen Sie aber für eine exakte Diagnose, denn manchmal können Übungen das Problem noch verschlimmern, zu neuen Schmerzen führen und im Extremfall einen chirurgischen Eingriff notwendig machen. Operatives Vorgehen ist bei hartnäckigen Schmerzen, fortschreitendem neurologischem Befund und Beeinträchtigungen von Darm und Blase unvermeidlich; Schmerzen allein sind kein ausreichender Grund. Bei Eingriffen wird meist auch die Bandscheibe durch eine kleine Knochenöffnung entfernt. Man nennt das Laminektomie. Die gute Nachricht zum Schluß: 95 Prozent der Bandscheibenprobleme können ohne operativen Eingriff gelöst werden.

VERKRÜMMUNGEN DER WIRBELSÄULE: SKOLIOSE, LORDOSE, KYPHOSE

In den vierziger Jahren wußte man kaum etwas über Skoliose. Ich weiß es, weil ich damals schon eine Skoliose hatte – aber den Begriff habe ich erst als erwachsene Frau gehört.

Meine rechte Hüfte stand schon in Kindertagen höher als die linke – so sehr, daß man den Saum all meiner Kleider und Hosen links höhernähen mußte. Bevor ich auf die Idee kam, mich einfach hinzusetzen, stand ich auf Partys immer mit gebeugtem linken Knie herum, damit meine Hüften gleichmäßig aussähen.

Mit den Jahren wurde es immer schlimmer, aber ich kam nicht auf den Gedanken, daß meine ständigen Rückenschmerzen auch damit zusammenhängen könnten. Ich hielt das für normal, weil beide Eltern dieselbe Fehlstellung haben – bis ich mich eines Tages für einen feinen Anlaß anzog und meine Freundin sagte: »Du kannst dieses enge Kleid unmöglich tragen – du siehst völlig verwachsen aus!« Ich sah in den Spiegel und schnappte nach Luft. Ich sah wirklich aus, als hätte ich in vierzig Jahren Nonstoptraining Babys auf der rechten Hüfte getragen.

Ich reagierte, gelinde gesagt, hysterisch, ließ das Fest fahren und raste am folgenden Tag zum nächsten Spezialisten. Sein Urteil war das erste in einer langen Reihe negativer Prognosen: »Niemand kann diese Verkrümmung korrigieren und Ihre Hüften ausgleichen. Sie sind zu alt.«

Meine Eitelkeit erlaubte mir nicht, das zu akzeptieren. Irgendwie würde ich irgendwen finden, das zu korrigieren, aber fürs erste vergaß ich es – bis mir auffiel, daß viele meiner Kursanfänger einen sehr steifen Rücken hatten. Um ihnen zu helfen, begann ich mit einer Streckübung, die ich aus einer manuellen Behandlung der Wirbelsäule entwickelt hatte (siehe S. 238); der Rücken fühlte sich danach gut und flexibler an. Was ich da allerdings noch nicht bemerkte: Die Übung diente auch dem Ausgleich der Hüftstellung. Doch als ich das einige Monate mit meinen Schülerinnen regelmäßig geübt hatte, stellte ich fest, daß ich zum erstenmal in meinem Leben gleichmäßige Hüften besaß. Es war, als sei ich neu geboren.

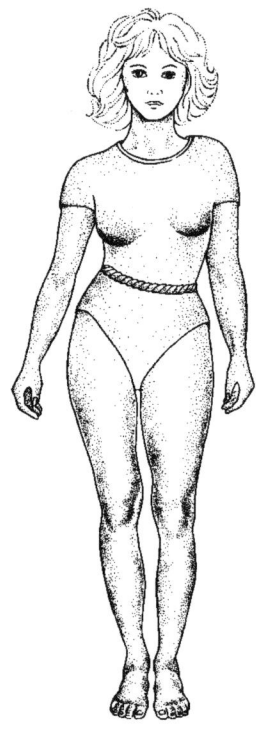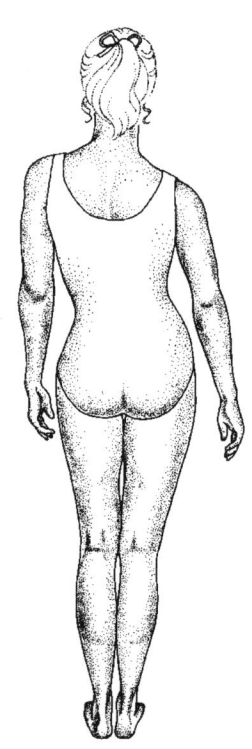

Nach einer jüngeren Untersuchung sind etwa zehn Prozent der Weltbevölkerung von Skoliose betroffen; doch die meisten Fälle sind so leicht, daß sie keiner Behandlung bedürfen.

Über Ursachen wie Behandlung von Skoliose gibt es erhebliche Meinungsunterschiede. Manche vertreten die Auffassung, daß man nichts gegen die Verkrümmung und wenig gegen den Schmerz tun kann; andere meinen, daß sich beides durch eine Kombination von Behandlung und Übungen bessern ließe. Was für den einen gut ist, muß für den anderen nicht unbedingt taugen. Wenn meine Übungen mir und anderen geholfen haben, müssen sie nicht bei Ihnen dieselbe Wirkung haben. Aber jeder, der unter Skoliose leidet, sollte es einmal mit sanftem Stretching versuchen. Man kann davon halten, was man will, aber ich schwinge fröhlich meine geraden Hüften auf meine »alten Tage«.

Wie Sie aus dem kurzen Kapitel Anatomie wissen, hat die Wirbelsäule vier natürliche Krümmungen. Die Krümmung der Skoliose ist abnormal, weil es eine seitliche Abweichung von der Körperachse ist. Sie tritt am häufigsten im oberen Rückenteil, der Brustwirbelsäule, auf. Es gibt drei Typen: die statische, die erworbene und die angeborene Skoliose.

Die statische Skoliose wird durch mechanische Probleme wie Beinlängenunterschiede, Becken- oder Muskelasymmetrie verursacht und kann gewöhnlich behoben werden – zum Beispiel durch Einlagen in den Schuhen.

Die erworbene Skoliose wird durch Verletzungen, Infektionen, Kinderlähmung, neurologische oder gänzlich unerkannte (idiopathische) Ursachen herbeigeführt. Sie liegt 80 bis 90 Prozent der Fälle zugrunde und tritt am häufigsten bei jungen Mädchen auf. Sie könnte genetisch bedingt sein, hat aber keinen Zusammenhang mit Haltungsgewohnheiten.

Die angeborene Skoliose ist sehr selten (zwei Prozent) und geht auf eine erbliche Mißbildung der Wirbel zurück.

Skoliose wird auf verschiedene Weise behandelt, und wenn man gegenwärtig auch noch keine Mittel gegen den Typ erworbene Skoliose kennt, gibt es doch Wege, gegen die Verschlimmerung dieses Zustands und die damit verbundene Schmerzentwicklung anzugehen.

Durch Übungen kann man Skoliose vielleicht nicht gänzlich korrigieren, aber den Schmerz gering und die Wirbelsäulenfunktionen erhalten. Viele der hier dargestellten Übungen – ganz besonders die Beckenwelle – werden gegen Skoliose empfohlen. Einige mögen zu anstrengend sein. Aber wenn Sie lernen, auf Ihren Körper zu hören, werden Sie auch lernen, Overstretching zu vermeiden. Keine dieser Übungen ist bei Skoliose schädlich, einige sind eigens dafür gedacht. Sie müssen nur sorgfältig darauf achten, sehr langsam und sehr sacht vorzugehen, nichts zu forcieren und bei jedem Anzeichen von Unbehagen aufzuhören! Jüngere Skoliosepatienten können in jeder Reihenfolge vorgehen; aber ältere sollten mit dem Stretching des 4. Kapitels (Seite 75f.) beginnen. Als ich *Callanetics* veröffentlichte, schrieben mir viele, die unter Skoliose litten, daß dies die einzigen Übungen seien, die ihnen weder Schmerzen noch Unbehagen bereiteten.

Sehr häufig werden Stützkorsetts verordnet, um einer weiteren Verkrümmung vorzubeugen; zum Beispiel das Milwaukee-Korsett. Man muß es täglich dreiundzwanzig Stunden über Jahre hinweg tragen, und es ist besonders in der Wachstumsphase hilfreich.

Bei einer mäßigen Verkrümmung soll auch die elektrische Stimulation der Muskeln von Nutzen sein, doch muß das frühzeitig erfolgen. Im entsprechenden Bereich werden dann während der Nacht Elektroden angelegt. Langfristige Ergebnisse sind allerdings noch nicht ausgewiesen, und einige Fachleute zweifeln an der Wirkung.

Eine Operation ist natürlich die radikalste Behandlung und sollte erst als letztes Mittel erwogen werden, wenn Stützkorsetts (Orthesen) sich als unwirksam erwiesen haben und die Skoliose fortschreitet; und auch dann noch sollte man mehrere Spezialisten aufsuchen. Bei dieser Operation wird mit Hilfe von Stahlstäben die Wirbelsäule aufgerichtet und seitlich abgestützt zum Zusammenwachsen veranlaßt. Eine chirurgische Korrektur von Skoliose ist ein heikles Unterfangen; sie kann aber, bei Erfolg, äußerst hilfreich sein.

Eltern sollten ihre Kinder während der Wachstumsjahre öfter auf Anzeichen von Skoliose untersuchen lassen: Je eher sie erkannt wird, desto erfolgreicher die Behandlung. Das Diagnoseproblem bei Kindern ist, daß sie selten über Schmerzen klagen – vor allem, weil sie anfangs im oberen Rücken gar keine spüren. Röntgenuntersuchungen in den Schulen sind eine Möglichkeit; doch Sie sollten auch Ihren Kinderarzt um solche Tests ersuchen. Außerdem können Sie selbst auf Anzeichen achten.

▓ Ist die Wirbelsäule verbogen?
▓ Das Kind beugt sich vor, und Sie prüfen, ob es einen leichten Buckel oder Unregelmäßigkeiten am Brustkorb aufweist.

- Das Kind steht, und Sie schauen nach Abweichungen in der Symmetrie der Körperseiten – steht eine Schulter oder Brustseite höher als die andere?
- Gibt es Differenzen bei der Abmessung der Taillenlinie, des Kleidersaums, der Hosenbeine?
- Gibt es Anzeichen für vorgerundete Schultern? Das wäre ein Symptom von Kyphose, einer abnormen Vorwärtskrümmung im oberen Rücken.
- Achten Sie auch auf ein Hohlkreuz – das ist eine nach vorn gewölbte abnorme Verkrümmung im unteren Rücken (Lordose). Sie tritt ein, wenn die Lendenwirbel direkt über dem Becken zu weit eingezogen werden, kann aber auch (bei Ballettänzern!) durch Überentwicklung des Psoasmuskels entstehen. Lordose läßt sich gewöhnlich durch Steigerung der Flexibilität im unteren Rücken und Beckenbereich (Beckenwelle!) korrigieren.

Wenn irgendein Test positiv ist, konsultieren Sie einen Rückenspezialisten. Je eher eine Behandlung erfolgt, desto besser. Sie sollten sich bewußt sein, daß Ihr Kind ein Leben lang mit Skoliose wird leben müssen. Erklären Sie ihm, wie es mit seinem Körper sinnvoll umgehen kann –, durch Übungen, Stretching, Entspannung, den Umgang mit Gewichten (Schulbücher!), die richtige Haltung etc. Je eher ein unter Skoliose Leidender weiß, was gut für seinen Körper ist, desto größeren Nutzen zieht er später daraus. Skoliose kann für ein Kind auch ein schwieriges psychisches Problem darstellen, darum ist eine gute und ermutigende Umgebung wichtig.

Junge Menschen können aufgrund einer Skoliose noch am Ende ihres Wachstums Verkrümmungen entwickeln, die in der Kindheit begannen. Bei älteren Menschen kommen eher Osteoporose und degenerative Wirbelsäulenerkrankungen vor, was zur Folge hat, daß sich ihr Erscheinungsbild ändert (gekrümmter Rücken, Buckelansatz) und Rückenschmerzen, Lungenleiden sowie Herzbeschwerden auftreten.

Sie können dem vorbeugen, indem Sie Ihr Stretching so sanft, so beharrlich und so häufig wie möglich ausführen.

VERLETZUNGEN UND ENTZÜNDUNGEN

Kaum ein aktiver Mensch, der unter körperlicher oder mentaler Belastung steht, wird ohne irgendwelche Verletzungen oder Entzündungen davonkommen, einige davon sind:

Zerrungen: Verletzungen der Sehnen und Muskeln zieht man sich meist in den Beinen zu; Zerrungen zählen zu den häufigsten Ursachen von Rückenschmerzen. Eine Zerrung kann durch die Überdehnung einer Sehne oder eines Muskels entstehen; bei Abrissen durch Drehung ist eine Operation notwendig.

Verstauchungen sind Verletzungen der Bänder, die die Gelenke stützen. Sie haben die gleichen Ursachen und betreffen meist Fuß- und Kniegelenke. In beiden Fällen ist die gleiche Behandlung zu empfehlen: Ruhigstellen, Hochlegen, Eispackungen, Druckverband.

Streßverletzungen entstehen durch Überbeanspruchung. Jede Tätigkeit, vom Jogging bis zum Gitarrespielen, kann dazu führen.

Es gibt zwei Haupttypen:

1. Streßfrakturen sind inkomplette Brüche der Knochen, meistens unter dem Knie oder im Fuß, aber auch in den Wirbeln. Sie heilen normalerweise von selbst; aber solange es schmerzt, muß man seine Aktivitäten einschränken.

2. Tendinitis (Sehnenentzündung) ist eine Entzündung des Sehnengewebes, gewöhnlich in Armen oder Beinen, vor allem bei Musikern und Sportlern. Die Behandlung erfolgt durch Ruhigstellung, Kälte- und Wärmepackungen, entzündungshemmende Medikamente (Antibiotika).

Schleimbeutelentzündung (Bursitis): Die *Bursa* ist ein mit Flüssigkeit gefüllter Beutel zwischen Sehnen oder Muskeln und einem Knochen, der dem Gleiten der Sehne dient. Bursitis ist eine akute oder chronische Entzündung dieses Schleimbeutels und tritt am häufigsten in Schultern, Ellbogen, Hüften und Knien auf. Wie die Sehnenentzündung wird sie

274

gewöhnlich durch Über- oder auch Unterbeanspruchung ausgelöst. Die Behandlung ist ähnlich und kann auch durch Injektionen unterstützt werden.

All diesen Verletzungen und Entzündungen kann man durch Stärkung sowie Stretching der Muskeln in den stark beanspruchten Bereichen vorbeugen. Wenn Sie mit Dauerbelastung zu rechnen haben, sollten Sie besonders auf Aufwärmen, Stretching und Abwärmen achten und überhaupt langsam beginnen, sich sukzessive auf Ihre Leistungsstärke hochzuarbeiten. Und nehmen Sie auf jedes Anzeichen von Schmerz Rücksicht!

ARTHRITIS

Das ist ein weites Feld – es füllt schon Bücherregale. Ich will nur eine kurze Erklärung der Ursachen und Behandlung versuchen.

Das Wort *Arthritis* bedeutet wörtlich Gelenkentzündung. Aber man versteht darunter auch viele rheumatische Leiden. Früher oder später zeigt sich bei fast jedem Menschen irgendeine Form von Arthritis. Und auch wenn man sie Amerikas schlimmsten Krüppelmacher nennt, verdammt sie doch die meisten nicht in den Rollstuhl. Es gibt keine Heilung, aber Erleichterung ist möglich. Weil sie bei jedem in anderer Form auftritt, ist es so wichtig, daß Sie wenigstens Ihren Typus erkennen, um die für Sie richtige Therapie zu finden.

Osteoarthritis (auch degenerative entzündliche Gelenkerkrankung oder Osteoarthrose) ist das älteste und häufigste Leiden der Menschheit, und fast jeder alte Mensch leidet in irgendeiner Form darunter. Es kann durch Überbeanspruchung oder Mißbrauch der Gelenke, durch Alter, Anlage oder Fettleibigkeit verursacht sein, greift Gelenkknorpel, Sehnen und Kapseln an und ist primär nicht entzündlich. Besonders betroffen sind Hüften, Knie, Hals- und Lendenwirbel. Es kann als Heberden-Knoten an den letzten Fingergliedern auftreten; diese Höcker sind bei Frauen häufiger.

In der Wirbelsäule kann Osteoarthritis spinale Stenose verursachen; das ist eine Verengung der Wirbelöffnungen durch degenerative Arthritis. Sie führt zu Taubheit oder Kribbeln in den Armen oder ischiasähnlichen Schmerzen in den Beinen. Übungen zur Stärkung der Bauchmus-

kulatur, zur Lockerung der Beugemuskeln der Hüfte und der Streckmuskeln des Rückens können Erleichterung verschaffen.

Polyarthritis kann in jedem Alter auftreten und ist weniger verbreitet:
Das Verhältnis degenerativer zu rheumatoider Gelenkerkrankung lautet sechs zu eins. Während Osteoarthritis primär verschleißbedingt ist,
hängt Polyarthritis mit systemischen Erkrankungen durch Immunvor-
gänge zusammen. Die Ursache ist unbekannt, genetische Faktoren und
Infektionen können eine Rolle spielen. Das Gewebe der Gelenkkapsel
entzündet sich und schwillt an. Die Gelenkversteifung tritt meist morgens oder nach Ruhephasen auf und scheint sich durch emotionale
Belastung zu verschlimmern.
Schmerzen und Steifheit können über Wochen, Monate oder Jahre
anhalten. In den schlimmsten Fällen deformieren die Gelenke und sind
in ihrer Funktion fast aufgehoben.

Bechterew Krankheit (Spondylarthritis) ist noch seltener und eine entzündliche Veränderung der Wirbelsäule, bei der Wirbel-, Hüft- und
Schulterknochen zusammenwachsen können. Menschen mit stark aus-
geprägtem Rundrücken, nach vorn geneigt, leiden wahrscheinlich darunter. Die Krankheit beginnt besonders häufig bei Männern zwischen
dem 16. und 35. Lebensjahr und scheint systemischen Ursprungs und
anlagebedingt.

Muskelentzündung (Myositis) macht sich durch chronische oder wie-
derkehrende Schmerzen in Bändern, Sehnen und Muskeln bemerkbar
und tritt meist bei Frauen zwischen 35 und 60 Jahren auf. Streß,
Angstgefühle und Erschöpfung verschlimmern den Zustand; Schlaf-
störungen könnten damit zusammenhängen.
Die Diagnose der Arthritis muß der Arzt stellen. Die Behandlungs-
methode reicht von Aspirin, Steroiden und Antibiotika bis zu chirurgischen Eingriffen (künstliche Gelenke). Ruhe und Bewegung sind gleichermaßen wichtig: Sie müssen selbst die richtige Balance finden und
in Bewegung bleiben, damit Gelenke und Gewebe richtig versorgt werden. Dazu gehört auch das Wissen, wie man die Gelenke weniger belastet und wann man fremde Hilfe benötigt.

ÜBERGEWICHT

Übergewicht ist für den Rücken ein Problem. Durch die enge Verbindung von Bauch- und Rückenmuskeln zieht der Bauch den Körper nach vorn und zwingt den Rücken zu härterer Arbeit. Schon ein paar Pfund mehr muß dieser ausgleichen, und dabei wölbt sich der untere Rücken auch nach vorn. Außerdem drückt das Mehrgewicht enorm auf die Gelenke – besonders die von Knien, Hüften und Füßen. Hinzu kommt, daß dicke Menschen – physisch und manchmal auch emotional – größere Schwierigkeiten mit dem Üben haben – und Üben ist wichtig für einen gesunden Rücken.

Wenn Sie also ein Schwergewicht sind, sollten Sie erst recht ein solches Programm regelmäßig durchziehen. Es gibt nur wenige plausible Einwände gegen Gewichtsabnahme, auch wenn Sie vielleicht viele finden. Legen Sie erst einmal die Hemmungen ab, wie Sie denn in einem Trikot aussehen! Fangen Sie einfach damit an, dann werden Sie schnell das Ergebnis sehen und Ihre Problemchen vergessen.

Viele Übergewichtige sind besorgt, daß nach einem Gewichtsverlust ihre Haut schlaff herabhängt. Doch es gibt Übungen, bei denen Sie wohl dünner werden, aber gar nicht so viel Gewicht verlieren. Ich hatte eine Schülerin, die 35 Pfund verlor; die Kolleginnen im Büro schlossen eine Wette ab, und alle tippten auf 70 bis 80 Pfund! Verstehen Sie jetzt, was eine gute Figur ist?

Bei Callanetics verlieren Sie vielleicht fünf Pfund und sehen nach zehn oder zwanzig aus; oder zwanzig – und es schaut aus wie fünfzig.

Wir alle sind Sklaven unserer Waagenskala, aber noch einmal: Zahlen lügen. Wenn Sie damit beginnen, Ihren Körper zu trainieren, entwickeln Sie mehr Muskeln, und Muskeln wiegen nun einmal mehr als Fett. Also werden Sie wohl schmaler und straffer, aber nicht unbedingt viel leichter. Wenn Sie schon auf sinkende Zahlen fixiert sind – dann achten Sie bei Callanetics besser auf Ihre Kleidergröße!

Sie können nicht erwarten, daß Körpertraining Ihnen alles abnimmt. Es ist wahr, daß es den Appetit zügelt, aber Sie können dabei nicht jedes Fast- und Fettfood essen und meinen, dabei schlank zu werden. Die richtige Kombination ist ganz einfach: eine vernünftige Ernährung und ein gutes Übungsprogramm.

DARMTRÄGHEIT

Verstopfung kann Rückenschmerzen verschlimmern und auch verursachen. Dagegen muß man – auf natürliche Weise – angehen. Aber wenn Sie sich nicht bewegen, wird Ihr Darm ebenfalls träge und der Schmerz im Rücken schlimmer. Meine Empfehlung: Trinken Sie viel Wasser, und nehmen Sie mehr Ballaststoffe zu sich, geben Sie notfalls Kleie dazu.

Körpertraining spielt bei Verdauungsvorgängen eine Schlüsselrolle. Als ich mit meinen Callanetics-Lektionen begann, sagte ich meinen Schülern, daß sie dafür auch durch größere Erfolge auf der Toilette belohnt würden – und das wurde natürlich zum Kursthema! Als sie aber entdeckten, daß ich tatsächlich recht hatte, da schufteten sie, als wollten sie den Mount Everest ohne Sauerstoff erklimmen!

ANDERE KÖRPERVERFASSUNGEN

Spondylolisthesis (Wirbelgleiten) ist das Abgleiten eines Wirbelkörpers nach vorn durch eine Spaltbildung. Sie kann angeboren oder durch langfristige Überlastung und extreme Überstreckung des unteren Rückens »erworben« sein, wie bei Sportlern oder Ballerinen. Am häufigsten tritt es am fünften Lendenwirbel auf und schmerzt, wenn man den Rücken wölbt. Dagegen helfen Übungen wie die Beckenwelle und die aufrechte Haltung des Rückens.

Genesung nach Operationen: Nirgends werden die Vorzüge von Körperübungen so deutlich wie bei Menschen, die eine Operation und ihre Folgen zu bewältigen haben. Es ist anerkannt, daß sie sich besser und schneller erholen, wenn sie auch zuvor ihren Körper gepflegt haben – dazu gehören die Verhaltensgewohnheiten, die Ernährungsweise und die Übungen für Muskeln, Herz und Lunge. Selbst im Krankenbett kann man noch Griff- und Lockerungsübungen ausführen und sie allmählich steigern, wenn man wieder aufstehen darf. Hände, Füße, Nacken und der untere Rücken müssen beweglich bleiben. Es wird behauptet, daß man innerhalb von drei Tagen ein Fünftel seiner Muskelkraft verlieren kann, wenn man nichts tut; ich stimme dem vollkommen zu. Fangen Sie nach der Operation so schnell wie möglich mit

Ihrem Übungsprogramm an – und wenn Sie nur den Korridor auf und ab gehen.

Kreislauf, Temperaturwechsel: Der Blutkreislauf erfaßt alle Teile des Körpers, und viele Faktoren beeinflussen die Zirkulation. Eine heiße Dusche kann die Muskelverfassung verändern, ein kalter Schauer ebenso. Manche Menschen sind bei Schmerzen besonders empfindlich gegen Kälte oder erwachen nach einem kühlen Luftzug mit steifem Nacken. Andererseits ist Eis eine wirkungsvolle Behandlung gegen Gewebeverletzungen der Weichteile. Arterienverkalkung und Venenentzündungen wirken sich auf den Kreislauf aus – und der kann wieder Schmerzen in den Gliedern verursachen.

Wenn Sie leicht frösteln oder zu den Menschen gehören, die immer einen Pullover brauchen, leiden Sie wahrscheinlich unter einer Kreislaufschwäche oder einer Unterfunktion der Schilddrüse. Um den Kreislauf in Schwung zu bringen, helfen Übungen. Zehenkrämpfe sind ein guter Indikator: Wenn Sie fleißig üben, verschwinden sie, die Zirkulation kommt wieder in Gang.

Niesen und Husten: Versuchen Sie möglichst, beides zu vermeiden, denn die plötzlichen und heftigen Erschütterungen schaden dem Rücken. Stellen oder setzen Sie sich, wenn so ein »Anfall« droht, sofort gerade hin, beugen Sie die Knie, straffen Sie den Po, kippen Sie das Becken zur Welle. Und stützen Sie den Bauch mit den Händen ab.

14
Hilfsmittel gegen Rückenbeschwerden

Während ich an diesem Buch arbeitete, wurde der Korridor in meinem Studio mit Geräten, Polstern, Rückenstützen und Massageapparaten vollgestellt. Die meisten davon waren großartig, außer den elektrischen Masseurinnen, die schlichter Blödsinn sind.

Vor wenigen Jahren waren Anzeigen für Rückenhilfen in Illustrierten, Kataiogen oder Fernsehspots eine Seltenheit. Inzwischen sieht es so aus, als hätte jeder etwas Neues erfunden, um dem kranken Rücken zu helfen.

BETTEN UND MATRATZEN

Denken Sie einmal nach, wieviel Lebenszeit Sie im Bett verbringen. Die Wahl des Bettes ist äußerst wichtig, denn niemandem sonst vertrauen Sie sich so sehr an. Kein Körper ist wie der andere – und darum gibt es auch nicht das ideale Bett. Die einen lieben es hart, die anderen dagegen kuschelweich.

Natürlich sind klumpige, durchhängende Matratzen keine ideale Wahl, aber wichtig ist, daß Sie sich wohl fühlen.

Aber es gibt auch ein paar objektive Hinweise.

Verstellbare Betten: Bei den besseren Modellen kann man Kopf- und Fußteil auf verschiedene Positionen einstellen; bei Doppelbetten natürlich unabhängig voneinander.

Orthopädische Matratzen: Die Bezeichnungen sind je nach Marke verschieden, es ist ziemlich verwirrend. Und wie soll man nach zwanzig Sekunden Probeliegen im Geschäft die richtige Wahl treffen? Oder die phantasievollen Spezialbegriffe einordnen? Diese Matratzen sind speziell für den Rücken gemacht und von unterschiedlicher Festigkeit – aber ist hart besser als weich?

Wasserbetten: Manche Menschen mit Rückenproblemen schwören darauf. Einige dieser Betten können sogar beheizt werden.

Bretter legt man unter die Matratze, um ihr mehr Festigkeit zu geben.

Matratzenpolsterung: Wo beginnen? Die einen sagen, Wolle sei am besten, vor allem bei Arthritis, weil sie die Körpertemperatur ausgleiche, Druckstellen im Rücken vermieden würden und man sich weniger herumwälze. Andere behaupten, nichts sei einer dicken Schaumstoffmatratze vergleichbar, weil sie Feuchtigkeit, Wärme und Reibung absorbiere. Es gibt beheizbare Exemplare, die man jeder Temperatur anpassen kann, und speziell geformte, die einen im Schlaf massieren. Und dann gibt es noch Daunen wie in meiner Federdecke. Ich lege sie auf die Matratze und fühle mich absolut wohl und morgens nicht so steif wie am Abend zuvor.

Futon: Diese japanischen Baumwollmatratzen bzw. -auflagen sind sehr beliebt geworden. Es gibt sie in verschiedener Stärke, man kann sie am Tag aufrollen und zum Schlafen direkt auf den Boden oder eine andere Unterlage legen. Sie machen im Nu aus einer Couch ein Bett.

KISSEN/NACKENSTÜTZEN

Davon gibt es eine Vielzahl, die Nacken, Schultern und Rücken stützen sollen.

Keilpolster ersetzen gleich mehrere Kissen. Sie sind gut bei den Übungen (S. 182) und dienen als Rückenstütze und um die Knie hochzulegen.

Nackenrollen benutzt man zur Unterstützung der Halskurve mit oder ohne Kissen. Bei manchen Kissen sind Nackenrollen eingearbeitet, und es gibt auch Kissenbezüge für beide.

Luftkissen für die Reise in Taschenformat.

Mond- oder *U-förmige Polster* für den Nacken helfen gegen Versteifungen, wenn man bei der Reise ein Nickerchen macht.

Schaumstoffpolster mit oder ohne Vertiefung haben den gleichen Zweck.

Orthopädische Kissen besitzen eine feste und eine weiche Seite.

Massagekissen vibrieren, sind stoßfest und manchmal auch wasserfest für die Badewanne.

GERÄTE ZUR UMKEHRUNG DER SCHWERKRAFT

Dabei handelt es sich um Geräte, bei denen man nach unten hängt oder kippt, die Schwerkraft also verkehrt wird. Das Gewicht wird aus den Beinen genommen, der Druck aus der Wirbelsäule und der untere Rücken gestreckt. Das einfachste Gerät ist ein Kippbrett, auf dem die Füße höher liegen als der Kopf. Auf diese Weise soll die Wirbelsäule gestreckt und – weil das Blut aus den Füßen zum Kopf strömt – die Schwellung der Beine vermieden werden. Bei manchen Übungen wird mit diesem Kippbrett gearbeitet (keinesfalls bei Bauchübungen!), meist allerdings nur zur Entspannung. Bei anderen Geräten hängt man an den Füßen – ich bin von keinem begeistert.

Diese Schwerkraftumkehr eignet sich nicht für jeden, bei Überdehnungen oder Bluthochdruck schon gar nicht. Und selbst wenn Sie gesund sind, werden Sie leicht schwindlig.

HEIMTRAINER

Es gibt eine riesige Auswahl solcher Maschinen, die meisten sind kompliziert und teuer, manche ersetzen eine ganze Sporthalle. Sie im Haus zu haben mag ja ganz bequem sein, aber ich zweifle, ob man sie wirklich nutzt.

Ein paar Geräte sind erwähnenswert: ein Minitrampolin, das beim Joggen Knie und Rücken schont; ein Laufband; eines, das Skilanglauf simuliert, und mein absoluter Favorit – ein leichtes, transportables Fahrrad, das nur aus Pedalen besteht. So kann man auf seinem Stuhl sitzen, fernsehen und gleichzeitig etwas tun!

WÄRME – KÄLTE

Auch unter Ärzten ist es Ansichtssache, ob Wärme oder Kälte bei Rückenbeschwerden besser ist. Ich mag Wärme – allein der Gedanke an Eis im Rücken macht mich zittern.

Wärme: Schon auf das erste Zeichen von Rückenschmerz reagiert der Mensch gewöhnlich mit dem Ruf nach »Wärme!« und greift zum Heizkissen, der Wärmflasche, feuchten heißen Tüchern oder Bädern. Manche legen sich sogar Sauna und Whirlpool zu.

▓ Wärme erleichtert den Schmerz und entspannt. Aber sie erhöht auch die Durchblutung, und deshalb muß man bei entzündeten Muskeln oder Nervenschmerzen vorsichtig damit umgehen. Ischias wird zum Beispiel schlimmer.

▓ Übertreiben Sie weder die Dauer noch die Temperatur der Wärmebehandlung: niemals länger als zehn bis fünfzehn Minuten ohne Pause. Ein Bad, ein heißes Tuch, eine Wärmflasche ist dem Heizkissen vorzuziehen – es kann zu heiß werden. Schlagen Sie immer ein Tuch um Wärmflasche oder Heizkissen. Eine halbvolle Wärmflasche zwischen den Schultern oder im Kreuz ist eine wunderbare Erleichterung.

▓ Ich ziehe feuchte Hitze vor, weil sie besser eindringt und die Muskeln nicht austrocknet. Bei einem Heizkissen kann man ein feuchtes Tuch auf die Haut legen.

Hier einige Hilfsmittel:

Wärmekissen für Nacken, Rückgrat, Knie und Schultern, die elektrisch befeuchtet werden.

Eine *elektrische Heizdecke* für den Sessel.

Infrarotgeräte für die Bestrahlung von Nacken, Rücken oder Knie.

Hydropackungen mit einer wärmekonservierenden Substanz, die man im Wasser erhitzen kann. Es gibt auch wiederverwendbare Feuchtigkeitspackungen, die sich auf Knopfdruck erwärmen.

Eis. Diese Methode wird unmittelbar nach Verletzungen wie einer Zerrung empfohlen, um die Schwellung zu mindern. Ruhe, Eis, Druckverband, Hochlegen. Sie kann auch sehr gut sein, um Krämpfe zu erleichtern und die Blutzufuhr und damit Entzündungen zu hemmen. Da helfen schon ein paar Eiswürfel in einem dichten Plastikbeutel oder Kühlpackungen aus dem Gefrierfach. Legen Sie auch hier immer ein Tuch unter, sonst kann es Frostbeulen geben! Eispackungen sollten bei akuten Verletzungen im Zehn-Minuten-Rhythmus höchstens zwei Stunden lang, bei chronischen Schmerzen zwei- bis dreimal täglich angewandt werden.

Hier ein paar weitere Hilfsmittel:

Mineralisches Eis oder Eisgel in die Haut reiben.

Wickel an Nacken und Knien. Es gibt Packungen mit einem Gel, das gekühlt (oder erwärmt) werden kann.

Wechselbehandlung warm und kalt: Manche halten das für die wirkungsvollste Methode: je zehn Minuten Wärme – Pause – Kälte. Wenn Sie mit Sehnenentzündungen zu tun haben, sind zehn Minuten Wärme vor und zehn Minuten Kälte nach der entsprechenden Beanspruchung eine gute Behandlung.

Und richtig ist es immer, einen Arzt zu fragen.

SCHMERZMITTEL

Es wird Sie vielleicht ebenso überraschen wie einstmals mich, daß Rückenschmerzen am häufigsten mit Medikamenten behandelt werden. Das reicht von Aspirin über Muskelrelaxanzien und Antibiotika bis zu Tranquilizern.

Es ist gar keine Frage, daß die Schmerzen eines Rückenanfalls entsetzlich sind und es völlig normal ist, nach der schnellstmöglichen Erleichterung zu suchen. Das Problem mit den meisten Schmerzmitteln ist, daß sie genau das bewirken – sonst aber kaum etwas. Ihre Wirkung ist vorübergehend, und sie helfen weder gegen die Ursache noch den Verlauf des Leidens. Viele sind nur Nervenblocker, die das Schmerzsignal zum Gehirn ausschalten.

Und es gibt noch weitere Probleme mit diesen Medikamenten. Erstens sind das die Nebenwirkungen und möglichen Folgen, die mit der Einnahme vieler Arzneimittel verbunden sind, und zweitens hat es besonders beim Rücken den Effekt, daß sie die Schmerzen überdecken. Wenn Sie Schmerzen haben, sind Ihren Aktivitäten strikte Grenzen gesetzt – und genau das kann nötig und richtig sein. Wenn der Schmerz aber blockiert ist, laufen Sie Gefahr, sich weiter zu verletzen, weil Sie nichts spüren. Medikamente können manchmal ernste Verletzungen verschleiern.

Die Ergebnisse einer großen Studie haben mich sehr erschreckt. Lediglich dreißig Prozent der Rückenleidenden haben durch Medikamente auch nur vorübergehend Erleichterung erfahren – und langfristig kein einziger.

Es steht allein in Ihrem Ermessen, ob Sie zu einem Schmerzmittel greifen oder nicht, aber es ist nur klug, vorher alle Möglichkeiten zu prüfen und als erstes zum Arzt zu gehen.

Register

Achillessehne 260
– Übungen 51-53
Aerobic 236-238
Akupressur 241
Akupunktur,
-punkteure 239, 241
Alexander-Technik 242
alte Menschen 254-256
Anatomie 257-265
Anziehen 104
Arme,
– Übungen 119f.
Ärzte 235-240
Atmen, Atmung 26,
137, 158
Aufwärmübungen
s. Warm-ups
Aushängen,
– Übungen 64f.
Außenschenkel,
– Übungen 195-200

Badezimmer 103
Bänder 265
Bandscheiben 264,
268f.
-vorfall 264, 268
Bauch,
– gefährliche Übungen
231f.
– Übungen 175-194
Beanspruchung im
Alltag 93-113
Bechterew-Krankheit
(Spondylarthritis)
276
Beckenrotation 73,
211-217
Beckenwelle 20, 73,
140f., 278
– im Stehen 144-149
– liegend 143
Beine,
– Übungen 123
Beschäftigungstherapie
240
Betten 281f.

Bewegungstherapie 242
Brust, Übungen 27f.
Bücken 111
Bursitis
s. Schleimbeutel-
entzündung

Callanetics
in drei Stufen 133-
219
Chiropraktiker 239f.

Darmträgheit 278

Eis 285
-gel (mineralisches
Eis) 285
Entspannung 245
Entzündungen 274f.

Fahrstuhl,
– Übungen im 129
Feldenkrais-Technik
242
Fettsucht, kindliche 253
Flugreisen 112f., 116-
131
Füße 69-74
Fußreflexzonenmassage
241

Gefährliche Übungen
221-234
Gehen 93, 96
Gelenke 263
Gerätetraining 234, 283
Gesäß
– gefährliche Übungen
232f.
– Übungen 62f., 195-
200
Gewichtheben 234

Haltung 69, 93, 157f.,
252
Hausärzte 238
Heben 105-107

Heimtrainer 283
Heizdecke, elektrische
284
Hüfte,
– Übungen 195-200
Hydropackung 284

Imagination 246f.
Infrarotgerät 284
Innenschenkel
– Übungen 43-50,
218f.
Ischias 241, 267
-nerv 264, 267

Kältebehandlung 285
Katzenbuckel
– Übungen 66f.
Kinder 251-253
Kinesiotherapie 241
Kippbrett 283
Kissen 282f.
Kniesehnen 259
– gefährliche Übungen
223f.
– Übungen 55-59,
202-205
Knochen 257-262
Körpersprache 247
Krämpfe 247
– Übungen 19-22
Kreislauf 279
Kyphose 269f., 273

Lendenmuskel
s. Psoas
Liegeflächen
(Matratzen,
Unterlagen) 102,
281f.
Liegen,
– Übungen 131f.
Lordose 196, 241,
269f., 273

Massage 240f., 251
Matratzen 102, 281f.

Meditation 245f.
Muskel(n) 259f., 265
entzündung (Myositis) 276
Myositis
s. Muskelentzündung

Nacken
- gefährliche Übungen 228f.
-stützen 282f.
- Übungen 60f., 117f., 150-156
Nerven 264
Niesen und Husten 279

Operation,
Genesung nach 278
Orthopäden 238
Osteoarthritis 273, 275f.
Osteopathen 238
Osteoporose 255, 273

Physiatrie 238
Physiotherapie 240
Polyarthritis 276
positiv Denken 17, 26, 136, 245-249
Psoas (Lendenmuskel),
- Übungen 42

Reisen 112f., 115-132
Relaxing 90f., 137, 176
Rücken 257-265
-hilfen, -stützen 281-283
-schmerzen 267-279
-schulen 243
- Übungen 75, 90f., 121f., 126-130, 210

Schlafpositionen 101
- Aufstehen 102
- Liegeflächen 102, 281f.
Schleimbeutel-
entzündung (Bursitis) 241, 274f.

Schmerzen 13ff., 136, 222, 248, 267-279
- Befreiung von 133, 285f.
Schmerzkliniken 243
Schuhe 69-74, 251
Schultern
- gefährliche Übungen 228f.
- Übungen 119f., 124, 130
Schwedische Massage 241
Sehnen 264
-entzündung (Tendinitis) 274
Shiatsi 241
Sitzen 93, 97-100, 113
- Übungen im 116f., 121-125
Skoliose 241, 269ff.
Spondylarthritis
s. Bechterew-Krankheit
Spondylotistesis (Wirbelgleiten) 278
Sportmediziner 239
Stehen 93-95
- Übungen 126-130
Streß 248f.
-verletzungen 274
Stretching 23-67, 201
- für den Rücken 75-91

Tai Chi 242
Taille
- gefährliche Übungen 230
- Übungen 37f., 166-172
Tendinitis
s. Sehnenentzündung
Tragen 108f.

Übergewicht 277
Übungen für jeden Tag 115-132
- in beengten Situationen 116-132

Übungsprogramme 241
Unterarme 157f.
- Übungen 30f., 159-165

Verletzungen 274f.
- Vorbeugung 17, 23f., 138, 201, 237, 268, 274f.
Verstauchungen 274
Visualisierung 245
Vorderschenkel 260
- gefährliche Übungen 225f.
- Übungen 39-41, 206-209

Waden 261
- Übungen 51-53
Wärmebehandlung 284
Wärmekissen 284
Warm-ups 25, 75, 138
Wechselbehandlung von warm zu kalt 284
Wickel 28
Wirbelsäule 257-265, 269-273
- gefährliche Übungen 227
- Übungen 32-36
- Verkrümmungen 269-273

Yoga 242

Zerrungen 274
Ziehen und Drücken 111